腫 瘍 病 理 鑑 別 診 断 ア ト ラ ス

子宮頸癌

第2版

編集：

安田政実
[埼玉医科大学教授]

三上芳喜
[熊本大学教授]

監修：腫瘍病理鑑別診断アトラス刊行委員会
小田義直・坂元亨宇・深山正久・松野吉宏・森永正二郎・森谷卓也

編集協力：日本病理学会

文光堂

執筆者一覧 (五十音順)

浅香志穂	信州大学医学部附属病院臨床検査部・病理診断科
家村宜樹	京都大学医学部附属病院病理診断科
泉　美貴	昭和大学医学部医学教育学講座
岩本雅美	東京慈恵会医科大学附属病院病院病理部
大石善丈	九州大学大学院医学研究院形態機能病理学准教授
小倉加奈子	順天堂大学医学部附属練馬病院病理診断科先任准教授
梶原　博	東海大学医学部基盤診療学系病理診断学准教授
加藤智美	埼玉医科大学国際医療センター病理診断科
加藤哲子	弘前大学医学部附属病院病理部准教授
清川貴子	東京慈恵会医科大学病理学講座教授
佐伯春美	順天堂大学医学部病理・腫瘍学講座
笹川寿之	金沢医科大学医学部産科婦人科学教授
笹島ゆう子	帝京大学医学部病院病理部教授
佐藤勇一郎	宮崎大学医学部附属病院病理診断科准教授
真田咲子	久留米大学医学部病理学講座講師
田代浩徳	熊本大学医学部保健学科教授
田村大輔	秋田大学大学院医学系研究科産婦人科学講座
寺戸雄一	川崎幸病院病理科部長
寺本典弘	四国がんセンター病理科／がん予防・疫学研究部長
冨田茂樹	順天堂大学医学部附属浦安病院病理診断科教授
長峯理子	熊本赤十字病院病理診断科部長
馬場　長	京都大学大学院医学研究科器官外科学婦人科学産科学
樋野興夫	順天堂大学医学部病理・腫瘍学講座教授
福永眞治	新百合ヶ丘総合病院病理診断科
堀　由美子	大阪大学大学院医学系研究科病態病理学講座・病理診断科
前田大地	大阪大学大学院医学系研究科先端ゲノム医療学講座
松本俊治	順天堂大学医学部附属練馬病院病理診断科特任教授
三上芳喜	熊本大学医学部附属病院病理診断科部長・教授
南口早智子	京都大学医学部附属病院病理診断科准教授
森谷鈴子	滋賀医科大学医学部附属病院病理部准教授
安田政実	埼玉医科大学国際医療センター病理診断科教授
柳井広之	岡山大学病院病理診断科教授
矢野光剛	埼玉医科大学国際医療センター病理診断科
渡邊麗子	国立がん研究センター中央病院病理科・臨床検査科
和仁洋治	姫路赤十字病院病理診断科兼臨床検査科部長

第2版の序

　「腫瘍病理鑑別診断アトラス　子宮頸癌」が2009年4月に発刊されてから9年が経過し，その間に婦人科腫瘍の領域において数々の疾患の概念が大きく変わった．初版は2003年に出版された世界保健機関による腫瘍組織分類（WHO分類 第3版）に準拠していたが，2014年に分類が改訂され，WHO分類 第4版が出版された．それに伴い，2012年に出版された「子宮頸癌取扱い規約 第3版」の改訂作業が始まり，2017年7月に「子宮頸癌取扱い規約 病理編 第4版」として出版された．したがって，本書はその内容において少なくとも15年分の新知見を盛り込んでアップデートされたことになる．このアップデートの背景には子宮頸癌の発生において重要な役割を果たすヒトパピローマウイルス human papillomavirus（HPV）の生物学的特性と前駆病変の自然経過や発癌過程の詳細が明らかになったことに加え，HPVが関与しない子宮頸癌の存在が広く認識されるようになったことが挙げられる．特に，扁平上皮癌の前段階である子宮頸部上皮内腫瘍 cervical intraepithelial neoplasia（CIN）に代わり，ベセスダシステム Bethesda system で提唱された細胞診判定用語である扁平上皮内病変 squamous intraepithelial lesion（SIL）が組織診断用語として使用されることになり，従来はCIN 1からCIN 3という3分類法であったものが low-grade SIL（LSIL）および high-grade SIL（HSIL）からなる2分類法となった．また，子宮頸部腺癌の枠組みも大きく変わり，予後不良かつHPV非依存性の発癌経路により発生する胃型粘液性癌が新たな腺癌の組織亜型としてWHO分類 第4版に採用された．さらに，これまで単一の疾患とみなされてきた子宮頸部腺癌が，生物学的態度や異なる治療戦略が必要となる多彩な腫瘍群であると考えられるようになった．これらは極めて大きなパラダイムシフトであるといえる．

　本書はWHO分類 第4版および子宮頸癌取扱い規約 病理編 第4版に準拠しているが，日常の病理診断に資するため，定義や概念，鑑別診断を含む診断上の要点について解説し，かつ豊富な図表を精選して掲載した．今回の編集者および執筆者の何人かは子宮頸癌取扱い規約およびWHO分類の改訂に直接関わっており，その他の執筆者も病理診断あるいは婦人科診療の第一線で活躍をされている．これらの執筆陣の尽力により，本書は実用的であるのみならず，子宮頸部腫瘍病理全体を立体的に俯瞰できるものとなったと信じている．

平成30年4月

安田　政実
三上　芳喜

　この「腫瘍病理鑑別診断アトラスシリーズ」は日本病理学会の編集協力のもと，刊行委員会を設置し，本シリーズが日本の病理学の標準的なガイドラインとなるよう，各巻ごとの編集者選定をはじめ取りまとめを行っています．

腫瘍病理鑑別診断アトラス刊行委員会
小田義直，坂元亨宇，深山正久，松野吉宏，森永正二郎，森谷卓也

第1版の序

　子宮頸部に関する腫瘍組織分類は，従来数種類が国際的に流布しており，それぞれ根強い支持のもとに用いられ今日に至っています．わが国では他の領域同様，関係学術団体による"子宮頸癌取扱い規約"（以下，"規約"）が作成され，日常診療のスタンダードとなっています．わが国の"規約"はWHO分類に準拠するという方針のもとに編集され，今日では1997年に刊行された版が用いられています．その後のWHO分類の改訂で，とりわけベセスダ・システム（SIL分類）の影響がみられる状況になってきた点で，わが国の"規約"とは立脚点にニュアンスの差がでてきたように思われます．

　従来の子宮頸部病変の分類は，ボーダーライン病変に位置づけられる異形成がさらに3分類されるなど複雑であり，それだけに診断者による判断の相違は生じやすい状況にあります．

　本書では，これらの事情をふまえ，各組織分類の概容を紹介したうえで，主な病変が各論的に解説されます．悪性腫瘍は，境界病変とともに大きく，扁平上皮系・腺系に分けて述べられます．早期発見，早期治療によって患者を癌死から守るためにも境界領域を含めた初期病変の理解は重要です．

　扁平上皮系・腺系の各々の異型病変の中では，境界病変の意義と上皮内癌の鑑別および微小浸潤癌の概念と実際の診断についての注意点には特に紙数をさいています．悪性腫瘍については，通常型の特徴が詳述されます．比較的まれなタイプについてはその後に一括しました．

　これらの各組織型ごとの解説に続いて，診断上問題となっている点につき，一般論ではなく実地の対応の勘どころについて，経験豊かな婦人科病理学の専門家が各々のノウハウを示しています．

　最後に，子宮頸部病変の疫学および臨床的な面を，婦人科腫瘍学が専門の婦人科医に執筆していただきました．診断の際の背景的知識としてはいずれも重要な点です．

　本書はアトラスですので，多数の写真を中心にまとめました．簡潔な説明文とあいまって，子宮頸部病変に対する理解の普及，診断の標準化にいささかでも寄与できれば幸いです．

平成21年4月

坂本　穆彦

安田　政実

　この「腫瘍病理鑑別診断アトラスシリーズ」は日本病理学会の編集協力のもと，刊行委員会を設置し，本シリーズが日本の病理学の標準的なガイドラインとなるよう，各巻ごとの編集者選定をはじめ取りまとめを行っています．

腫瘍病理鑑別診断アトラス刊行委員会

坂本穆彦，深山正久，真鍋俊明，森永正二郎

腫瘍病理鑑別診断アトラス

子宮頸癌

目次 CONTENTS

第1部　検鏡前の確認事項

Ⅰ．WHO 分類と子宮頸癌取扱い規約 2
　　1．一般的事項 2
　　2．扁平上皮病変 3
　　3．腺癌 6
　　4．その他 8

Ⅱ．ベセスダ分類改訂にみる細胞診の現状 9

Ⅲ．検体の取扱い方 18
　　1．検体の固定から病理診断科/部への提出まで 18
　　2．肉眼所見の観察 19
　　3．切り出しの基本と実際 20
　　4．病理診断報告書の記載とその臨床的意義 21

第2部　組織型と診断の実際

Ⅰ．扁平上皮系腫瘍 26
　　1．扁平上皮内腫瘍：SIL/CIN 26
　　　　1．分類の変遷 26
　　　　2．LSIL/CIN 1（mild dysplasia） 28
　　　　3．HSIL/CIN 2（moderate dysplasia） 30
　　　　4．HSIL/CIN 3（severe dysplasia/CIS） 30
　　　　5．HPV と *in situ* hybridization（ISH）による検出 30
　　　　6．免疫組織化学マーカー 31
　　　　7．免疫組織化学の応用 33
　　　　8．鑑別診断 35
　　2．通常型扁平上皮癌 38
　　3．特殊型扁平上皮癌 49
　　　　1．乳頭状扁平上皮癌 49
　　　　2．類基底細胞癌 49

子宮頸癌 目次

　　　3．コンジローマ様癌 —————————————————————— *51*
　　　4．疣（いぼ）状癌 ————————————————————————— *52*
　　　5．扁平移行上皮癌 ————————————————————————— *53*
　　　6．リンパ上皮腫様癌 ——————————————————————— *53*
　　　7．発癌メカニズム ———————————————————————— *54*
　4．良性腫瘍および腫瘍様病変 ————————————————————— *56*

Ⅱ．腺系腫瘍 ———————————————————————————— *63*
　1．上皮内腺癌 —————————————————————————————— *63*
　2．通常型内頸部腺癌 ————————————————————————— *71*
　3．粘液性癌 ——————————————————————————————— *77*
　　　1．概念・分類 ——————————————————————————— *77*
　　　2．胃型粘液性癌 ————————————————————————— *77*
　　　3．腸型粘液性癌 ————————————————————————— *83*
　　　4．印環細胞型粘液性癌 —————————————————————— *84*
　　　5．特定不能な粘液性癌（粘液性癌，NOS）———————————— *84*
　4．特殊型腺癌 —————————————————————————————— *86*
　　　1．漿液性癌 ——————————————————————————— *86*
　　　2．明細胞癌 ——————————————————————————— *88*
　　　3．中腎癌 ———————————————————————————— *89*
　5．良性腫瘍および腫瘍様病変 ————————————————————— *92*
　　　1．頸管ポリープ endocervical polyp ——————————————— *92*
　　　2．Naboth（ナボット）囊胞 nabothian cyst —————————— *92*
　　　3．トンネル・クラスター tunnel cluster —————————————— *93*
　　　4．微小腺管過形成 microglandular hyperplasia（MGH）————— *93*
　　　5．分葉状頸管腺過形成 lobular endocervical glandular hyperplasia（LEGH）—— *94*
　　　6．中腎遺残および過形成 mesonephric remnants and hyperplasia ——— *101*
　　　7．Arias-Stella（アリアス-ステラ）反応 ————————————— *103*
　　　8．卵管類内膜化生 tuboendometrioid metaplasia ——————————— *104*

Ⅲ．その他の腫瘍 ——————————————————————————— *106*
　1．腺扁平上皮癌 ————————————————————————————— *106*
　2．腺様基底細胞癌 ———————————————————————————— *114*
　3．腺様囊胞癌 —————————————————————————————— *118*
　4．神経内分泌腫瘍 ———————————————————————————— *122*
　　　1．用語に関する問題 ——————————————————————— *122*
　　　2．低異型度神経内分泌腫瘍 ———————————————————— *122*

　　　　3．高異型度神経内分泌癌 124
　　　　4．鑑別診断 127
　　5．未分化癌 130
　　6．間葉系腫瘍 134
　　　　1．平滑筋肉腫 134
　　　　2．横紋筋肉腫 135
　　　　3．胞巣状軟部肉腫 136
　　　　4．類上皮血管周囲細胞腫（PEComa）..................................... 136
　　　　5．筋線維芽細胞腫 137
　　　　6．間質性子宮内膜症 138
　　　　7．その他の間葉系腫瘍，腫瘍類似病変 139
　　7．上皮・間葉系混合腫瘍 140
　　　　1．腺筋腫 140
　　　　2．腺肉腫 140
　　　　3．癌肉腫 143
　　8．色素性病変 147
　　　　1．青色母斑 147
　　　　2．悪性黒色腫 147

149 　第3部　鑑別ポイント

I．SIL/CIN と鑑別を要する病変 150
　　1．ホルモン環境による変化 150
　　2．扁平上皮化生 150
　　3．尖圭コンジローマ 155
　　4．移行上皮化生 156
　　5．類基底細胞過形成 156
　　6．扁平上皮癌 157
　　7．重層性粘液産生上皮内病変（SMILE）..................................... 157
　　8．人工的な要素 157

II．コイロサイトーシス 161

III．低分化型扁平上皮癌・腺癌の鑑別 168

IV．上皮内腺癌と鑑別を要する病変 175

子宮頸癌 目次

Ⅴ．頸部腺癌と体部腺癌の鑑別 —————————————————— 183

Ⅵ．鑑別診断における免疫組織化学の応用 ————————————— 192
  1．非腫瘍性か腫瘍性かの鑑別に用いられるマーカー ——————— 192
  2．腫瘍組織型の鑑別に用いられるマーカー ——————————— 196
  3．組織亜型の鑑別に用いられるマーカー ———————————— 198
  4．予後・転帰の推測に用いられるマーカー ——————————— 199

第4部　臨床との連携　201

Ⅰ．子宮頸癌の疫学 ——————————————————————— 202
  1．頸癌の歴史と疫学 —————————————————————— 202
  2．頸癌前癌病変に対する考えの変遷 —————————————— 203
  3．世界における頸癌の発生頻度 ———————————————— 203
  4．日本における頸癌の発生動向と予後 ————————————— 203
  5．子宮（頸）がん検診 ————————————————————— 206
  6．HPV の感染状況とワクチン ————————————————— 207

Ⅱ．HPV 感染の生物学と腫瘍原性 ————————————————— 209
  1．ハイリスク HPV 感染と頸癌 ————————————————— 209
  2．免疫応答と HPV の排除 ——————————————————— 210
  3．HPV による免疫回避 ———————————————————— 212
  4．HPV に対する免疫寛容の成立機序 —————————————— 213
  5．HPV 感染後の発癌のメカニズム ——————————————— 213

Ⅲ．子宮頸癌の進行期分類と治療方針・予後 ———————————— 216

Ⅳ．組織学的治療効果判定 ———————————————————— 222

Ⅴ．病理診断報告書の記載 ———————————————————— 226
  1．一般事項 —————————————————————————— 226
  2．生検 ——————————————————————————— 229
  3．円錐切除，LEEP ——————————————————————— 230
  4．手術 ——————————————————————————— 231

索引 ————————————————————————————— 233

第 1 部

検鏡前の確認事項

第1部　検鏡前の確認事項

I. WHO 分類と子宮頸癌取扱い規約

はじめに

世界保健機関 World Health Organization (WHO) による婦人科腫瘍組織分類 第3版 (2003年) (**表1**) が改訂され, 2014年に第4版 (**表2**) として出版された. この改訂では, 本来細胞診用語であった軽度扁平上皮内病変 low-grade squamous intraepithelial lesion (LSIL), 高度扁平上皮内病変 high-grade squamous intraepithelial lesion (HSIL) が組織診断用語として採用された. また, 子宮頸部腺癌の枠組みが改変され, 内頸部型粘液性腺癌 endocervical type mucinous adenocarcinoma の名称が削除された一方, 真の粘液性癌が分離され, 胃型粘液性癌 gastric type mucinous carcinoma (GAS) がその亜型として新たに加えられた. これらの変更点を踏まえて子宮頸癌取扱い規約 第3版が改訂され, 2017年7月に病理編 第4版として出版されたが, 本邦の実情を勘案し, あるいは WHO 分類を補完する目的で様々な記述が加えられている (**表3**). また, 前規約との整合性を重視し, そのまま使用している用語もある. 本項では最近の知見と議論を踏まえながら子宮頸癌取扱い規約 病理編 第4版について概説する.

1. 一般的事項

子宮頸癌取扱い規約 病理編 第4版では 2016年7月に発刊された卵巣腫瘍・卵管癌・腹膜癌取扱い規約 第1版に合わせて体裁を整えた. 特に注目すべき点として, 米国病理学会 Collage of American Pathologists (CAP) ならびに International Collaboration on Cancer Reporting (ICCR) のガイドラインを参考にした報告様式を掲載した. これに関連して, 腫瘍径の計測の仕方, 治療効果判定, リンパ節転移の扱い, 組織学的異型度などについて詳細な解説を加えている.

センチネルリンパ節の取扱いは現在これを同定・採取して検索することが標準治療となっていないため, 日本産科婦人科学会ではこれを進行期に反映させるか否かについては結論が見送られた. しかし, 前述の CAP のガイドライン (2016年), 2017年に発刊された米国がん合同委員会 (AJCC) による進行期分類 第8版では乳癌と同様に遊離腫瘍細胞 isolated tumor cells (ITC) が認められた場合に「pN0 (i+)」と記載することが推奨あるいは定められている [1]. ただし, ほぼ同時に出版された国際対がん連合 Union for International Cancer Control (UICC) による進行期分類 第8版 (2017年) ではセンチネルリンパ節の扱いが記載されていない [2]. したがって, 取扱い規約では子宮頸癌におけるセンチネルリンパ節に関する最近の知見と取扱いに関する解説を加えたが, 病理診断報告書への記載は各施設, 病理医の考え方に委ねることにした.

頸癌の組織学的異型度は病理診断報告書に記載されるべき事項であると考えられているが, その基準については必ずしもコンセンサスが得られていないため, 取扱い規約 病理編 第4版では現状と問題点について解説した. 扁平上皮癌は角化の程度によって高分化 (G1), 中分化 (G2), 低分化 (G3) に分けられるが, 予後と相関しないことが報告されており [3], 国際的に広く使用されている評価基準は存在しない.

表1 | WHO分類 第3版（2003年）

上皮性腫瘍 Epithelial tumors
扁平上皮腫瘍および前駆病変 Squamous tumors and precursors
    扁平上皮癌 Squamous cell carcinoma, NOS
      角化型 Keratinizing
      非角化型 Non-keratinizing
      類基底 Basaloid
      疣（いぼ）状 Verrucous
      疣贅様 Warty
      乳頭状 Papillary
      リンパ上皮腫様 Lymphoepithelioma-like
      扁平移行 Squamotransitional
    早期浸潤（微小浸潤）扁平上皮癌 Early invasive (microinvasive) squamous cell carcinoma
    扁平上皮内腫瘍 Squamous intraepithelial neoplasia
      子宮頸部上皮内腫瘍軽度扁平上皮内病変 Cervical intraepithelial neoplasia (CIN) 3/扁平上皮内癌 Squamous cell carcinoma in situ
    良性扁平上皮病変
      尖圭コンジローマ Condyloma acuminatum
      扁平上皮乳頭腫 Squamous papilloma
      線維上皮性ポリープ Fibroepithelial polyp
腺系腫瘍および前駆病変 Glandular tumors and precursors
    腺癌 Adenocarcinoma
      粘液性腺癌 Mucinous adenocarcinoma
        内頸部型 Endocervical
        腸型 Intestinal type
        印環細胞型 Signet-ring cell type
        最小偏倚型 Minimal deviation
        絨毛腺管型 Villoglandular type
      類内膜腺癌 Endometrioid adenocarcinoma
      明細胞腺癌 Clear cell adenocarcinoma
      漿液性腺癌 Serous adenocarcinoma
      中腎腺癌 Mesonephric adenocarcinoma
    早期浸潤腺癌 Early invasive adenocarcinoma
    上皮内腺癌 Adenocarcinoma in situ
    腺異形成 Glandular dysplasia
    良性腺病変 Benign glandular lesions
      ミュラー管乳頭腫 Müllerian papilloma
      頸管ポリープ Endocervical polyp
    その他の上皮性腫瘍 Other epithelial tumors
      腺扁平上皮癌 Adenosquamous carcinoma
        すりガラス細胞癌亜型 Glassy cell carcinoma variant
      腺様嚢胞癌 Adenoid cystic carcinoma

      腺様基底細胞癌 Adenoid basal carcinoma
    神経内分泌腫瘍 Neuroendocrine tumors
      カルチノイド Carcinoid
      非定型的カルチノイド Atypical carcinoid
      小細胞癌 Small cell carcinoma
      大細胞神経内分泌癌 Large cell neuroendocrine carcinoma
    未分化癌 Undifferentiated carcinoma
間葉性腫瘍および腫瘍類似病変 Mesenchymal tumors and tumor-like conditions
    平滑筋肉腫 Leiomyosarcoma
    低異型度子宮内膜間質腫瘍 Endometrial stromal sarcoma, low-grade
    未分化頸部肉腫 Undifferentiated endocervical sarcoma
    ブドウ状肉腫 Sarcoma botryoides
    胞巣状軟部肉腫 Alveolar soft part sarcoma
    血管肉腫 Angiosarcoma
    悪性末梢神経鞘腫瘍 Malignant peripheral nerve sheath tumor
    平滑筋種 Leiomyoma
    性器横紋筋腫 Genital rhabdomyoma
    術後性紡錘細胞結節 Postoperative spindle cell nodule
    リンパ腫様病変 Lymphoma-like lesion
上皮性・間葉性混合腫瘍 Mixed epithelial and mesenchymal tumors
    癌肉腫 Carcinosarcoma（悪性ミュラー管混合腫瘍 malignant müllerian mixed tumor；化生癌 metaplastic carcinoma）
    腺肉腫 Adenosarcoma
    ウィルムス腫瘍 Wilms tumor
    腺線維腫 Adenofibroma
    腺筋腫 Adenomyoma
メラノサイト腫瘍 Melanocytic tumors
    悪性黒色腫 Malignant melanoma
    青色母斑 Blue nevus
その他の腫瘍 Miscellaneous tumors
    胚細胞型腫瘍 Tumors of germ cell type
      卵黄嚢腫瘍 Yolk sac tumor
      皮様嚢腫 Dermoid cyst
      成熟嚢胞性奇形腫 Mature cystic teratoma
リンパ性および造血器腫瘍 Lymphoid and hematopoietic tumors
    悪性リンパ腫 Malignant lymphoma
    白血病 Leukemia
二次性腫瘍 Secondary tumors

したがって異型度の記載はオプションであると考えられている．これに対して腺癌は異型度と予後が相関するという報告がある[4]．したがって，CAP のガイドラインでは充実性成分が10％以下で，核異型度が軽度～中等度である場合は高分化（G1），充実性成分が50％をこえ，核異型が高度である場合は低分化（G2），充実性成分が11～50％で，核異型度が中間である場合は中分化（G2）として扱うことが推奨されているが[5]，これは通常型内頸部腺癌，類内膜癌に適用されるもので，胃型粘液性癌，漿液性癌，明細胞癌は高異型度の腫瘍で，異型度評価の対象外であると考えられている．また，中腎癌も異型度判定の基準が確立されていない．

2. 扁平上皮病変

1）扁平上皮癌の前駆病変

  WHO 分類 第4版（2014年）では cervical intraepithelial neoplasia (CIN) に代わる用語としてベセスダシステム The Bethesda System (TBS) で用いられて

表2 | WHO 分類 第4版 (2014年)

上皮性腫瘍 Epithelial tumors
扁平上皮腫瘍および前駆病変 Squamous cell tumors and precursors
　扁平上皮内病変 Squamous intraepithelial lesions
　　軽度扁平上皮内病変 (LSIL)
　　高度扁平上皮内病変 (HSIL)
　扁平上皮癌 Squamous cell carcinoma, NOS
　　角化型 Keratinizing
　　非角化型 Non-keratinizing
　　乳頭状 Papillary
　　類基底 Basaloid
　　疣贅様 Warty
　　疣 (いぼ) 状 Verrucous
　　扁平移行 Squamotransitional
　　リンパ上皮腫様 Lymphoepithelioma-like
　良性扁平上皮病変
　　扁平上皮化生 Squamous metaplasia
　　尖圭コンジローマ Condyloma acuminatum
　　扁平上皮乳頭腫 Squamous papilloma
　　移行上皮化生 Transitional metaplasia
腺系腫瘍および前駆病変 Glandular tumors and precursors
　上皮内腺癌 Adenocarcinoma in situ
　腺癌 Adenocarcinoma
　　通常型内頸部腺癌 Endocervical adenocarcinoma, usual type
　　粘液性癌 Mucinous carcinoma
　　　胃型 Gastric type
　　　腸型 Intestinal type
　　　印環細胞型 Signet-ring cell type
　　絨毛腺管癌 Villoglandular carcinoma
　　類内膜癌 Endometrioid carcinoma
　　明細胞癌 Clear cell carcinoma
　　漿液性癌 Serous carcinoma
　　中腎性癌 Mesonephric carcinoma
　　神経内分泌癌と混在する腺癌 Adenocarcinoma admixed with neuroendocrine carcinoma
　良性腺系腫瘍および腫瘍類似病変
　　頸管ポリープ Endocervical polyp
　　ミュラー管乳頭腫 Müllerian papilloma
　　ナボット嚢胞 Nabothian cyst
　　トンネル・クラスター Tunnel clusters
　　微小腺管過形成 Microglandular hyperplasia
　　分葉状頸管腺過形成 Lobular endocervical glandular hyperplasia
　　びまん性層状頸管腺過形成 Diffuse laminar endocervical hyperplasia
　　中腎遺残および過形成 Mesonephric remnant and hyperplasia
　　アリアス-ステラ反応 Arias Stella reaction
　　頸管内膜症 Endocervicosis

子宮内膜症 Endometriosis
卵管類内膜化生 Tuboendometrioid metaplasia
異所性前立腺組織 Ectopic prostate
その他の上皮性腫瘍 Other epithelial tumors
　腺扁平上皮癌 Adenosquamous carcinoma
　　すりガラス細胞癌 Glassy cell carcinoma
　腺様基底細胞癌 Adenoid basal carcinoma
　腺様嚢胞癌 Adenoid cystic carcinoma
　未分化癌 Undifferentiated carcinoma
神経内分泌腫瘍 Neuroendocrine tumors
　低異型度神経内分泌腫瘍 Low-grade neuroendocrine tumor
　　カルチノイド Carcinoid
　　非定型的カルチノイド Atypical carcinoid
　高異型度神経内分泌癌 High-grade neuroendocrine carcinoma
　　小細胞癌 Small cell carcinoma
　　大細胞神経内分泌癌 Large cell neuroendocrine carcinoma
間葉性腫瘍および腫瘍類似病変 Mesenchymal tumors and tumor-like lesions
良性 Benign
　平滑筋腫 Leiomyoma
　横紋筋腫 Rhabdomyoma
　その他 Others
悪性 Malignant
　平滑筋肉腫 Leiomyosarcoma
　横紋筋肉腫 Rhabdomyosarcoma
　胞巣状軟部肉腫 Alveolar soft part sarcoma
　血管肉腫 Angiosarcoma
　悪性末梢神経鞘腫瘍 Malignant peripheral nerve sheath tumor
　その他の肉腫 Other sarcomas
腫瘍類似病変 Tumor-like lesions
　術後性紡錘細胞結節 Postoperative spindle cell nodule
　リンパ腫様病変 Lymphoma-like lesion
上皮性・間葉性混合腫瘍 Mixed epithelial and mesenchymal tumors
　腺筋腫 Adenomyoma
　腺肉腫 Adenosarcoma
　癌肉腫 Carcinosarcoma
メラノサイト腫瘍 Melanocytic tumors
　青色母斑 Blue nevus
　悪性黒色腫 Malignant melanoma
胚細胞腫瘍 Germ cell tumors
　卵黄嚢腫瘍 Yolk sac tumor
リンパ性および骨髄球系腫瘍 Lymphoid and myeloid tumors
　リンパ腫 Lymphoma
　骨髄性腫瘍 Myeloid neoplasms
二次性腫瘍 Secondary tumors

いた squamous intraepithelial lesion (SIL) が組織診断用語として採用された[6,7]. その背景には2012年にCAPと米国コルポスコピー・頸部病理学会 American Society of Colposcopy and Cervical Pathology (ASCCP) が主導した LAST プロジェクトによるコンセンサス・ガイドラインが SIL を組織診断用語として用

いることを提唱したことがある[8]. これにより, 扁平上皮癌の前駆病変が3段階分類から2段階分類に変更された. その論拠となっているのは, CIN 2とCIN 3の診断者間再現性が低い一方で, いずれもヒトパピローマウイルス human papillomavirus (HPV) DNA の組み込みにより aneuploidy, 染色体異常の頻

表3 | 子宮頸癌取扱い規約 病理編 第4版（2017年7月）による分類

Ⅰ．**上皮性腫瘍 Epithelial tumors**
A．扁平上皮病変および前駆病変 Squamous cell tumors and precursors
  1．扁平上皮内病変 Squamous intraepithelial lesions（SIL）/ 子宮頸部上皮内腫瘍 Cervical intraepithelial neoplasia（CIN）
    a．軽度扁平上皮内病変 Low-grade SIL（LSIL）/ CIN 1
    b．高度扁平上皮内病変 High-grade SIL（HSIL）/ CIN 2
    c．高度扁平上皮内病変 High-grade SIL（HSIL）/ CIN 3
  2．扁平上皮癌 Squamous cell carcinoma
    a．角化型扁平上皮癌 Squamous cell carcinoma, keratinizing type
    b．非角化型扁平上皮癌 Squamous cell carcinoma, non-keratinizing type
    c．乳頭状扁平上皮癌 Papillary squamous cell carcinoma
    d．類基底細胞癌 Basaloid carcinoma
    e．コンジローマ様癌 Condylomatous（warty）carcinoma
    f．疣（いぼ）状癌 Verrucous carcinoma
    g．扁平移行上皮癌 Squamotransitional carcinoma
    h．リンパ上皮腫様癌 Lymphoepithelioma-like carcinoma
  3．良性扁平上皮病変 Benign squamous cell lesions
    a．扁平上皮化生 Squamous metaplasia
    b．尖圭コンジローマ Condyloma acuminatum
    c．扁平上皮乳頭腫 Squamous papilloma
    d．移行上皮化生 Transitional metaplasia
B．腺腫瘍および前駆病変 Glandular tumors and precursors
  1．上皮内腺癌 Adenocarcinoma in situ（AIS）
  2．腺癌 Adenocarcinoma
    a．通常型内頸部腺癌 Endocervical adenocarcinoma, usual type
    b．粘液性癌 Mucinous carcinoma
      (1) 胃型粘液性癌 Mucinous carcinoma, gastric-type
        最小偏倚腺癌 Minimal deviation adenocarcinoma
      (2) 腸型粘液性癌 Mucinous carcinoma, intestinal type
      (3) 印環細胞型粘液性癌 Mucinous carcinoma, signet-ring cell type
    c．絨毛腺管癌 Villoglandular carcinoma
    d．類内膜癌 Endometrioid carcinoma
    e．明細胞癌 Clear cell carcinoma
    f．漿液性癌 Serous carcinoma
    g．中腎癌 Mesonephric carcinoma
    h．神経内分泌癌を伴う腺癌 Adenocarcinoma admixed with neuroendocrine carcinoma
C．良性腺腫瘍および腫瘍類似病変 Benign glandular tumors and tumor-like lesions
  1．頸管ポリープ Endocervical polyp
  2．ミュラー管乳頭腫 Müllerian papilloma
  3．ナボット嚢胞 Nabothian cyst
  4．トンネル・クラスター Tunnel clusters
  5．微小腺管過形成 Microglandular hyperplasia
  6．分葉状頸管腺過形成 Lobular endocervical glandular hyperplasia（LEGH）
  7．びまん性層状頸管過形成 Diffuse laminar endocervical hyperplasia
  8．中腎遺残および過形成 Mesonephric remnants and hyperplasia
  9．アリアス-ステラ反応 Arias-Stella reaction
  10．頸管内膜症 Endocervicosis
  11．子宮内膜症 Endometriosis
  12．卵管類内膜化生 Tuboendometrioid metaplasia
  13．異所性前立腺組織 Ectopic prostate tissue
D．その他の上皮性腫瘍 Other epithelial tumors
  1．腺扁平上皮癌 Adenosquamous carcinoma
      すりガラス細胞癌 Glassy cell carcinoma
  2．腺様基底細胞癌 Adenoid basal carcinoma
  3．腺様嚢胞癌 Adenoid cystic carcinoma
  4．未分化癌 Undifferentiated carcinoma
E．神経内分泌腫瘍 Neuroendocrine tumors
  1．低異型度神経内分泌腫瘍 Low-grade neuroendocrine tumor（NET）
    a．カルチノイド腫瘍 Carcinoid tumor
    b．非定型的カルチノイド腫瘍 Atypical carcinoid tumor
  2．高異型度神経内分泌癌 High-grade neuroendocrine carcinoma（NEC）
    a．小細胞神経内分泌癌 Small cell neuroendocrine carcinoma（SCNEC）
    b．大細胞神経内分泌癌 Large cell neuroendocrine carcinoma（LCNEC）

Ⅱ．**間葉性腫瘍および腫瘍類似病変 Mesenchymal tumors and tumor-like lesions**
A．良性 Benign
  1．平滑筋腫 Leiomyoma
  2．横紋筋腫 Rhabdomyoma
B．悪性 Malignant
  1．平滑筋肉腫 Leiomyosarcoma
  2．横紋筋肉腫 Rhabdomyosarcoma
  3．胞巣状軟部肉腫 Alveolar soft-part sarcoma
  4．血管肉腫 Angiosarcoma
  5．悪性末梢神経鞘腫瘍 Malignant peripheral nerve sheath tumor
  6．その他の肉腫 Other sarcomas
    a．脂肪肉腫 Liposarcoma
    b．未分化頸管肉腫 Undifferentiated endocervical sarcoma
    c．ユーイング肉腫 Ewing sarcoma
C．腫瘍類似病変 Tumor-like lesions
  1．術後性紡錘細胞結節 Postoperative spindle cell nodule
  2．リンパ腫様病変 Lymphoma-like lesion

Ⅲ．**上皮性・間葉性混合腫瘍 Mixed epithelial and mesenchymal tumors**
A．腺筋腫 Adenomyoma
B．腺肉腫 Adenosarcoma
C．癌肉腫 Carcinosarcoma

Ⅳ．**メラノサイト腫瘍 Melanocytic tumors**
A．青色母斑 Blue nevus
B．悪性黒色腫 Malignant melanoma

Ⅴ．**胚細胞腫瘍 Germ cell tumors**
A．卵黄嚢腫瘍 Yolk sac tumor

Ⅵ．**リンパ性および骨髄性腫瘍 Lymphoid and myeloid tumors**
A．リンパ腫 Lymphomas
B．骨髄性腫瘍 Myeloid neoplasms

Ⅶ．**二次性腫瘍 Secondary tumors**

表 4 | 扁平上皮癌の前駆病変の名称

	軽度異形成	中等度異形成	高度異形成	上皮内癌	異形成/上皮内癌分類
	CIN 1	CIN 2	CIN 3		CIN 分類
コンジローマ	CIN 1	CIN 2	CIN 3		コンジローマ/CIN 分類
CIN 1		CIN 2	CIN 3		子宮頸癌取扱い規約 第 2 版 (1997 年),第 3 版 (2012 年)
LSIL(細胞診)		HSIL(細胞診)			ベセスダ分類 (1989 年)
LSIL(組織診)		HSIL(組織診)			WHO 分類 第 4 版 (2014 年)*
					子宮頸癌取扱い規約 病理編 第 4 版 (2017 年)

*：WHO 分類 第 4 版 (2014 年) は組織診断用語としてベセスダ分類と同様に LSIL,HSIL を採用したが,LSIL が厳密に定義されたため,一部が HSIL として取扱われることになった.

度が高く,病変が持続したり浸潤癌に進展するリスクが高い,という事実である.すなわち,CIN 2 が生物学的に CIN 1 と CIN 3 の中間的特性を示す病変というよりもむしろ質的には CIN 3 と同一であり,両者の違いは量的なもの(腫瘍性の異型を示す細胞の分布範囲)にすぎないと理解されるようになった.実際,ASCCP の指針では CIN 2 以上を治療対象とするべきであるとされている[9].ただし,本邦では多くの施設において CIN 2 は経過観察,CIN 3 が治療対象となっているため,混乱を回避するために取扱い規約 病理編 第 4 版は CIN 2 および CIN 3 をともに分類の中に残し,実際の診断にあたっては HSIL と併記することを推奨している.

SIL の診断基準に関連して WHO 分類 第 4 版において注目すべき点は LSIL が厳密に定義されたことである.従来は異型細胞が上皮の下 1/3 にとどまる場合は CIN 1 と診断されていたが,異型の程度がコンジローマで認められる異型と比較して高度である場合や,3 極分裂や 4 極分裂などの異常核分裂が認められる場合は LSIL ではなく,HSIL とみなすべきであると示されている[10].言い換えると,定義上 LSIL は一過性の HPV 感染(コンジローマ)に限定して用いられる用語となり,CIN 1 の一部が HSIL として扱われることになった.扁平上皮癌の前駆病変の用語の歴史的変遷と対応を**表 4**にまとめた.

なお,前述の LAST コンセンサス・ガイドラインでは,① CIN 3 と未熟化生や萎縮との鑑別を要する,② CIN 2 を疑うが確証がもてない,③ 病理医間で診断意見が異なる,などの場合に p16^INK4a 免疫組織化学を併用することを推奨している[8].

2) 扁平上皮癌

浸潤性扁平上皮癌については大きな変更はないが,微小浸潤扁平上皮癌が進行期で規定されるという理由から,削除された.そのため取扱い規約 病理編 第 4 版もこれに従ったが,深達度が 3mm 以下,水平方向の広がりが 7mm 以下の扁平上皮癌に対して,CAP のガイドラインでは表層浸潤扁平上皮癌 superficial invasive squamous cell carcinoma (SISCCA) という名称が依然として採用されており,これを組織診断名として用いることを妨げるものではない.

3) 良性扁平上皮病変

WHO 分類の改訂により,尖圭コンジローマ,扁平上皮乳頭腫に扁平上皮化生と移行上皮化生が加わった.尖圭コンジローマは CIN 1,LSIL と同義語とされているが,ローリスク HPV 関連病変で,高度病変に進展することはないと考えられている.したがって,分類上は前述の LSIL/CIN 1 とは区別されて記載されている.

3. 腺 癌

1) 頸部腺癌の前駆病変

上皮内腺癌が腺癌の前駆病変として広く受け入れられている一方で,腺異形成 glandular dysplasia は以前からその存在が疑問視されていた.WHO 分類 第 3 版では腺異形成は「高度の核異型によって特徴づけられ,その程度は反応性の腺異型をこえるが,AIS の診断基準を満たさない異型腺病変」と定義されていたが[11],CIN とは異なり,腺系の上皮内病変が段階的に上皮内腺癌や腺癌に移行することを示す証拠がないことから,WHO 分類 第 4 版では分類から削除された.上皮内腺癌は幅広い形態的スペクトラムを示すことが知られており,現在では異型が軽度の上皮内腺癌の多くが腺異形成として診断されてきたと考えられている.

図1 │ WHO分類 第3版(2003年)とWHO分類 第4版(2014年)における腺癌の分類の対応

頸部腺癌の大部分を占めていた内頸部型粘液性腺癌の多くは通常型内頸部腺癌となり，真の粘液性癌がWHO分類 第4版(2014年)では分離された．粘液性癌の新しい亜型として加わった胃型粘液性癌は最小偏倚腺癌(いわゆる悪性腺腫)を含むほか，従来の分類で内頸部型粘液性腺癌と診断されていた腫瘍を含む．胃型粘液性癌の腺癌全体に占める割合は本邦では20〜25%程度だが[12,14]，欧米では少なく，最近のヨーロッパでの大規模な検討の結果では461例中7例(1.5%)にすぎないことが示されている[15]．

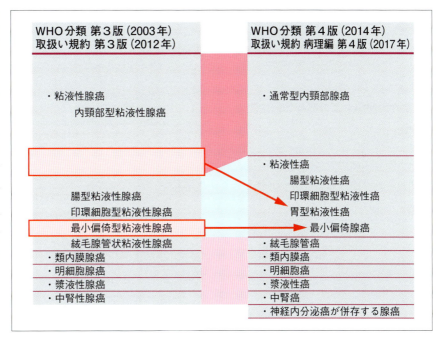

2) 微小浸潤腺癌

WHO分類 第4版では早期(微小)浸潤腺癌は進行期によって規定されるため，微小浸潤扁平上皮癌と同様に組織分類からは削除された．

3) 浸潤腺癌

WHO分類 第3版では頸部腺癌は，粘液性腺癌，類内膜腺癌，漿液性腺癌，明細胞腺癌，中腎腺癌に分けられていたが[11]，WHO分類 第4版では子宮体部，卵巣の腺癌と同様に多くが"adenocarcinoma"ではなく"carcinoma"と表記されることになった．すなわち，それぞれ粘液性癌，類内膜癌，漿液性癌，明細胞癌，中腎癌となった．内頸部型粘液性腺癌の多くが通常型内頸部腺癌となり，真の粘液性癌が分離された．そして粘液性癌の亜型として胃型粘液性癌 gastric type mucinous carcinoma (GAS) が新たに加えられた．絨毛腺管状粘液性腺癌は絨毛腺管癌となり，独立した組織型となった(図1)．神経内分泌癌(小細胞神経内分泌癌，大細胞神経内分泌癌)を伴う腺癌が腺癌の分類に加わった背景にはしばしばこれらが併存するという事実がある．

内頸部型粘液性腺癌は正常頸管腺を構成する粘液産生円柱細胞に類似した腫瘍細胞から構成される腺癌と定義されていたが，実際にはそのほとんどがPASないしAlcian blue染色を施行しても細胞質内粘液が僅少であったり，ほとんど認められず，厳密には粘液性腺癌とはいえない．また，特徴的形態を示す他の腺癌の亜型のいずれにも合致しないものが内頸部型粘液性腺癌として診断されており，この組織型は事実上くずかご(waste basket)的診断カテゴリーとなっていた．そのため，WHO分類 第4版では通常型内頸部腺癌の名称が採用されたという経緯がある．

粘液性癌の中には胃型のほか，従来どおり腸型，印環細胞型が含まれ，いずれにも属さない粘液性癌は特定不能な粘液性癌 mucinous carcinoma, NOSと呼ばれる．今回の改訂により新しい組織型として加えられたGASは概念的には最小偏倚腺癌 minimal deviation adenocarcinoma (MDA) を内包する[12]．MDAは高分化型のGASとして位置づけられる一方，中分化型〜低分化型のGASはMDAの定義(よく分化しているために良性腺管との判別が極めて困難な腫瘍腺管で構成される粘液性癌)を満たさないため，従来のWHO分類では内頸部型粘液性腺癌と診断されていたと考えられている[12,13]．組織学的にはGASは豊富な細胞質内粘液を含有しているために細胞質が淡明ないし淡好酸性の腫瘍細胞で構成され，細胞境界が明瞭である[12]．免疫組織化学的には高頻度にHIK1083，MUC6陽性で，かつ通常型内頸部腺癌と比較して有意に生存率が低く，予後不良である[12]．また，MDAと同様にハイリスクHPV陰性で，$p16^{INK4a}$陽性率が低い．したがって，GASはHPV DNAテストを併用しても検出が困難で，頸部腺癌の

早期診断において大きなピットフォールとなる組織型とみられている．さらに HPV ワクチンによってその発生を予防することも不可能であると考えられている．

4) 良性腺腫瘍および腫瘍類似病変

取扱い規約 病理編 第 4 版ではびまん性層状頸管過形成，頸管ポリープ，Arias-Stella（アリアス-ステラ）反応，頸管内膜症，子宮内膜症，異所性前立腺組織が加わったほか，卵管化生が卵管類内膜化生として記載された．

4. その他

神経内分泌腫瘍が独立し，低異型度神経内分泌腫瘍と高異型度神経内分泌癌の 2 つに分けられた．前者にはカルチノイド腫瘍，非定型的カルチノイド腫瘍，後者には小細胞神経内分泌癌，大細胞神経内分泌癌が含まれる．WHO 分類では低異型度神経内分泌腫瘍を Grade 1（G1），Grade 2（G2）に分けているが，胃・消化管や膵臓で規定されているような核分裂数や Ki-67 標識率に基づいた診断基準は頸部では確立されていないため，WHO 分類，取扱い規約のいずれにおいても診断基準が記載されていない．

すりガラス細胞癌が腺扁平上皮癌の亜型として位置づけられた．粘表皮癌は扁平上皮様細胞，粘液産生細胞，いわゆる中間型細胞で構成される腫瘍で，唾液腺に発生する粘表皮癌と同様に *CRTC-MAML2* 融合遺伝子が検出されることから，通常の腺扁平上皮癌とは全く異なる腫瘍であると考えられているが，WHO 分類 第 4 版では独立は見送られ，腺扁平上皮癌の亜型として記載されている．

（三上芳喜）

文　献

1）Erickson BA, Olawaiye AB, Bermudez A et al：Cervix uteri. in：Amin MB, Edge SB, Greene FL et al（eds）："AJCC Cancer Staging Manual", 8th ed. Springer, New York, 2017, pp649-659

2）Brieley JD, Gospodarowicz MK, Wittekind C（eds）：Union for International Cancer Control. TNM Classification of Malignant Tumours. 8th ed. Wiley Blackwell, Hoboken, 2017

3）Zaino RJ, Ward S, Delgado G et al：Histopathologic predictors of the behavior of surgically treated stage IB squamous cell carcinoma of the cervix. A Gynecologic Oncology Group study. Cancer 69：1750-1758, 1992

4）Baalbergen A, Ewing-Graham PC, Hop WC et al：Prognostic factors in adenocarcinoma of the uterine cervix. Gynecol Oncol 92：262-267, 2004

5）Association of Directors of Anatomic and Surgical Pathology：Recommendations for the reporting of surgical specimens containing uterine cervical neoplasms. Mod Pathol 13：1029-1033, 2000

6）The 1988 Bethesda System for Reporting Cervical/Vaginal Cytologic Diagnoses. Developed and approved at a National Cancer Institute Workshop, Bethesda, Maryland, U.S.A., December 12-13, 1988. J Reprod Med 34：779-785, 1989

7）Stoler M, Bergeron C, Colgan TJ et al：Squamous cell tumors and precursors. in Kurman RJ, Carcangiu ML, Herrington CS et al（eds）："WHO Classification of Tumours of Female Reproductive Organs", 4th ed. IARC Press, Lyon, 2014

8）Darragh TM, Colgan TJ, Thomas Cox J et al：The Lower Anogenital Squamous Terminology Standardization project for HPV-associated lesions：background and consensus recommendations from the College of American Pathologists and the American Society for Colposcopy and Cervical Pathology. Int J Gynecol Pathol 32：76-115, 2013

9）Massad LS, Einstein MH, Huh WK et al：2012 updated consensus guidelines for the management of abnormal cervical cancer screening tests and cancer precursors. J Low Genit Tract Dis 17：S1-S27, 2013

10）Kurman RJ, Carcangiu ML, Herrington CS et al（eds）："WHO Classification of Tumours of Female Reproductive Organs", 4th ed. IARC Press, Lyon, 2014

11）Wells M, Ostor AG, Crum CP et al：Epithelial tumours. in Tavassoli FA, Stratton MR（eds）："WHO Classification of Tumours. Pathology and Genetics of Tumours of the Breast and Female Genital Organs". IARC Press, Lyon, 2003, pp262-279

12）Kojima A, Mikami Y, Sudo T et al：Gastric morphology and immunophenotype predict poor outcome in mucinous adenocarcinoma of the uterine cervix. Am J Surg Pathol 31：664-672, 2007

13）Mikami Y, Kiyokawa T, Moriya T et al：Immunophenotypic alteration of the stromal component in minimal deviation adenocarcinoma（'adenoma malignum'）and endocervical glandular hyperplasia：a study using oestrogen receptor and alpha-smooth muscle actin double immunostaining. Histopathology 46：130-136, 2005

14）Mikami Y, McCluggage WG：Endocervical glandular lesions exhibiting gastric differentiation：an emerging spectrum of benign, premalignant, and malignant lesions. Adv Anat Pathol 20：227-237, 2013

15）Holl K, Nowakowski AM, Powell N et al：Human papillomavirus prevalence and type-distribution in cervical glandular neoplasias：Results from a European multinational epidemiological study. Int J Cancer 137：2858-2868, 2015

第1部　検鏡前の確認事項

Ⅱ．ベセスダ分類改訂にみる 細胞診の現状

はじめに

The Bethesda System ベセスダ分類 2001（TBS 2001）によって体系化された細胞診用語は，2003 年の WHO 分類 第3版（WHO 2003）で組織診断に組み込まれた．さらに 2014 年の WHO 分類 第4版（WHO 2014）では主軸の立場を得たに等しい．すなわち，WHO 2003 では「cervical intraepithelial neoplasia（CIN）/squamous intraepithelial lesion（SIL）」とあったものが，WHO 2014 では「SIL/CIN」との表記に変更された．2012 年，米コルポスコピー・子宮頸部病理学会 American Society for Colposcopy and Cervical Pathology（ASCCP）と米国病理学会 College of American Pathologists（CAP）が合同で作成した下部肛門性器扁平上皮専門用語 lower anogenital squamous terminology（LAST）は TBS 分類を反映した2階層による命名を採用した．WHO の改訂はこの LAST を反映した形となり，同年に編まれた TBS には HPV テストがもはや必須であることを色濃く示した改訂であることが感じ取られる．ただし，いずれの病変，病態も追加，改変はみられず，それらの基準・定義も基本的には不変のままである．本邦では WHO 2014 に準拠した形で改訂作業が子宮頸癌取扱い規約（頸癌規約）第3版に対して行われ，第4版 2017 年版 病理編が上梓された．

子宮頸癌（頸癌）のスクリーニング，予防，管理の領域において，細胞診/Pap テストと high-risk human papillomavirus（ハイリスク HPV）テストの併用，あるいはハイリスク HPV テストのみによる初回スクリーニングの導入は，管理パターンが複雑化し日常

のためのガイドラインの整備を頻繁に行わざるをえない状況を生んだ．さらには最善の予防策を講じるため，新たな証左が加わった HPV の生物学を土台にに HPV ワクチン投与が普及しつつある．このような状況下，TBS の改訂によっても子宮頸部（頸部）の細胞像のとらえ方自体に何ら修正を受けてはいないが，細胞診の位置づけは次第に変わりつつある．

本項ではまず TBS の本質，すなわち "TBS の特徴と，確立された背景/歴史" に言及し，今回の TBS 改訂のポイントを "2014 年版と 2003 年版との違い" に着目して要点を整理する．なお，TBS 2014 は少なからず TBS 2001 と同一の文章/訳語が使われているため，TBS 2014 が改訂版ながらほとんど変化のない部分の紹介も本項では含まれることを理解されたい．

1. TBS の本質

1988 年米国東海岸にあるメリーランド州・ベセスダの地において，細胞診，病理組織診断，および管理・治療の専門家からなる小グループが会合を開いてから既に 30 年になる．TBS は，「頸部細胞診は本来，診断に寄与する判断を提供する医学的コンサルテーションとして報告されるスクリーニング検査である」とのコンセンサスにより，「診断」は「判断」または「結果」として位置づけている．1988 年の時点で既に TBS は，HPV 生物学の理解のもと，扁平上皮内病変を low-grade SIL（LSIL）と high-grade SIL（HSIL）の2階層としている．その後，臨床実地的な経験，科学的な知識の蓄積を結実させるべくワークショップでの議論が重ねられた．やがて 2001 年に開

10 第1部 検鏡前の確認事項

表1 | ベセスダシステム 2014

液体タイプ ・従来法か，液状化検体法か，その他かを記載 **液体の適否** ・適正（子宮内頸部/移行帯細胞の有無，その他，部分的に血液で不明瞭となっている，炎症所見がみられるなど，検体の質を示すものについて記載） ・不適正（理由を明記） 　- 検体不合格/検体処理せず（理由を明記） 　- 検体を処理・検査したが，評価するには不適正（理由を明記） **総括区分（任意）** ・陰性（上皮内病変ではない/悪性ではない） ・その他：「判断/結果」を参照（45歳以上の女性における子宮内膜細胞など） ・上皮細胞異常：「判断/結果」を参照（「扁平上皮系」か「腺系」か，適切に明記） **判断/結果** ・陰性（上皮内病変ではない/悪性ではない） 　（腫瘍性細胞所見を認めない場合，微生物の存在あるいはその他の非腫瘍性所見の存在の有無とともに，これを報告書の「総括区分」または「判断/結果」の項に記載） **非腫瘍性所見**（任意報告；このリストが全てではない） ・非腫瘍性細胞変化 　- 扁平上皮化生 　- 角化 　- 卵管化生 　- 萎縮 　- 妊娠に関連した変化 ・反応性細胞変化 　- 炎症に関連するもの（典型的修復を含む） 　　リンパ球性（濾胞性）頸管炎 　- 放射線照射に関連するもの 　- 子宮内避妊器具（IUD）に関連するもの ・子宮全摘後の腺細胞 **微生物** ・腟トリコモナス ・形態的にカンジダに合致する真菌 ・細菌性腟症を示唆する菌叢の転換 ・形態的に放線菌に合致する細菌 ・単純ヘルペスウイルスに合致する細胞変化 ・サイトメガロウイルスに合致する細胞変化 **その他** ・子宮内膜細胞（45歳以上の女性の場合）	（扁平上皮内病変を否定できる場合は明記） **上皮細胞異常** 扁平上皮細胞 ・異型扁平上皮細胞（ASC） 　- 意義不明な異型扁平上皮細胞（ASC-US） 　- HSILを除外できない異型扁平上皮細胞（ASC-H） ・軽度扁平上皮内病変（LSIL） 　（HPV感染/軽度異形成/CIN 1を含む） ・高度扁平上皮内病変（HSIL） 　（中等度異形成，高度異形成，上皮内癌；CIN 2およびCIN 3を含む） 　- 浸潤を疑う所見を有するHSIL（浸潤の疑いのある場合） ・扁平上皮癌 腺細胞 ・特定不能な異型（AGC-NOS） 　- 特定不能な異型内頸部細胞（特定できる場合はコメントを記載） 　- 特定不能な異型内膜細胞（特定できる場合はコメントを記載） 　- 特定不能な異型腺細胞（特定できる場合はコメントを記載） ・腫瘍性を示唆する異型（AGC-favor neoplastic） 　- 腫瘍性を示唆する異型内頸部細胞 　- 腫瘍性を示唆する異型腺細胞 ・内頸部上皮内腺癌（AIS） ・腺癌 　- 内頸部腺癌 　- 体部腺癌 　- 子宮以外の腺癌 　- 特定不能な腺癌 ***その他の悪性腫瘍***（明記） **補助的検査** ・臨床医に理解しやすいように，検査方法を簡略に記載し検査結果を報告する． **コンピュータ支援による頸部細胞診** ・自動検鏡がなされた場合，装置と結果を明記する． **細胞診報告書に付記される教育的注釈と提案（任意）** ・提案は簡潔で，かつ専門機関による診療ガイドライン（関連発行物を含む）に沿ったものである必要がある．

かれたワークショップは参加者が20数ヵ国からの400名にのぼり，事前に寄せられたインターネットによる2,000をこえるコメントも吟味の上，TBS 2001は完成度の高いに域に達し昨今の普及につながった．

TBSは従来のPapanicolaou分類に取って代わって，合理的かつ再現性の高い診断基準と標準化された用語の確立を図ることを主旨とした（**表1**）．以下に示す3つの原則がその主旨に反映されている：①検査室から患者の健康管理者に臨床的に適切な情報を伝えることのできる用語であること，②異なる病理医間，検査室間で統一，かつ合理的な再現性を有する用語であり，また様々な検査室の状況，地理的条件においても十分に柔軟に適応できること，③頸癌の最新の知見を反映した用語であること．すなわち，「癌へ進展する危険性の度合いを反映した上皮内病変」をスクリーニングすることに帰結している．これらの背景には米国の医療事情や，頸部扁平上皮系，腺系病変におけるHPV感染の病因としての意義がより明確にされたことが挙げられる．また，目を見張るべきTBSの利点は，幾多の医学的研究成果に基づいて，医療の現場に直結した治療管理方針の整備にまで及んだことにある．以下にTBSの要点を列記する．

1）境界

Papanicolaou 分類での低い再現性を補正すべく，扁平上皮内病変 LSIL と HSIL の境界は「CIN 1 と CIN 2 の間」におかれた．CIN 2 の多様性に鑑みると「CIN 1 と CIN 2 の間」のほうがより適切であることと考えられた．これに対して「CIN 2 と CIN 3 の間」を主張する意見は，CIN 2 の自然史が CIN 3 よりも CIN 1 に近いことを根拠とした．

2）評価

検体のタイプが，従来法か液状処理法か，あるいはその他の方法かを記載する（いずれの方法が望ましいかについては言及していない）．品質管理が重要視されており，①「適正 satisfactory」か，②「不適正 unsatisfactory」かに判断する．①適正とは，子宮内頸部/移行帯細胞が鮮明に観察され，検査に十分値することを意味する．扁平上皮系細胞が，（推定上）従来法は約 8,000〜12,000 個，液状処理法では 5,000 個以上標本に含まれていることが求められている．なお，腟壁由来検体や，放射線，化学療法，外科的切除後などの治療後の患者に対しては 5,000 個という基準は厳密には適用すべきではない．②不適正には，採取患者の特定が困難，スライドガラスに破損があるなどの理由で“門前払い検体”とされる場合と，多数の赤血球，炎症細胞や，多量の粘液にマスクされているために判断が困難であるとみなされる場合がある．「不適正」の理由を明確にすることは，検体の採取法や，検体を慎重に取扱うことに対しての意識向上を促すことにつながる．その反面で，これらを厳密に履行すれば不適正検体が安易に増加することも危惧されるため，十分な配慮が必要である．ただし，異常細胞が標本上に存在すれば定義上は適正となる．

3）判断/結果

①陰性，②上皮細胞異常，③その他の 3 項目からなる．

①陰性：上皮内病変/悪性腫瘍を認めない（negative for intraepithelial lesion or malignancy：NILM）．下記②の上皮細胞異常に含まれる病変が否定的であることを示す．感染している微生物（腟トリコモナス，カンジダ，細菌叢の転換，単純ヘルペスウイルス）の有無や，細胞変化が反応性（炎症，放射線，子宮内避妊装置 intrauterine device（IUD）などによって）であることを記載する．

②上皮細胞異常：陽性の場合は，「異型扁平上皮細胞 atypical squamous cells（ASC）」，「軽度扁平上皮内病変 LSIL＝CIN 1」，「高度扁平上皮内病変 HSIL＝CIN 2/3」，「扁平上皮癌（SCC）」のいずれかに振り分けられ，ASC は「意義不明な異型扁平上皮（atypical squamous cells of undetermined significance/ASC-US）」と「HSIL を否定できない異型扁平上皮（atypical squamous cells, cannot exclude HSIL/ASC-H）」からなる．「Papanicolaou 分類に準拠した旧母分類」の利点は，クラス分類が個々の上皮内病変に対応（Ⅲa：軽度・中等度異形成，Ⅲb：高度異形成，Ⅳ：上皮内癌）していることから，病理医，検査者，婦人科医，および患者に対しても“数的分類”による伝達が可能であった．しかしながら，頸部の細胞形態変化の異常には明瞭な直線的連続性があるわけではなく，また個々の病変の境界が明瞭には存在することにはならない．元来避けようのない形態診断/評価の曖昧さをどのように明確に伝達するかにおいて，Papanicolaou 分類には自ずと限界があることは否めない．

③その他：45 歳以上の女性で剝離子宮内膜細胞が観察された場合は報告する（後述）．その理由として，「子宮内膜癌の一部の例は性器出血などを伴わない無症候性のことがあるため，子宮内膜成分の存在が手がかりになること」，「検査室へ細胞診が依頼される際に，患者の子宮内膜癌に対する情報が不明確または不正確，または全く知らされないこと」などを挙げ，子宮内膜癌に対して有益な情報提供につながるとしている．

2. TBS の改訂のポイント

2003 年版の本質は TBS 2014 の本質でもある．TBS 全体の組み立て：検体タイプ・検体の適否・総括区分・判断/結果・補助的検査・コンピュータ支援による頸部細胞診・細胞診報告書に付記される教育的注釈と提案（任意）は，ごく一部の修正を除いて 2001 年版と同様である．370 に及ぶ細胞診写真の約 4 割が 2001 年版に掲載されているものを引き継いでいるが，昨今の液状化検体 liquid-base cytology（LBC）の普及の影響下，2014 年版では 40％が従来法，60％が LBC と後者が優位である．項目立て（章）は基本的に同様であるものの，11 から 12 へと増えかつそれぞれの章での小項目も見出しをつけるように整理されて増加している．2014 年版の主だった内容を紹

12　第1部　検鏡前の確認事項

介する.

■ 検体の適否（第1章）

　不適正検体に対しては，2012年ASCCPガイドラインによって幾つかの指針が提示されている. 要点を列記する：2〜4ヵ月以内に細胞診の再検査を行う. 2回連続で細胞診が検体不適正であった場合はコルポスコピーを推奨する. 検体の適否に移行帯endo-cervical/transitional zone（EC/TZ）細胞の存在は必須ではないが，品質管理の観点から有無は報告されるべきである. 30歳以上の女性で，EC/TZ細胞がない，もしくは不十分な場合はハイリスクHPV検査の実施が望ましい.

■ 非腫瘍性所見（第2章）
正常細胞
　扁平上皮：表層細胞・中層細胞・傍基底細胞からなる. 傍基底細胞は成熟期の女性では通常観察されないが，閉経後には認められるため，ときに腫瘍性の異型上皮との鑑別を要する.

　腺細胞：子宮内頸部細胞・子宮内膜細胞・子宮下部細胞と直接採取された子宮内膜細胞について記載されている.
非腫瘍性変化
　非腫瘍性変化は2001年版でも記載されているが，項目として明記されて，より詳細に解説されている. 扁平上皮化生は，「比較的未分化な小型円形細胞から高分化な中層ないし表層扁平上皮細胞に至る一連の形態変化」を示す. 核・細胞質比が50％をこえて観察される場合は，HSILやASC-Hを考慮する必要がある. 卵管化生は通常，頸管上部や子宮体下部にみられ，化生上皮には線毛細胞，釘細胞，杯細胞などの細胞型がみられる.

■ 子宮内膜細胞：どのようなときに，どのように報告すべきか（第3章）
その他・45歳以上の女性における子宮内膜細胞
　TBS 2001では，閉経後女性を全て含むことを配慮して40歳以上の女性で剥離した子宮内膜細胞が観察された場合には報告することを推奨した. ちなみにTBS 1991では，閉経後の細胞学的に良性を呈する子宮内膜について報告することを推奨した. これによって2001年以前に剥離内膜細胞と報告されたうち，生検で子宮内膜増殖症や子宮内膜癌が確認された頻度は，増殖症12％，子宮内膜癌6％であったのに対し

て，TBS 2001が普及した後はそれぞれ2％と1％に低下した. 2012年ASCCPガイドラインでも基本的にはそれを踏襲しているが，40歳以上の女性で閉経後に限って生検を行うことを推奨した. 今回の改訂では，TBS 2001導入後の研究で45歳未満では子宮内膜細胞の意義はほとんどみられなかったため，「45歳以上の女性で良性を呈する子宮内膜細胞が存在することを報告することを推奨する」に改められた. 改訂によっても子宮内膜異常が疑われる場合の評価方法は設定されていないため，従来どおりに「総括区分の上皮細胞異常」として報告がなされるべきである.

■ 異型扁平上皮細胞（第4章）
　異型細胞の判定基準において，TBSによって曖昧な細胞像が包含する病的意義（"多義性"）と臨床的対応が明確にされたのがASCで，このカテゴリーは個々の細胞に適応するのではなく，検体全体の判断のためのものとして設定された. 本来，全ての細胞像を陰性（SILではない/悪性ではない）か陽性（SIL）に振り分けるのは不可能であり，ゆえに，判定者が正確に再現性をもって判断できない症例に対する現実的な意味合いがASCの設定には込められている. ASCのとらえ方は2014年版でも（さらに明確にする意図が込められていると思われ），「典型的なASC-US像」，「典型的なASC-H像」，「ASC-H類似所見」といった項目ごとに細胞像が紹介され詳細に解説がなされている.

1. ASCは単一の生物学的単位ではなく，①一過性のHPV感染によるSILと，②前駆病変としてのSILをとらえることを目的としている.
2. 上記①は細胞異型が軽度でASC-USに，②は細胞異型が高度で腫瘍性を持ち合わせたASC-Hにそれぞれ対応し，ASC-US/ASC＞90％，ASC-H/ASC＜10％に頻度的な期待値が定められている.
3. （ただし）ASCにはHPV感染や腫瘍性とは無関係な病態（炎症，ホルモンの影響，萎縮による退行性変化）および乾燥などの人工産物などを含んでいる.
4. 「典型的なASC-US像」として，異型錯角化，異型修復細胞，閉経後萎縮細胞における異型が紹介されている. 異型修復細胞は，ハイリスクHPV陽性群ではSILがみつかる割合は25〜43％と高いが，ローリスクHPV陽性群は5.2％と低い[1].
5. ASC-Hは従来法と液状化検体の双方，特に液状

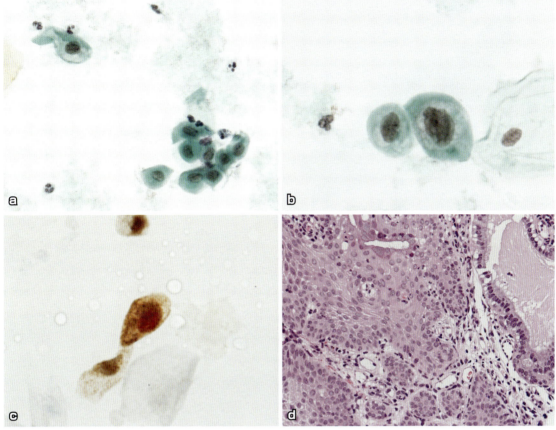

図1 | ASC-US が推定された
a：胞体がやや広くライトグリーン好性の細胞質をもつ上皮が単個に，あるいは小集塊状に観察される（Pap 染色）．b：コイロサイトーシスをうかがわせる細胞もみられる（Pap 染色）．c：p16^{INK4a} 陽性（茶）および Ki-67 陽性細胞（赤）の双方に陽性を示す異型細胞が散見され，LSIL の可能性が否定できない（p16 CINtecPlus による二重染色）．non-16/18 ハイリスク HPV の感染が証明されている（Cobas test）．d：コイロサイトーシスや核分裂は認めない．やや未熟な扁平上皮化生と診断される（HE 染色）．

化検体でより多く「異型未熟化生」をとらえることがあり，子宮内頸部（内頸部）細胞や内膜腺細胞も孤立性に出現するとHSILに似た核をもつことがある．
6. IUD を装着している場合や，妊娠中や産褥期でも異型を示す脱落膜細胞が観察される．
7. ASC-US/ASC-H とハイリスク HPV 感染の関連からみた，HSIL もしくは癌に進展する危険度は，ASC-US・ハイリスク HPV（−）：1.1%，ASC-US・ハイリスク HPV（＋）：18%，ASC-H・ハイリスク HPV（−）：12%，ASC-H・ハイリスク HPV（＋）：45%[2]と，ハイリスク HPV（＋）のほうが有意に高い．

■ **上皮細胞異常：扁平上皮系（第5章）**
1. LSIL と診断するには不十分な核変化を示すものは ASC-US に分類する．概して細胞診上での LSIL の観察者間再現性は組織診での LSIL より高い．
2. ハイリスク HPV は LSIL の 85% に検出されるため，LSIL の管理において HPV 検査は有用なトリアージとはならないが，閉経後では特異度が高いので LSIL 症例に対して HPV 検査が許容される．
3. 従来法における HSIL の細胞集塊は細胞質の境界を明瞭には認識できないため，集塊内で合胞状を呈し，鑑別診断として未熟扁平上皮化生，萎縮，良性内頸部細胞および子宮内膜細胞といった良性成分が含まれる．
4. 腺侵襲を伴う SIL は腺系と誤って判定されることがあるが，扁平上皮系とする手がかりは中心に位置する細胞が渦巻状で，集塊の辺縁は平滑/平坦化する．また，局所の壊死や微小核小体をみることがあるが，壊死は集塊内に限られ，きれいな背

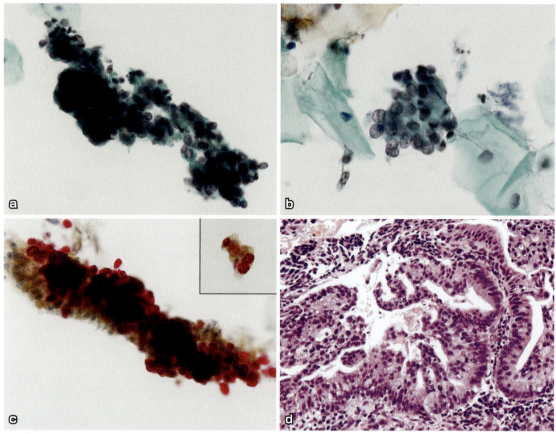

図2 | AIS が推定された
a：異型細胞からなる不規則重積性のある集塊が観察される（Pap 染色）．b：核クロマチンは淡く小さな核小体が散見され，上皮内腺癌（AIS）が推定される（Pap 染色）．c：p16^{INK4a} 陽性（茶）および Ki-67 陽性細胞（赤）の双方に陽性がみられ，AIS が支持される（p16 CINtecPlus による二重染色）．HPV18 の感染が証明されている（Cobas test）．d：異型円柱上皮によって腺管が占拠されており，浸潤像は認めない．AIS と診断される（HE 染色）．

景がみられる．
5. HSIL 細胞は LSIL に比べて単独に出現することが多く，シート集塊で観察されることが少ない．
6. 異常裸核細胞は他の異常細胞が存在することを考える手がかりとなり，それらは細胞融解，および萎縮やタモキシフェン治療においてみられる小型ブルー細胞と区別されるべきである[3]．
7. LSIL と HSIL の中間的な細胞像を示すものがあり，それに対して LSIL-H などの診断用語が提案されているが，このような用語の追加は，事実上の3段階命名法の導入につながって臨床医への混乱や不適切な管理を招く懸念があるため実現には至らなかった．

■ 上皮細胞異常：腺系（第6章）
1. 腺上皮の由来（内頸部か内膜か）によって臨床的意義や管理方針が異なるため，異型腺細胞はできうる限り由来を推定することが望まれるが，困難な場合は異型腺細胞 atypical glandular cell（AGC）を用いる．
2. ハイリスク HPV 陽性の 50％に HSIL，内頸部上皮内腺癌 adenocarcinoma in situ（AIS），内頸部腺癌などが検出されるが，陰性例ではこれらの病変の検出率は 5％未満にとどまる[4-6]．
3. AIS は，腺細胞の HSIL に相当する病変で，浸潤性腺癌と同じタイプの HPV が検出されている．腺系病変は扁平上皮病変に比べて HPV18 型の関与が大きい．
4. LSIL に相当する腺病変の区分が設定されていない．いわゆる異形成は HPV の検出率が低いため，ほとんどは癌化と関連がないとされ，このため異形成や軽度腺上皮病変といった用語は使われな

II．ベセスダ分類改訂にみる細胞診の現状　15

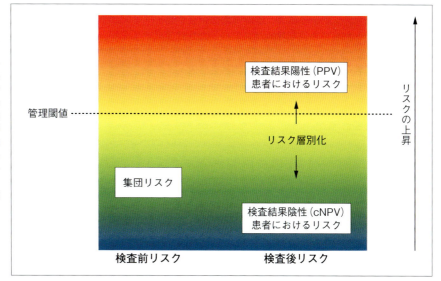

図3 | リスク層別化およびリスクに基づく管理
疾患の絶対リスクをy軸に示している．検査あるいはバイオマーカーにより検査前リスクのある患者を，検査結果陽性および疾患高リスク（陽性的中率，PPV）群と検査結果陰性および疾患低リスク（陰性的中率の補数，cNPV）群の2群に層別化できる．PPVとcNPVの差はリスク層別化の尺度である．異なるリスクレベルが異なる管理につながる場合にのみリスク層別化は適正である．（ベセスダシステム2014アトラス—子宮頸部細胞診報告様式，丸善出版，2016，p287より）

い．
5. AGCと判断された症例のフォローでは10〜40％に高度病変が認められ，その内訳は腺病変よりもHSILのほうが多い[5,7,8]．
6. AIS症例の半数にSILが混在し，その多くがHSILであるとされる．

■ 肛門細胞診（第8章）

2001年版で肛門細胞診は初めて取り入れられ，肛門上皮内病変 anal squamous intraepithelial lesion（ASIL）について言及がなされた．2014年版では，肛門・直腸癌の疫学や細胞診を行う際の情報や，HPVテスト，バイオマーカーの役割などに関しても詳しく解説が追加されている．ASILのカテゴリーは頸部と同様で low-grade ASIL（LASIL）と high-grade ASIL（HASIL）に分けられる．検体の品質管理上，肛門移行帯細胞（直腸の円柱上皮および/または扁平上皮化生細胞）が存在しないと偽陰性が増加するとの指摘がある[9]．

肛門癌の90％以上はHPV16型が優位に持続感染している[10]．米国の統計では男女比は1.7で女性に多い傾向がみられ[11]，男性間性交渉者，HIV陽性者，臓器移植レシピエント，および多中心性に下部生殖器新生物罹患者に肛門癌の発生が著しく多い[12]．肛門細胞診によるHASILの感度は69〜93％，特異度は32〜59％で，LASILと診断されたうちの1/3以上が組織診ではHASILであり，細胞診と乖離している[13]．HASILの罹患率が高い対象群に対してのモニタリングにおいて肛門細胞診は有用性が高い．腺系細胞の異常は肛門細胞診では頻繁にはみられないため，頸部のようなAISに相当するような病変の定義や基準は設定されていない．

■ 補助的検査（第9章）

・HPVテスト：2014年の時点で，米国食品医薬品局 Food and Drug Administration（FDA）は，4つのDNA検査と1つのRNA検査を承認し，臨床的に妥当なレベルでハイリスクHPVを検出することが課題としている．
・免疫化学検査：LASTでは組織診でのHSILの検出感度を上げ，かつ再現性を高めるためにバイオマーカーの推奨基準を提唱している[14]．それらにはp16^{INK4a}，ProEXc，Ki-67が代表的に挙げられている．

■ 管理に向けてのリスク評価アプローチ（第12章）

細胞診はHPVテストとの組み合わせにより，管理方針を決定する上で，特にコルポスコピーの実施に明確な指針を与えている（図3〜5）．スクリーニング結果を潜在的リスクに基づいてグループ化することは，頸癌を予防するための合理的で有効な方法になると期待される．頸癌のリスクは連続的なものであるが，リスク閾値の設定は，層別化による管理に有益である．検査前の潜在的リスクをもつ対象者を，「検査陽性・疾患高リスク群」と「検査陰性・疾患低リスク群」に分けることができる．

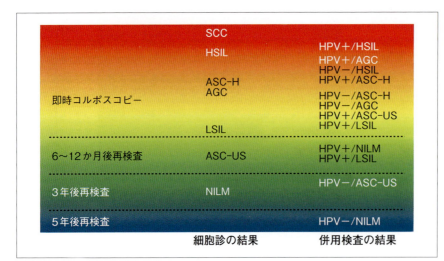

図４ ｜ 2012年ASCCPガイドラインのリスク基準
頸部の前癌状態の絶対リスクをy軸に示した．細胞診の結果および併用検査の結果を管理戦略が異なるそれぞれのリスクカテゴリーにグループ化した．（ベセスダシステム 2014 アトラス―子宮頸部細胞診報告様式，丸善出版，2016，p288 より）

	細胞診	HPV	併用検査（細胞診とHPV）
感度	最小	最大	最大
検査結果が陰性の場合の再検査までの間隔	最短（最大cNPV）	最長（最小cNPV）	最長（最小cNPV）
スクリーニング結果が陽性の女性患者数	最小	最大	最大
トリアージ要	あいまいな細胞診の結果において	すべての陽性結果について	すべてのHPV陽性，細胞診の陰性結果において
トリアージは任意	HPV 細胞診の再検査 バイオマーカー	細胞診 HPVジェノタイピング バイオマーカー	併用検査の再検査 HPVジェノタイピング バイオマーカー
診断結果	コルポスコピー生検		

図５ ｜ 現行の頸癌スクリーニングプログラムのオプション
図は現状で実施可能な３つのスクリーニングのオプションを感度，スクリーニングの間隔，およびトリアージ試験の要件などの重要な特性とともに示している．（ベセスダシステム 2014 アトラス―子宮頸部細胞診報告様式，丸善出版，2016，p290 より）

(a) 細胞診単独スクリーニングは頸部の前癌状態検出の感度が低く，HPV テストなどのアルゴリズムと比較して cNPV（陰性的中率の補数）が高い．そのため，細胞診単独スクリーニングはより頻回に行う必要がある．

(b) HPV に基づくスクリーニングは細胞診と比較してかなり感度が高く，cNPV はかなり低いので，スクリーニングの間隔は安全に延長できる．

(c) HPV 単独と比較して，HPV および細胞診併用検査における，さらなる感度の向上および cNPV の低下には限界がある[15]．

おわりに

細胞診を主体に行われてきた頸癌スクリーニング/予防は，TBS の確立によって一変し，HPV テストが主導権を握る方向へと転換されてきた．2014 年に米国では FDA によって HPV テストが１次スクリーニング法として承認され，non-16/18 ハイリスク HPV 陽性者のトリアージには細胞診を用いることとした．一方で，スクリーニングおよび管理には幾つもの選択肢が生まれ，最善の戦略へのアプローチが複雑化している．本邦でも，費用対効果（将来的に頸癌が減少したときの医療経費）の観点も踏まえて，「細胞診と HPV テストの併用」への流れがより強くなってきた．今回の TBS 改訂では，細胞形態の個々の病態の定義，判定基準に根本的な変化はみてとれないが，HPV 生物学重視がより顕在化したといえる．

（安田政実，加藤智美，矢野光剛）

文　献

1）Levine PH, Elgert PA, Sun P et al：Atypical repair on Pap

smears : clinicopathologic correlates in 647 cases. Diagn Cytopathol 33 : 214-217, 2005

2) Schiffman M, Solomon D : Clinical practice. Cervical-cancer screening with human papillomavirus and cytologic co-testing. N Engl J Med 369 : 2324-2331, 2013

3) Yang YJ, Trapkin LK, Demoski RK et al : The small blue cell dilemma associated with tamoxifen therapy. Arch Pathol Lab Med 125 : 1047-1050, 2001

4) Massad LS, Einstein MH, Huh WK et al : 2012 updated consensus guidelines for the management of abnormal cervical cancer screening tests and cancer precursors. J Low Genit Tract Dis 17 : S1-S27, 2013

5) Zhao C, Florea A, Austin RM : Clinical utility of adjunctive high-risk human papillomavirus DNA testing in women with Papanicolaou test findings of atypical glandular cells. Arch Pathol Lab Med 134 : 103-108, 2010

6) Sharpless KE, O'Sullivan DM, Schnatz PF : The utility of human papillomavirus testing in the management of atypical glandular cells on cytology. J Low Genit Tract Dis 13 : 72-78, 2009

7) Wilbur DC : Benign changes and mimics of malignant and premalignant epithelial lesions. in : Wilbur DC, Henry MR (eds) : "Gynecologic Cytopathology". CAP Press, Chicago, 2008, pp25-68

8) Mody DR : Glandular cell abnormalities. in : Mody DR (ed) : Diagnostic Pathology Cytopathology. Amirsys Publishing Inc, Salt Lake City, 2014, pp2-28

9) Roberts J, Thurloe J, Ekman D et al : The value of transformation zone cells in cytological detection of anal high grade squamous intraepithelial lesions (HSIL). Poster session presented at : 29th International Papillomavirus Conference and Public Health & Clinical Workshops. Seattle, Washington. Available at : www. hpv2014.org ; p.120 ; abstract # CS PP01.14.21-25 Aug 2014

10) Human papillomavirus-associated cancers-United States, 2004-2008. MMWR Morb Mortal Wkly Rep 61 : 258-261, 2012

11) American Cancer Society : Anal cancer statistics.[Updated 5 May 2014 ; cited 11 Jul 2014]. Available at : http://www. cancer.org/cancer/analcancer/detailedguide/anal-cancer-what-is-key-statistics

12) Tong WW, Hillman RJ, Kelleher AD et al : Anal intraepithelial neoplasia and squamous cell carcinoma in HIV-infected adults. HIV Med 15 : 65-76, 2014

13) Panther LA, Wagner K, Proper J et al : High resolution anoscopy findings for men who have sex with men : inaccuracy of anal cytology as a predictor of histologic high-grade anal intraepithelial neoplasia and the impact of HIV serostatus. Clin Infect Dis 38 : 1490-1492, 2004

14) Darragh TM, Colgan TJ, Cox JT et al : The Lower Anogenital Squamous Terminology Standardization Project for HPV-Associated Lesions : background and consensus recommendations from the College of American Pathologists and the American Society for Colposcopy and Cervical Pathology. Arch Pathol Lab Med 136 : 1266-1297, 2012

15) Gage JC, Schiffman M, Katki HA et al : Reassurance against future risk of precancer and cancer conferred by a negative human papillomavirus test. J Nat Cancer Inst 2014 Jul 18 : 106 (8). pii : dju153. doi : 10.1093/jnci/dju153. Print 2014 Aug.

第1部　検鏡前の確認事項

Ⅲ. 検体の取扱い方

1. 検体の固定から病理診断科/部への提出まで

　正確な病理診断が行われるためには，検体を適切に取扱うことが必須である．病理側に提出するまでの検体の扱いは術者の，適切な部位から標本をサンプリングして診断するのは病理医の仕事である．ただし，施設によっては病理医が固定などの処理を行うこともある．特殊な症例で取扱いに迷う場合には，通常の場合以上に，術者と病理医が協力して検体を扱うことを心がけるべきである．「適切な取扱い」は検体によって多少異なるが，以下に，生検，円錐切除，子宮摘出（単純子宮全摘出術，広汎ないし準広汎子宮全摘出術）検体を対象とした取扱いの基本を述べる．

1) 検体の固定

　組織は，生体から取り出されると変性と腐敗が進行する．固定とは，蛋白を凝集させることによってこの進行を停止させる方法である．十分に固定された検体は，切り出しやすく，血液による周囲の汚染も最小限に食い止めることができるだけでなく，組織学的構築や細胞所見がよく保持され，正確な診断には欠かせない．切除後の検体は，乾燥を避けて速やかに固定液に浸漬する．

　固定液として，10％ないし20％中性緩衝ホルマリン液が推奨されており，検体容積の5〜10倍を目安に検体が十分に浸かる量を用いる．大きな検体や腫瘍には入割して固定液に浸漬する．未入割の状態では，長時間固定液に浸漬しても腫瘍の中心部は固定

されず，変性・自己融解に陥り，病理診断に支障をきたす．

　目的に応じて，未固定検体を冷凍保存する場合は，術中迅速診断の場合と同様に液体窒素などを用いて急速凍結して保存する．生理食塩水への浸漬，冷蔵庫保存，通常の冷凍庫での凍結は，著明な組織傷害をきたし病理診断には適さない．

2) 固定前の検体処理

a) パンチ生検検体，頸管内掻爬検体

　検体は，直接固定液を入れた小瓶などの容器に入れる．複数個所からのパンチ生検検体は，原則としてそれぞれ別の容器に入れるが，部位を明記したろ紙に粘膜を上にして貼り付けて1つの容器で提出してもよい．

b) 円錐切除検体

　固定前に前壁正中（12時）で縦軸方向に切開し，粘膜面を上にしてコルク板やゴム板などに不錆針で止め，板ごと固定液に浸す．板にガーゼを敷いてから検体を貼り付け固定すると，板に接する部位の固定不良を防ぐことができる．扁平上皮内病変/子宮頸部（頸部）上皮内腫瘍 squamous intraepithelial lesion/cervical intraepithelial neoplasia（SIL/CIN）が前壁に好発することから，3時や9時での切開がよいとの意見もある．また，腫瘍形成性病変が前壁正中に存在する場合は，腫瘍の分割を避けて別の部位で縦軸方向に切開し，12時や6時の位置に糸などで印を付けるか切開部位を病理診断申込書に明記する．

　分割切除された検体は，術者が可能な限り元の位置を再現すべく板の上に並べて貼り付け，12時方向

を明示する．この時点で，子宮体部（体部）側ないし腟側断端がわかる場合は，それぞれ別の色の色素（完成した組織標本でも確認することができる専用の色素が市販されている（Davidson Marking System® など）．墨汁も同様に組織標本で確認することができる．以下：「色素や墨汁」と記す）で印を付けておくのが望ましい．しかし，術者にも組織片の方向性が不明なことは珍しくなく，その場合は組織診断でも断端を評価することは困難である．

c）子宮摘出検体

子宮の前壁正中（12時）で縦軸に沿ってY字に切開を加え，変形をきたさない程度に伸展し，コルク板やゴム板に不錆針で止めて固定液に浸す．同時に摘出・切除された卵巣に嚢胞や腫瘍を認める場合は割を入れて，固定されやすい状態にする．

3）病理診断科/部への検体の提出と病理診断申込書

固定液に浸漬させた提出検体は，属性（患者番号，氏名，担当科，臓器名）を明記した容器に入れて，病理診断申込書を添えて病理診断科/部へ提出する．施設によっては，大きな検体は所定のホルマリン固定槽で固定する方式を採用しているが，この場合，検体に属性を記入した木札などを付ける．一人の患者の検体でも，異なる部位から採取されたものは（その部位がわかるよう）番号や名称を記入した別々の容器に入れる．固定により臓器は硬さを増すので，切り出し時に取り出しやすいよう，十分に口広の容器を用いることも重要である．

病理診断申込書は各施設の様式に従うが，以下の情報は診断に不可欠であるため必ず記載する．
・患者氏名，ID番号，年齢，担当科，担当医名
・提出臓器（左右の別・個数）と施行術式（試験切除，部分切除，摘出など）
・臨床診断
・既往歴，既往の病理診断とその病理番号，家族歴
・月経歴（最終月経，閉経時の年齢），妊娠分娩歴
・感染症の有無：ありの場合は，具体的に記載する
・臨床経過，臨床所見（画像所見，異常検査データとその推移），術前の治療の種類（放射線療法・化学療法・ホルモン療法など），術中所見
・検体の位置関係（小さな生検検体以外）：特に頭側・尾側，左右，腹側・背側，断端側などを図示する．これは検体取違いの防止にも有用である
・検索の目的

2．肉眼所見の観察

円錐切除検体や小さな生検検体であっても，肉眼的に隆起，潰瘍，腫瘤形成などの病変を認識できる場合には，切り出し前にその旨を記載する．TNM分類（UICC第8版）におけるpT1aおよび世界産婦人科連合The International Federation of Gynecology and Obstetrics（FIGO）進行期分類 I A期とは，組織学的にのみ確認できる浸潤癌と定義されており，肉眼的に確認できる癌はこれらから除かれる[1-3]．

子宮摘出検体では，子宮の前後を見分ける際には，子宮円靱帯の断端が子宮前壁で卵管起始部より尾側にあること，前壁では後壁よりも高い位置から腹膜が欠損していること，卵巣は卵管の背部にあることを目安にする．まず，頸管内膜面から病変の形状（乳頭状ないし隆起性腫瘤，顆粒状，不整隆起，低隆起，潰瘍形成など），局在と広がり，大きさ，断端の病変の有無を確認して記載する．続いて，割を入れた面の観察を行う．割面の観察時には，病変の色調，周囲との境界，病変内の嚢胞や壊死の有無にも注目する．肉眼的病変の大きさや局在は，割面の所見も加味して記載する．局在については，扁平円柱上皮境界 squamocolumnar junction（SCJ）との関係に加えて，頸部を腟からみた場合の時刻で表現する（例：頸部3時から6時において，SCJを中心に外向性に発育する○×○×○ cmの乳頭状腫瘤を認める）．

一般に，腺癌の割面は光沢があり「ぬるぬる」しており，扁平上皮癌は「ぼそぼそ」として壊死が目立つ傾向にあるが，肉眼所見を観察するにあたり，術前の細胞診や組織診の情報は重要である．概して，頸部扁平上皮癌は，主腫瘤から連続的に浸潤する傾向を示すが，腺癌では，非連続的に浸潤し肉眼的に子宮傍組織への浸潤が不明瞭なことが多い．組織型にかかわらず，肉眼的にも比較的境界明瞭な腫瘤を形成する癌がある一方，腫瘍細胞が内向性に発育し，その境界が肉眼的に不明瞭な癌もある．その代表が，腺癌，特に最小偏倚型腺癌を含む胃型粘液性癌である．頸部が硬く腫大して，時に樽状 barrel-shape と呼ばれる形状を呈するものの，境界明瞭な腫瘤を形成せず，頸管内膜面が平滑であることも稀ではない．割面でも既存の色調や質感が保持される傾向がある．胃型粘液性癌自体が肉眼的嚢胞を形成することは稀であるが，嚢胞状に拡張した過形成性頸管腺が併存することがある．

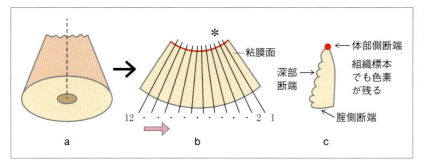

図1 | 一括切除された円錐切除検体，LEEP検体の切り出し
12時方向を切開する（a）．粘膜面からみた像．体部側断端に色素を塗布する（＊）．12分割して，時計回りに番号を付け（b），⇒の方向からみるように組織標本を作製する（c）．

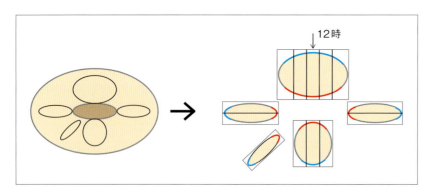

図2 | 分割切除された円錐切除検体，LEEP検体の切り出し
術者が可能な限り元の位置を再現すべく板の上に並べて貼り付け，12時方向を明示する．体部側ないし腟側断端がわかる場合は，それぞれ別の色の色素を塗布する．体部側と腟側を結んだ線に平行となるように分割して標本を作製する．

3．切り出しの基本と実際

　切り出し前に，術式と提出された臓器の確認，肉眼所見の観察，検体の大きさ（掻爬検体を除く）の測定はいずれにも共通する．過不足のない切り出し，すなわち必要な情報が得られる切り出しは検体の種類により異なる．切り出し前に検体（割面を含む）の略図を描くか写真を撮影し，組織標本番号と対応するよう切り出し部位に番号を記入した切り出し図を記録する．組織標本の検鏡時に追加切り出しが必要と判断された場合は，この切り出し図に照らし合わせて行う．

1）生検検体
　病変の有無と組織型の検索が主な目的である．頸部パンチ検体では，SCJに垂直に入割し切り出し，全て標本にする．肉眼的に，扁平上皮領域は白色調で光沢があるのに対し，円柱上皮領域は光沢を欠いて淡紅色を呈する．

2）円錐切除検体（cold knife conization, loop electrosurgical excision procedure：LEEP）
　切り出し前に，検体の粘膜面の写真撮影を行い，断端に色素や墨汁を塗布する．特に，体部側の断端が問題となることが多い．次に，体部側断端と腟側断端を結ぶ方向かつ粘膜に垂直に，原則として12分割し，時計方向に番号を付けて標本を作製する（図1）．ただし，頸管が小さいなど12分割が困難な場合は，8分割，6分割，4分割など病変部位を時計の時刻として表現しやすい数に分割すると報告がしやすい．

　分割切除された検体は，体部側と腟側を結んだ線に平行となるように分割して標本を作製する（図2）．分割切除検体の断端に関して明確な判定が求められる場合は婦人科医と病理医が共同で作業することが不可欠であるが，断端の評価ができないことがある（上記）．

3）子宮摘出検体
　検体全体，各部位，病変，それぞれの大きさと重量を計測し，検体の写真撮影を行う．肉眼所見を観察し，断端に色素や墨汁を塗布した後，病変に割を入れる．基本的に，腫瘍の広がり，深さ，断端までの距離などの情報が得られるように切り出すが，壊死に陥っていない，または壊死の軽い腫瘍成分が標本に含まれるよう心がける．腫瘍内で異なる肉眼所見を示す部位も組織標本にする．体部は内膜を含めて長軸に切り出す．卵管・卵巣が切除されている場

Ⅲ．検体の取扱い方　21

図3 ｜ 肉眼的に病変が明らかな広汎子宮全摘出検体の切り出し

断端に色素を塗布する（a）．左右の子宮傍組織を取り外し（b），水平方向に5mm間隔で入割し，断端を含む代表的割面を標本に作製する（c）．病変が限局し，断端から十分に離れている場合，子宮傍組織や腟断端はd・eのように標本を作製してもよい．子宮腫瘍の最大縦径の割面に，内子宮口と外子宮口を結ぶ方向に割を入れ（e），割面で腫瘍の最大縦径，浸潤が最も深い部位を標本に作製する（f）．内子宮口は周囲の結合織を含めて子宮の長軸に垂直に切り出す（g）．

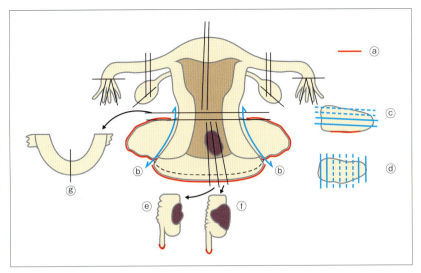

合は，病変の有無にかかわらずこれらの代表的割面を標本に作製する．また，郭清ないし生検されたリンパ節は，最大割面の組織標本を作製する．

a）肉眼的に病変が明らかな場合

通常，広汎子宮全摘出術ないし準広汎子宮全摘出術が行われるが，これらには，子宮傍組織と腟が付着している．まず，左右の子宮傍組織を取り外し，腫瘍の最大縦径の割面が作製されるように，内子宮口と外子宮口を結ぶ方向に割を入れる（図3）．腫瘍の状態に応じて，十字状に切開を加えてもよい．内子宮口は，周囲の結合織を含めて子宮の長軸に垂直に切り出すと病変の広がりがわかりやすいことがある．特に，円錐切除後の検体で内子宮口付近が狭窄している場合には有用である．

腫瘍の最大縦径，浸潤が最も深い部位，断端との距離が最も近い部位，子宮傍組織，断端を含む組織標本を作製する．いずれも，割面で肉眼的に病変を確認することが重要である．子宮傍組織や断端の切り出しは，腫瘍の大きさや位置，肉眼的局在を考慮して行う．子宮傍組織は水平方向に5mm間隔で入割し，代表的な切片を作製するが，術前の組織診断で腺癌と診断され腫瘍が大型である場合は，子宮傍組織を十分に切り出すことを心がける（上記「2．肉眼所見の観察」を参照）．腟断端が腫瘍から十分に離れている場合は，初めに断端を子宮から切り外して標本を作製してもよい．

b）肉眼的に病変をとらえることが困難な場合

この中には，①病変が全く確認できないもの，②頸部が硬く腫大しているが腫瘤形成が不明瞭なものがある．①は上皮内病変，上皮内癌，微小浸潤癌，円錐切除ないし生検後に残存病変を認めないもので，多くは単純子宮全摘出術（時に準子宮全摘出術）が行われる．②は浸潤癌，特に腺癌（上記「2．肉眼所見の観察」を参照）や化学療法後の例でみられ，広汎子宮全摘出術ないし準広汎子宮全摘出術が行われる．①②とも円錐切除後のことがある．

いずれも，原則として頸部を円錐切除検体のように12分割するが，①では頸部の全てを組織標本にする．②では，びまん性に肥厚した頸部の代表的部位を標本にするが，左右の傍組織を子宮から取り外さずに水平方向に5mm間隔で入割し，割面に硬い領域や腫瘤を触れればそれが最も断端に近い面を，肉眼的に病変が不明瞭であれば，可能な限り多くの標本を作製する（図4）．

4．病理診断報告書の記載とその臨床的意義

以下の①〜③は全ての検体で，④は生検検体，⑤〜⑩は円錐切除検体および子宮摘出検体で記載すべき事項である．

①検体の種類と術式

②組織型：通常型扁平上皮癌は，角化の程度により非角化型と角化型に分類されるが，いずれも発癌にヒトパピローマウイルス human papillomavirus（HPV）が関与し，これらの予後には大きな差はない．また，扁平上皮癌の組織学的異型度について国際的に認知・使用されている判定基準は存在

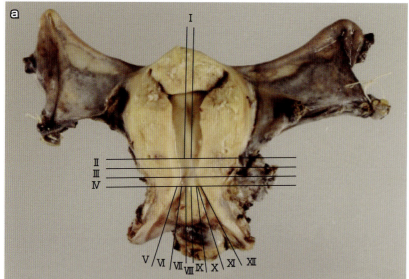
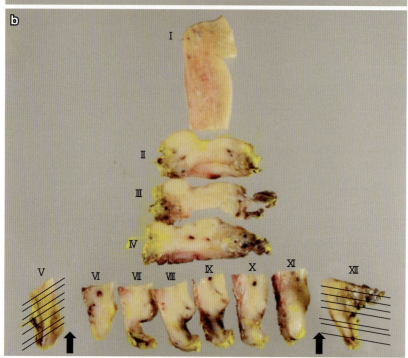

図4 | 肉眼的に病変が不明瞭な広汎子宮全摘出検体の切り出し
生検で胃型粘液性癌と診断され化学療法後の症例．頸部は固く腫大し後壁頸管内膜に低隆起を認める（a）．頸部を8分割，その体部側を体下部まで水平に入割した割面（b）．割面で白色病変が広がるがその境界は不明．腟および子宮傍組織断端には切り出し前に黄色の色素が塗布されている．腫瘍の境界が不明であるため，Ⅱ～Ⅳ，Ⅵ～Ⅺの面を，両側子宮傍組織は頸部壁を含めて水平に割を入れ下から見上げる割面（Ⅴ，Ⅻ）を全て標本にする．体部は縦軸方向に内膜を含めて標本を作製する．卵巣，卵管も切り出す（図には示していない）．

しない．一方，腺癌では，構造と細胞異型からG1～G3に分類する判定基準が予後と相関することが知られているため[4]，異型度も記載する（G1は充実性成分が10％以下で核異型は中等度まで，G3は充実性成分が50％をこえ，核異型が高度，G2はそれ以外[5]）．ただし，腺癌のうち，胃型粘液性癌，明細胞癌，漿液性癌は組織型自体が高異型度であり，中腎癌の異型度判定基準は存在しない．これら4つの組織型はHPV非関連腫瘍と考えられている[3]．以上の理由から，腺癌ではその組織亜型を記載することが重要である．

・絨毛腺管癌 villoglandular adenocarcinoma（VGA）の診断は，円錐切除検体ないし摘出子宮で病変全体を観察できる場合にのみ行う．VGA様成分の深部や周囲に，より異型が高度ないし低分化な腺癌が存在すること，すなわち通常型内頸部腺癌の一部にVGA様の像を呈することがある．パンチ生検や頸管内掻爬検体でVGAを考える成分のみを

認める場合には，通常型内頸部腺癌（場合によっては粘液性癌）と診断し，「VGA の可能性があるが，VGA の確定診断には円錐切除検体ないし摘出子宮で病変全体を観察する必要がある」などと記載する．

・上皮内腺癌とするべきか否か迷う病変（異型が弱いまたは量的に少ない）に遭遇した場合は，連続切片を作製することで，診断確定に到達できることがある．

③脈管侵襲像の有無：脈管（リンパ管，静脈）侵襲像は子宮頸癌（頸癌）の予後因子である．生検検体や円錐切除検体でも，脈管侵襲像を認める場合には病理報告書に記載する．頸癌では，静脈侵襲像よりリンパ管侵襲像を認める頻度が多く，HE 標本で通常認識可能であるが，必要に応じて免疫組織化学（リンパ管内皮は D2-40，血管内皮は CD34 陽性）や特殊染色（静脈の確認には弾性線維染色が有用）を併用する．

④生検検体で記載すべき事項：頸部上皮内病変や上皮内腺癌のほとんどは，SCJ 近傍から発生し，初期の浸潤癌も一部の例外を除いて同部位に限局するため，パンチ生検検体や頸管内掻爬検体では，組織学的に SCJ ないしその近傍（移行帯）と確認できる部位が含まれているか否かを記載する．重層扁平上皮領域しか採取されていない場合は，外頸部の組織のみで，病変部位が採取されていない可能性がある．

⑤病変の部位と大きさ（腫瘍径）：病変の部位については上記②を参照のこと．

・間質浸潤は，標本上での深達度と水平方向の広がりをミリ単位で記載する．複数の浸潤巣がある場合，別々に測定し，最も近い正常扁平上皮の基底膜から浸潤先端までの最大値を深達度とする[6]．水平方向の広がりは複数個所の広がりを合算せず

に最大幅を用いる．ただし，円錐切除検体などで，複数の連続平行切片に浸潤巣が存在する場合は，再構築を行って水平方向の広がりを評価する．

⑥肉眼所見：上記「2．肉眼所見の観察」を参照．

⑦切除断端：円錐切除検体や子宮摘出術検体では切除断端について記載する．断端に病変がある場合には，どの方向に何があるのかを明記する．例えば，「断端に浸潤癌はみられないが，腟断端 6 時方向に HSIL/CIN 3 を認める」などと記載する．これは，追加治療や経過観察に必要な事項である．

⑧リンパ節転移の有無

⑨進行期（FIGO，TNM 分類）：頸癌の重要な予後因子であるが，どの分類を使用したかを明記する（例：FIGO 2008，UICC 第 8 版など）．

⑩その他：術前治療があれば，その内容と組織学的効果判定を記載する．合併病変なども記載する．

（清川貴子）

文　献

1）FIGO Committee on Gynecologic Oncology：FIGO staging for carcinoma of the vulva, cervix, and corpus uteri. Int J Gynaecol Obstet 125：97-98, 2014

2）Brierley JD, Gospodarowicz MK, Wittekind C（eds）：The TNM Classification of Malignant Tumours, 8th ed. WILEY Blackwell, Oxford, 2017

3）Kurman RJ, Carcangiu ML, Herrington CS et al（eds）：WHO Classification of Tumours of Female Reproductive Organs. IARC Press, Lyon, 2014

4）Baalbergen A, Ewing-Graham PC, Hop WC et al：Prognostic factors in adenocarcinoma of the uterine cervix, Gynecol Oncol 92：262-267, 2004

5）Lawrence WD, Abdul-Karim FW, Crum C et al：Recommendations for the reporting of surgical specimens containing uterine cervical neoplasms. Mod Pathol 13：1029-1033, 2000

6）日本産科婦人科学会，日本病理学会，日本医学放射線学会，日本放射線腫瘍学会（編）：子宮頸癌取扱い規約，第3版．金原出版，東京，2012

第 2 部

組織型と診断の実際

第2部　組織型と診断の実際

Ⅰ. 扁平上皮系腫瘍

1 　扁平上皮内腫瘍：SIL/CIN

はじめに

　子宮頸部（頸部）外子宮口付近は，ヒトパピローマウイルス human papillomavirus（HPV）感染を主たる成因として，その持続感染により重層扁平上皮（扁平上皮）に多段階的な形態異常からなる腫瘍性病変が好発する．形態異常を示す範囲が従来の扁平上皮（層）にとどまるものを扁平上皮内病変 squamous intraepithelial lesion（SIL）と呼ぶが，これには非腫瘍性病変も含まれる．最近までは頸部上皮内腫瘍/新生物 cervical intraepithelial neoplasia（CIN）や異形成 dysplasia・上皮内癌 carcinoma in situ（CIS）が普遍的に用いられてきた．2014年に改訂された WHO 分類 第4版（WHO 2014）では，HPV 感染を基幹とした一連の成因論がより強調され，2003年の WHO 分類 第3版（WHO 2003）であった「CIN/SIL」が「SIL/CIN」に変更されるに至った．これらの潮流を推進してきた最大の要因に，頸部細胞診の報告様式を定めたベセスダシステム The Bethesda System の成熟，普遍化がある．また，WHO 分類の改訂に合わせて，子宮頸癌取扱い規約（頸癌規約）第3版（2012年12月）が，第4版（2017年7月）として改訂された[1]．なお，第4版は病理組織学的内容が主体であるため，臨床編とは分離した病理編の形をとった．本書の初版が発刊された2009年の時点では，WHO 2003 に基づいた規約の改訂は行われておらず，WHO 分類 1994年版に準拠した頸癌規約 第2版（1997年10月）が用いられていた．本書では，断りのない限り WHO 2014 と頸癌規約 病理編 第4版に基づいた用語を主体としている．

1. 分類の変遷

　頸部扁平上皮癌（扁平上皮癌）の前駆病変：The spectrum of CIN representing the precursor lesions of cervical squamous cell carcinoma（WHO 2003）では，扁平上皮内腫瘍 squamous intraepithelial neoplasia（SIN）として異形成 dysplasia：軽度 mild，中等度 moderate，高度 severe と上皮内癌 carcinoma in situ の4つに分けられてきたが，現在は CIN の用語がより一般化している：CIN grade 1 = CIN 1 が軽度異形成，CIN grade 2 = CIN 2 が中等度異形成に相当し，CIN grade 3 = CIN 3 が高度異形成および上皮内癌を含む．1969年に CIN 分類を提唱した Richart らは，高度異形成と上皮内癌の判別において，「再現性が高くない」，「両者は併存あるいは移行する」，「浸潤癌への進展リスクに有意な違いがない」，かつ「臨床的取扱いも同様である」などを理由に挙げた．昨今は，後述する管理治療方針の観点から病理診断報告書には CIN を主診断名に用いることが日常的となっている（図1）．

　WHO 2014 ではベセスダシステムで用いられてきた SIL が組織診断名として採用されることになった．すなわち，米国の病理学会 College of American Pathologists（CAP）とコルポスコピー・頸部病理学会 American Society for Colposcopy and Cervical Pathology（ASCCP）[2]によって作成された Lower Anogenital Squamous Terminology（LAST）ガイドライン 2012[3]に準拠して一連の概念・用語が整理されたことになる．これにより CIN 1 は LSIL に，CIN 2 と CIN 3 は HSIL に一括されるが，実践的な見地から，

図1 HPV 感染からみた SIL/CIN の整理と理解

コイロサイトーシスを特徴とするコンジローマには2つのタイプがあり，平坦型はCIN 1に相当する．尖圭コンジローマも広義にはLSILに含まれる病態であるが，ローリスクHPV感染によるため癌化リスクが低いことから，別種の病態として扱われている．コイロサイトーシスはHSILでは頻度は減り，核の腫大，細胞質の狭小化とともにN/C比が増す．LSIL/CIN 1でも多くにハイリスクHPVが感染している．LSILとHSILの間には非腫瘍性/感染症（可逆性変化）と腫瘍性（非可逆性変化）の観点から臨床病理学的に境界が設定されている．ただし見かけ上はLSILであるが実質HSILに含まれる/とすべき病変がある（＊）．

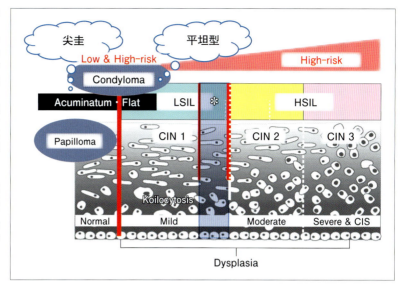

頸癌規約 病理編 第4版では，a．軽度扁平上皮内病変 low-grade SIL (LSIL)/CIN 1，b．高度扁平上皮内病変 high-grade SIL (HSIL)/CIN 2，c．高度扁平上皮内病変 high-grade SIL (HSIL)/CIN 3とに分類されている．このような，2階層あるいは3階層への分類の変遷，整理によって細胞診判定用語との整合性，統一性が図られ，LSILとHSILとの線引きにおいて「LSILはHPVの一過性感染がもたらす非腫瘍性/感染症（可逆性変化）が本態である」のに対して，「HSILは腫瘍性（不可逆性）をより濃く持ちあわせた病態である」ことが明示された．ICD-Oコード上もCIN 2とCIN 3には上皮内癌に相当する「/2」が与えられている．米国などではCIN 2とCIN 3の判別は診断者間で再現性が必ずしも高くないために，この2つを一つの単位として取扱うことが提唱されており，LSILとHSILに大別してCIN 2以上を治療対象（妊婦，若年女性を除く）としている[2]．本邦ではCIN 2までは経過観察が基本方針であり，通常，円錐切除や子宮切除などの外科的治療はCIN 3に対して行われる[4]．

HPV感染によってもたらされるコイロサイトーシス koilocytosis を特徴とするコンジローマ condyloma は発育形態上2つに分けられる．隆起性/外向性のコンジローマは多くが外陰に発生し尖圭コンジローマ condyloma acuminatum と呼ばれる．一方で，外子宮口あるいは扁平円柱上皮境界 squamo-columnar junction (SCJ) に起こるものは平坦型がほとんどで，flat condyloma の別称が与えられている．頸癌規約第2版（1997年）はWHO 1994に，頸癌規約 第3版（2012年）はWHO 2003にそれぞれ従い，平坦型コンジローマもCIN 1に含まれてきた．WHO 2014でも同様である．

【参考】：頸癌規約におけるSIL/CIN/dysplasiaの分類と概念

●第2版 1997年（WHO 1994に基づく）
・軽度異形成 mild dysplasia (CIN 1)：異形成が上皮の下層1/3に限局する扁平上皮内病変である．
・中等度異形成 moderate dysplasia (CIN 2)：異形成が上皮の下層2/3にある扁平上皮内病変である．
・高度異形成 severe dysplasia (CIN 3)：異形成が上皮の表層1/3に及ぶ扁平上皮内病変である．
・上皮内癌 carcinoma in situ (CIN 3)：癌としての形態学的特徴をもつ細胞が上皮の全層に及ぶ扁平上皮内病変である．
[注1] ベセスダシステムでは，異形成-上皮内病変（CIN）分類を扁平上皮内病変SILとし，LSILとHSILの2つに分類する．HPVに特徴的な細胞の変化，軽度異形成，および両者の共存はLSILとする．
[注2] HPV感染による細胞異型であるコイロサイトーシスが軽度異形成に含まれるため，軽度異形成の範囲が頸癌規約 第1版よりも広くなる．
[注3] 核異型を示す細胞は上皮の下層1/3に限局するが，核異型が高度な場合は中等度異形成に入れるとする意見もある．

●第3版2012年（WHO 2003 に基づく）

・CIN 1（軽度異形成 mild dysplasia，軽度 low SIL）：扁平上皮の層形成や極性の乱れが上皮の下層 1/3 に限局する扁平上皮内異型病変である．コイロサイトーシスが認められるだけでも CIN 1 と判定される．核分裂像は上皮の下層 1/3 に限局して認められる．

・CIN 2（中等度異形成 moderate dysplasia，高度 high SIL）：扁平上皮の層形成や極性の乱れが上皮の下層 2/3 に限局する扁平上皮内異型病変である．コイロサイトーシスが認められることがある．核分裂像は上皮の下層 2/3 にしばしば認められる．

・CIN 3（高度 high SIL）：扁平上皮の層形成や極性の乱れが上皮の表層の 1/3 にないし全層に及ぶ扁平上皮内異型病変である．CIN 3 は前規約の高度異形成と上皮内癌を一括したものである．コイロサイトーシスを認めることがある．核分裂像は上皮全層にわたり高い頻度で認められる．頸癌規約第3版ではしばしば腺侵襲 glandular involvement を伴うが，これは浸潤としない．

2. LSIL/CIN 1（mild dysplasia）

HPV 感染により扁平上皮内でウイルス粒子の複製が行われている状態で，WHO 2014 では同義語に，平坦型コンジローマ flat condyloma，コイロサイトーシスに伴う異型 koilocytotic atypia，コイロサイトーシスを列記している．形態学的には 2 つの病態に分けられる：「コイロサイトーシスが顕著で，基底側においてほとんど核異型がみられない病変（いわゆる平坦型コンジローマ）」，「コイロサイトーシスは基本的にみられず，下層 1/3 で異型細胞が増殖する」（図 2a）．ただし，これらの中間/折衷のような所見を呈するためどちらかに振り分けることの困難な例も少なくない．生物学的意義の観点からは，「非腫瘍性/感染症（可逆性）」と「腫瘍性（非可逆性）」という 2 つの異なる病態を含んでいる．平坦型コンジローマを呈する LSIL/CIN 1 は非腫瘍性であることが多い．非腫瘍性と腫瘍性の区別は臨床実地的に重要であるが，組織像や後述のマーカーの補助によっても明確に分け隔てることは必ずしも容易ではない．実際には LSIL/CIN 1 の自然消退率は高く，持続感染の後に HSIL に進展するリスクは低いため 2 種の病態は臨床病理学的に同等に取扱われる．通常の LSIL では，扁平上皮の基底側では細胞異型や極性の乱れは認められないか，認められても軽度である．扁平上皮の表層側ではコイロサイトーシスに加えて，過角化 hyperkeratosis，錯角化 parakeratosis を伴うことが多い．個細胞角化 individual keratinization のほか，下層 1/3 の範囲では核腫大がみられることはあるが，核分裂は少なく異常核分裂がみられることは稀である．一方で，細胞の極性の乱れや多形性が目立ち，異常核分裂（3 極以上の多極分裂）が扁平上皮の下層 1/3 に限局して観察されることがある．すわなち，従来から CIN 1 とされてきた病変の中には HSIL に相当するものが含まれていることに留意する必要がある．日常的に経験される LSIL と HSIL の併存は，LSIL から HSIL への進展を示唆しているが，異なる型の HPV の重感染によって LSIL と HSIL が独立して生じた可能性もありうる．

1）コンジローマ

平坦型コンジローマ flat condyloma は 1977 年に Meisels らが報告した[5]．癌の併存，あるいは癌に進展するリスクが低く，60 ％は消退，30 ％は遷延し，10 ％が HSIL に進展する．80 ％の例でハイリスク HPV が検出され，中でも 16 型が最も多い．頸部では比較的稀な病変である尖圭コンジローマも LSIL に含まれ，6 型，11 型などのローリスク HPV によって生じる（図 3）．尖圭コンジローマは腟・外陰に多いが，乳頭状発育あるいは鶏冠状，拳様 knuckle-like の隆起を形成する良性腫瘍で，通常はコイロサイトーシスなどの HPV 感染による所見が顕著にみられる．切除しても再発を繰り返すことが少なくない．分類上は良性扁平上皮病変 benign squamous cell lesions に置かれ，LSIL とは別個の病変として記載されているが LSIL の亜型/変異型とみなされる．実際に，尖圭コンジローマと，ほとんどがハイリスク HPV によって生じる平坦型コンジローマの両者には連続/移行はみられず，尖圭コンジローマが扁平上皮癌に進展することは基本的にはない．よって，両者の異同を明確に理解する必要がある．腟・頸部を問わず，表層分化とコイロサイトーシスを示す扁平上皮が線維血管性の芯を覆う．表層分化が明瞭でない場合には未熟乳頭状扁平上皮化生 immature papillary squamous metaplasia と呼ばれる[6]．なお，日常用語である尖圭コンジローマに対し，平坦型コンジローマの名称は馴染みが薄いため診断名としては混乱を招きやすい．

1．扁平上皮内腫瘍：SIL/CIN　29

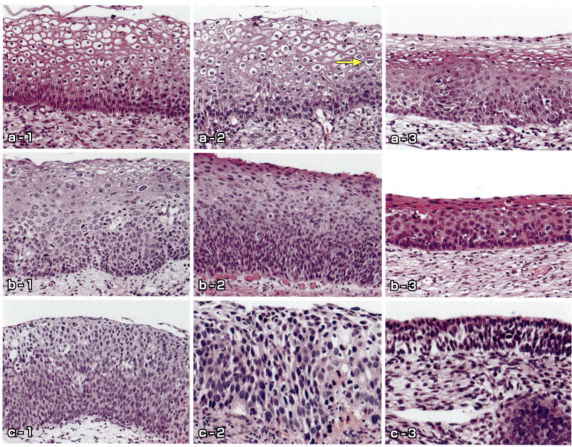

図2 | SIL/CIN のパターンと grading
a：LSIL/CIN 1．**a-1**：コイロサイトーシスとしては異型が弱く診断者間で判定が分かれる境目となる．**a-2**：コイロサイトーシスが上層 2/3 に及び，a-1 に比べると核が腫大し二核（矢印）のものもみられる．**a-3**：コイロサイトーシスを伴わず，下層 1/3 での核腫大，核分裂などがみられる．b：HSIL/CIN 2．**b-1**：コイロサイトーシスが表層にみられる．**b-2**：下層 1/2 と上層 1/2 で層が形成されている．**b-3**：上層 1/3 と下層 2/3 で分化の方向が異なり明瞭な境界がみられる．c：HSIL/CIN 3．**c-1**：わずかに表層でコイロサイトーシスがみられる．**c-2**：アポトーシス，核分裂，壊死が目立つ．**c-3**：層が薄くほぼ均一な小型異型細胞からなり核分裂もほとんどみられない．このような場合は p16^{INK4a} や Ki-67 の発現パターンが頼りとなる．

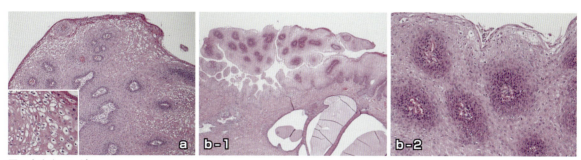

図3 | 尖圭コンジローマ
a：外陰．淡明で広い細胞質と類円形核をもつ扁平上皮からなる．狭い線維血管性軸を中心に乳頭状に増生している．b：頸部．**b-1**：SCJ 付近に乳頭状または鶏冠状/拳様の隆起がみられる．**b-2**：線維血管軸の周りにコイロサイトーシスを示す細胞が同心円状に配列している．

2) コイロサイトーシス

扁平上皮をなす有棘細胞の核内に HPV 粒子の複製が旺盛に行われる結果として生じる細胞傷害/形態異常で，核の腫大と大小不同，核形不整，すりガラス様 ground glass like あるいは濃染する無構造核 smudgy nucleus，核周囲明庭 halo の形成によって特徴づけられる（図2, 3）．halo は細胞骨格蛋白の破壊，消失によって生じる空洞化による．細胞質微小器官も存在しない．halo の辺縁の細胞膜が厚く観察される．周囲の有棘細胞の核に比べてコイロサイト koilocyte の核は2〜4倍で，核のくびれにより2核などの多核にもみえる．コイロサイトーシスは扁平上皮の表層側 1/2 以上の範囲に多くみられるが，ほぼ全層に認められることもある．

WHO2014 ではコイロサイトーシスが LSIL および CIN 1 の同義語として記載されているが，基本的にはコイロサイトーシスは所見名であり，診断名としては適さない．また，コイロサイトーシスは HSIL，特に CIN 2 でも種々の程度に認められるが，LSIL にみられるものとは全く同一の所見ではなく，CIN 2 において細胞質はそれほど広くないため核・細胞質（N/C）比が高く観察される．CIN 3 になるとさらに N/C 比は小さくコイロサイトーシスは "名残" のような様相を呈する．

3. HSIL/CIN 2 (moderate dysplasia)

扁平上皮の基底側 2/3 の範囲で異型が認められる扁平上皮内病変である（図2b）．30％が消退，60％が遷延し，10％が HSIL/CIN 3 に進展する．ほぼ全例でハイリスク HPV が検出される．N/C 比が高く，核クロマチンの増量，核の大小不同や多形性，核の極性・配列の乱れ，核形不整などを示す基底細胞型の異型細胞が上皮の基底側 2/3 の範囲で認められる．核小体は不明瞭であることが多い．核分裂が増加し，異常核分裂がみられることもある．上皮の表層ではコイロサイトーシスが認められることが少なくない．本邦では，HSIL/CIN 2 に対しては定期的な経過観察が管理・治療方針の基本とされる．

4. HSIL/CIN 3 (severe dysplasia/CIS)

HSIL/CIN 2 でみられる異型が上皮の表層側 1/3 にも認められる病変で，全層に及ぶこともある（図2c）．HSIL/CIN 3 にはこれまでの高度異形成と上皮内癌が含まれる．ほぼ全例でハイリスク HPV が感染している．核分裂は中層や上層にも種々の程度に認められる．表層分化が保持されている場合やコイロサイトーシスがみられることもある．層の厚さや細胞密度にはかなり幅があり，比較的小型で均一な細胞で構成される一方で，多形性に富む例や角化が目立つ場合もある．繊細な線維血管性の芯を有する乳頭状発育を示す際には乳頭状扁平上皮癌が鑑別に挙がる．HSIL/CIN 2/CIN 3 が既存の頸管腺/腺窩内に進展して腺侵襲 glandular involvement を呈することが少なくない．本邦では SIL/CIN のうち HSIL/CIN 3 を臨床実地的に前癌病変として扱い，loop electrosurgical excision procedure（LEEP）や円錐切除術が診断と治療目的に行われる[4]．

5. HPV と *in situ* hybridization (ISH) による検出

1) HPV

HPV は頸部の上皮内病変，扁平上皮癌，腺癌の他に外陰癌や肛門癌あるいは頭頸部癌（特に中咽頭癌）などを引き起こす．HPV は二重鎖 DNA ウイルスで，粒子の直径は 55 nm，外被は2つの構造蛋白 L1，L2 からなり核酸は約 8 kb で環状構造をなしている．皮膚ではいぼ/疣贅をなす．ウイルスのゲノムは初期遺伝子である *E1〜E7* と後期遺伝子である *L1，L2* で構成され，*E1〜E7* は DNA の複製，遺伝子の転写調節などに関与し，*L1* および *L2* は外被蛋白のコードを担っている．*L1* 遺伝子の配列によって，これまでに 100 種類を優にこえる HPV が同定されており，その内 30〜40 種類の HPV が泌尿生殖器系に感染する．

ハイリスク HPV の DNA を構成する *E6* と *E7* が宿主に組み込まれると，*TP53* と *RB* 遺伝子が不活化され，これらが癌抑制遺伝子としての機能を失い腫瘍化が起こると考えられている．様々な遺伝子や産物の異常蓄積は，自律性で無秩序な細胞増殖能を感染細胞に付与する．SIL/CIN では，しばしば複数種の HPV が検出されることから，多クローン性に病変が形成され，そのうち浸潤能を獲得した腫瘍細胞が単クローン性に進展していくものと考えられる．

ローリスク HPV は6型，11型が代表的で，外陰部および頸部に発生する尖圭コンジローマの病因と

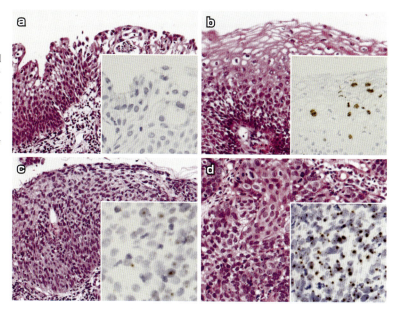

図4 | ISH による HPV 感染の検出
a：扁平上皮化生．陽性反応を認めない．
b：LSIL/CIN 1．表層付近のコイロサイトーシスを示す細胞に，HPV が episomal pattern（核内にびまん性）で感染している．
c：HSIL/CIN 3．HPV type-16 probe により感染が特定され，ドット状シグナルが核内に認められる．
d：扁平上皮癌．HSIL/CIN 3 と同様に陽性反応が明瞭に観察される．
wide probe：HPV type-6, 11, 18, 31, 33, 35, 45, 52 と反応する．

される．尖圭コンジローマが癌化するリスクはほとんどないと考えられることの根拠とされる．対照的に平坦型コンジローマである LSIL/CIN 1 ではハイリスク HPV が高率に感染している．HSIL では基本的にこれらのローリスク HPV が検出されることはない．

2) ISH

多種のプライマーカクテルを用いて感染している HPV をローリスクかハイリスクかに大別することができる（図4）．また，個別のプライマーキットを利用すれば HPV の型を特定することも可能である．HSIL では感染した HPV-DNA が宿主-DNA に取り込まれているためドット dot 状のシグナルとして核内に観察されるのに対して，LSIL ではしばしば episome として核内全体にびまん性にシグナルが認められる．ISH の特異度は高いが，感度においては PCR 法には劣る．特に組織の保存状態が良好でない際には HPV 感染を証明しえないことがある．ISH によって得られるこれらのシグナルパターンは HPV の感染動態の指標であり，SIL/CIN の grade とよく相関し，病態/生物学的意義を理解する上で有益な情報をもたらしてくれる．すなわち，LSIL/CIN 1 で HPV の一過性感染が多いため，ドット状シグナルを得ることはほとんどないが，HSIL/CIN 2 になると episomal パターンとドット状シグナルが混在して観察されることが多くなる．HSIL/CIN 3 ではドット状シグナルを示すものが多くを占めるが，一部の例では依然として episomal パターンもみられる．なお，扁平上皮癌ではほぼ例外なくドット状シグナルとして認められる．

6. 免疫組織化学マーカー

1) $p16^{INK4a}$

multiple tumor suppressor 1（*MTS1*）遺伝子にコードされる 16kDa の蛋白で，inhibitor of cyclin dependent kinase（INK）としての機能をもつことから $p16^{INK4a}$ と呼ばれる．腫瘍細胞では p16 自体の遺伝子異常によるか，または Rb 蛋白の不活化に伴った negative feedback が働くことで核内に過剰発現するものと理解されている[7]．通常，$p16^{INK4a}$ はハイリスク HPV の *E7* が宿主の DNA に組み込まれて発現が誘導されるため，ハイリスク HPV 関連腫瘍のマーカーとして用いられるが，LSIL/CIN 1 でも約 30％ は上皮の基底側を中心に $p16^{INK4a}$ が陽性を示す（図5a）．よって，$p16^{INK4a}$ は HSIL と診断する根拠とはならないが，LSIL が HSIL へと進展する可能性を示すマーカーになるとの報告もある[8,9]．HSIL/CIN 2 では基底側で $p16^{INK4a}$ がびまん性に強陽性であるが，表層側にいくに従って徐々に染色性が低下する（図5b）．基底層および傍基底層において細胞質と核がびまん性に強陽性（block positive）である場合に生物学的/病的意義があると解釈される（図5c）．扁平上

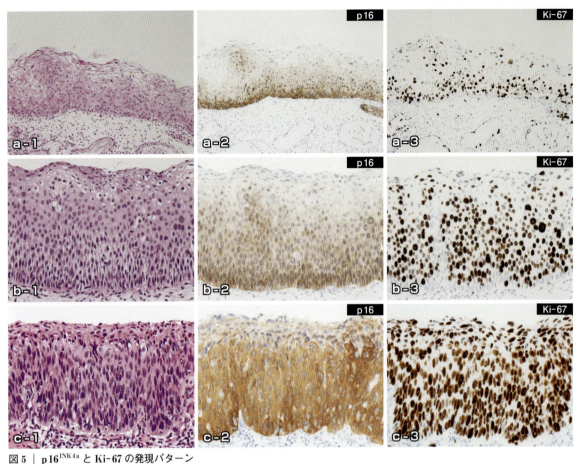

図 5 | p16^{INK4a} と Ki-67 の発現パターン
a：LSIL/CIN 1：下層 1/3 に一致して p16^{INK4a} 陽性細胞がみられ，Ki-67 陽性細胞も同様に下層 1/3 に多く，中上層では疎らに観察される．b：HSIL/CIN 2：LSIL/CIN 1 に比べてさらに増強した陽性反応が中層付近まで観察される．c：HSIL/CIN 3．陽性所見の強さは HSIL/CIN 2 と比べて大きな違いはないが，陽性の領域はほぼ全層を占める．

皮化生では上皮の表層側を中心として巣状/斑状に軽度ないし中等度の染色性を示すことがあるが，核が強染することはない．p16^{INK4a} は，LSIL と HSIL の鑑別に加えて SIL/CIN と未熟化生，萎縮性/加齢性変化，および反応性異型/再生性変化などとの判別に有用で（図 6b），LAST ガイドライン 2012 でその使用が推奨されている[3]．

2）Ki-67

増殖能を計る上で最も汎用性の高いマーカーで，Ki-67 の陽性細胞の分布は SIL/CIN の個々の形態学的特徴にもよく相関している[10, 11]（図 5）．具体的には，①腫瘍性か非腫瘍性か：閉経後の萎縮性変化か（図 6c），②腫瘍部と非腫瘍部の境界の見極め：化生性扁平上皮の範疇か，③腫瘍の grading：HSIL とすべきか，などの判断に対して Ki-67 は有用な情報を与えてくれる（図 5）．一般的に HPV 感染によってもたらされた細胞傷害/形態異常を示す異型細胞（コイロサイト）は増殖活性を欠くことから，LSIL/CIN 1 や定型的な尖圭コンジローマでは陽性細胞はそれほど多くない．しばしば HSIL において核分裂の多寡と乖離するため，特に核分裂があまり目立たない病態では増殖能の評価に有用性が高い（図 5）．p16^{INK4a} と併用することで信憑性の高い SIL/CIN 診断に至ることができる．

3）p53

HPV 感染による p53 の不活化が浸潤癌への進展に先行して誘導されることが明らかにされているが[12]，p53 の発現は SIL/CIN の異型細胞における HPV 感染状態とは有意な関連性を示さない[12]．実際，p53 異常蛋白の蓄積は，前癌段階よりも扁平上皮癌で顕

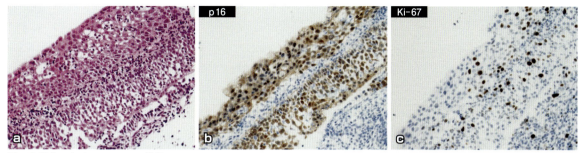

図6 | 炎症によるSIL/CINの修飾
a：炎症細胞の上皮内浸潤による細胞傷害/細胞間浮腫（液状変性）が生じているため，SIL/CINの判断に迷う．b：p16INK4a．異型上皮の全層に陽性像がみられ，核にも反応している．c：Ki-67．不規則に陽性細胞が分布している．これらの所見を総合し，gradingは困難であるがSIL/CINの可能性が示唆される．

著に観察され[13]，p53の異常は頸癌の組織発生には必須の条件ではないと考えられている[14]．

4）HPV抗体

感染の有無と感染細胞（核）を同定することができるが，ISHのほうが詳細な情報の提供には優れている．

7．免疫組織化学の応用

1）生理的/反応性（再生性）変化

思春期に外方に露出した頸部円柱上皮領域には，扁平上皮化生や予備細胞増生などが起こることで，新たなSCJが生まれる．これにより本来のSCJはより外方に移動するが，閉経後には内方移動/後退し，直視下ではとらえられることが困難となる．本来のSCJと新たなSCJを含む領域を移行帯transformation zoneと呼び，この領域はHPV感染により腫瘍化が惹起されてSIL/CINが発生しやすいと考えられている．HSIL/CIN以外にも様々な非腫瘍性，腫瘍性病変が発生母地となる．

エストロゲンの低下した閉経後の萎縮した扁平上皮では，成熟不全によってコイロサイトーシスに類似した，いわゆる偽コイロサイトーシスpseudokoilocytosisを呈することがある[15]．偽コイロサトーシスでは細胞質空胞は大きさ，形状が均一で核の腫大や大小不同は軽度である．クロマチンの粗造化や核分裂を欠き，HPV感染に伴う細胞異型とは鑑別はそれほど難しくはない．また，エストロゲンの効果によってもたらされ，コイロサイトーシスと誤認してはならない所見に，扁平上皮の成熟過程にみられる斜子織り模様basket weave patternがある[16]．閉経後で

は一見HSILのごとくに核腫大，形状不整が扁平上皮にみられることがあるが，極性の乱れは軽度で核分裂がほとんど認められないことでHSILとは鑑別がなされる（図7a）．このような例は細胞診ではASC-Hと判定されることがある．外子宮口付近は種々の成因によって炎症反応が起こりやすく，傷害された上皮にはしばしば反応性（再生性）変化がみられる（図7b）．

2）扁平上皮化生 squamous metaplasia

円柱上皮が扁平上皮で置き換えられた状態で，SCJ付近で日常的に観察される生理的な/非腫瘍性（非感染性）の現象であると考えられている．予備細胞過形成reserve cell hyperplasiaが先行して発生し，表層分化に乏しい未熟扁平上皮化生immature squamous metaplasiaからやがて成熟扁平上皮化生mature squamous metaplasiaとなる（図8）．

- 通常（成熟型）の扁平上皮化生は，核が小さくN/C比の低い境界明瞭な細胞からなる．核の分布は概ね均一で異型に乏しく核分裂はみられない．p16INK4aの陽性態度は，化生細胞の成熟度によっても異なるが明らかな陽性を示すことはない（図8a）．Ki-67の陽性率は概して低く，分布は正常の扁平上皮とは異なって不規則にみられる（図8a）．化生細胞がやや広い範囲の頸管腺を集簇性に置き換えることで腺侵襲のようにflorid patternを呈することがある．

- 未熟扁平上皮化生では，細胞密度は通常型と大きな違いはないものの，N/C比がやや高い[17]．クロマチンは微細で増量はみられず，ほぼ均等に観察される．核分裂もほとんどみられず，Ki-67陽性細胞は成熟型よりは多く，不規則に分布する．時

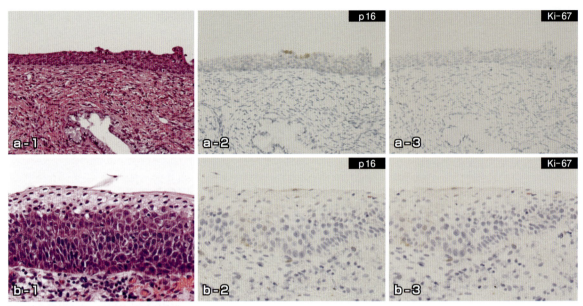

図7│萎縮性変化・反応性/再生性変化
a：萎縮性変化．a-1：閉経後では扁平上皮の厚みが減り，一見N/C比が高い細胞によって占められることがあるが，これらはほぼ全層にわたって均一に分布している．核分裂をみることはまずない．アポトーシスが認めることもほんどない．a-2：p16^{INK4a}．通常，陽性反応はみられない．a-3：Ki-67．陽性核はほとんど認めない．b：反応性/再生性変化．b-1：下層2/3ではN/C比の高い細胞が密に増生しており，上層部では成熟傾向がみられる．核分裂は明らかでない．b-2：p16^{INK4a}．陽性反応は認めない．b-3：Ki-67．陽性反応は認めない．

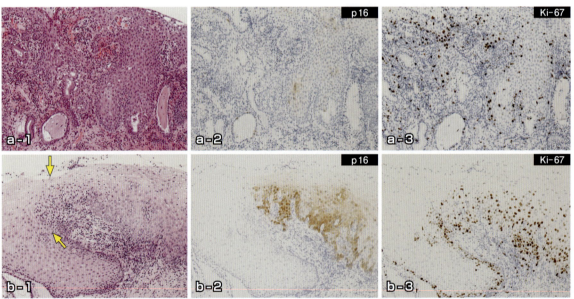

図8│扁平上皮化生とLSIL/CIN 1への移行
a-1：表層〜腺管/腺窩が化生性の扁平上皮で置き換えられている．化生細胞の細胞境界は明瞭で，核は異型に乏しく不整はみられない．核分裂も見出しがたい．再表層には部分的に粘液上皮が遺残している．a-2：p16^{INK4a}．弱い陽性反応が限局性にみられる程度で，基本的には陰性と評価される．a-3：Ki-67．基底層を中心に陽性核が疎らに分布している．b-1：扁平上皮化生（矢印左側）からLSIL/CIN 1（矢印右側）へと明瞭な境界をもたずに移行している．b-2：p16^{INK4a}．LSIL/CIN 1の下層1/2に陽性反応がみられる．b-3：Ki-67．LSIL/CIN 1では陽性核が多く，分布も扁平上皮化生とは明らかに異なる．

にHSILとの鑑別を要する．化生性変化と腫瘍性変化には移行がみられ，両者間の境界が不明瞭なことがある（**図8b**）．また，最表層部に粘液を含有する円柱上皮が遺残した状態で既にHSILへと進展している例にも遭遇する．

・異型未熟扁平上皮化生 atypical immature squamous metaplasia は Crum らが1983年に提唱した[18]．軽度の核形不整，核腫大，極性の消失などがみられる．コイロサイトーシスは認めない．この病態に対しては，反応性の変化であるとする報告，ローリスクHPVの感染によるものでLSILとすべきであるという報告がみられる[19-21]．また，未熟扁平上皮化生の一部にハイリスクHPVの感染によるHSILを含むと述べているものもある[22]．このような解釈の乖離は，異型未熟扁平上皮化生の診断の標準化が困難なため，診断者間での一致率が低く疾患単位としての独立性に議論の余地があることを示している．LSILに含まれる未熟型のコンジローマとして扱うことが望ましいとの報告もある[23]．

8．鑑別診断

1）扁平上皮乳頭腫 squamous papilloma

異型がみられないほぼ均一な厚さの成熟扁平上皮と，繊細な線維血管性の茎で構成される良性の乳頭状病変で，通常単発性である．頸部では外陰・腟に比して頻度が低い．線維上皮性ポリープ fibroepithelial polyp，扁平上皮ポリープ squamous polyp とも呼ばれる．基本的にはHPV非関連性であると考えられており，コイロサイトーシスや核異型はまず認められないが，尖圭コンジローマとの鑑別/異同が問題となる例もある．ただし，乳頭腫の一部はコンジローマへ進展することがある．未熟な扁平上皮化生とは鑑別する必要がある．

2）重層性粘液産生上皮内病変 stratified mucin-producing intraepithelial lesion（SMILE）

過去には上皮内粘表皮癌などと呼ばれていた病変で，細胞質内粘液空胞を有する細胞が充実性胞巣をなす．HSILとの移行や併存がみられる[24]．

3）微小浸潤を示す扁平上皮癌 microinvasive squamous cell carcinoma

早期の浸潤性扁平上皮癌，すなわち，微小浸潤は進行段階を示すものであるため，WHO 2014および頸癌規約でも組織分類から削除され，独立した疾患単位として扱われないことになった．これまでどおり，FIGO分類では浸潤の深さが5mm以内で縦方向への広がりが7mmをこえないIA期の扁平上皮癌に相当する．通常，CINは病勢が増すとともに頸管腺内への病変の広がりがより顕著となるため，腺侵襲を浸潤性増殖と誤認しないように留意する．腫瘍細胞が頸管腺内にとどまっていることの有用な指標に以下のような所見が挙げられる：①胞巣の輪郭が整っていて辺縁が平滑に観察される，②胞巣の分布が既存の腺管/腺窩の構築，範囲（特に垂直方向）に一致している，③既存の頸管腺上皮と連続している，④胞巣周囲に線維形成 desmoplastic reaction や浮腫，炎症反応がみられない，⑤粘液産生を示す細胞が近傍に存在する，ことなどが挙げられる．また，頸管腺過形成が背景に存在する場合は腺侵襲をきたした胞巣が密集するため，これを間質浸潤であると解釈としないよう注意を要する．

一方で，微小な浸潤を疑う所見には，上記とは対照的に，①上皮内病変がかなり広範囲に及ぶことがコルポスコピーの所見から予測され，生検材料に異型の強い腫瘍細胞が十分量採取されている，②腫瘍細胞と周囲間質との境界が滑らかさを欠き，不整で不自然な小舌状の突出/辺縁や毛羽立ちがみられる，③胞巣の大きさが不揃いで極性を失い，背景の形が頸管腺/腺窩の分布や輪郭と異なる，④胞巣周囲に線維形成反応，浮腫，および炎症細胞浸潤を伴う，⑤核の多形性・クロマチンの粗造化といった細胞異型が増し，細胞質の好酸性化や角化が目立つ，⑥胞巣周囲に頸管腺/腺窩が存在しない，または頸管腺/腺窩の最深部を明らかにこえている，などが挙げられる．さらには，リンパ管や血管の侵襲像がみられる場合は浸潤性増殖が決定的となる．

4）乳頭状扁平上皮癌 papillary squamous cell carcinoma

悪性の異型を示す腫瘍細胞が狭い線維血管性間質を伴って，乳頭状の増殖を示す扁平上皮癌で，表層より外向性に発育して鶏冠状の腫瘤を形成する．これとの鑑別にコンジローマ様癌，疣（いぼ）状癌が挙がる．予後は非角化型の扁平上皮癌と変わらない．腫瘍細胞は基底細胞様で，核クロマチンが増量し，N/C比が高く，核分裂も比較的多い．膀胱などで好発する尿路上皮癌に類似した像を示す．間質浸潤が

診断上必須であるが，生検では確定が困難なことが多い．切除検体での検索で間質浸潤が明らかでない場合は非浸潤性の乳頭状扁平上皮癌の可能性が挙がる．

5）コンジローマ様癌 condylomatous（warty）carcinoma

尖圭コンジローマに類似した乳頭状隆起を示す扁平上皮癌で，表層の腫瘍細胞はコイロサイトーシスを示す．通常の高分化型扁平上皮癌よりも侵襲性が低い．ローリスク HPV に感染しているものもある．尖圭コンジローマと同様，乳頭状増殖を呈し，表層分化，過角化，錯角化，コイロサイトーシスを示すため，細胞診や小さな生検検体ではコンジローマとの鑑別が困難であることがある．浸潤部では通常の扁平上皮癌でみられるような侵入性の破壊性間質浸潤と高度の細胞異型がみられる．

6）複合/混合性扁平上皮内-腺上皮内病変 combined（mixed）intraepithelial squamous cell and glandular lesions

初期段階の扁平上皮系病変と腺系病変の併存/混合病変をしばしば経験する．すなわち，頸部では SCJ において二方向への腫瘍化が起こるために，扁平上皮内病変と腺上皮内病変が同時に存在し，それらの多くに互いの移行を認める．複合/混合病変における腺系病変は基本的に上皮内腺癌 adenocarcinoma in situ（AIS）であり，扁平上皮系病変は HSIL のことが多い．これらは 2 つの成分が明瞭な分化を示すことで SMILE とは異なるが，一部に SMILE をみる場合もある．AIS からみた SIL の合併率はおよそ半数とかなり高いため，AIS が検出された際は，SIL の存在にも留意する必要がある．

おわりに

SIL/CIN/dysplasia の根本的な考え方は半世紀にわたってほとんど変化しておらず，これまでに確立された基本型/通常型のとらえ方は日常診断において揺らいではいない．しかしながら SIL/CIN/dysplasia の"非定型/変異型"は想定以上に際限がなく，診断者間の解釈の違いによる過剰あるいは過小診断，そして診断の不一致はむしろ日常茶飯事といえる．これらの診断は時に免疫組織化学（特に p16^{INK4a}）などの補助的手段が"悩ましい形態異常"への現実的対応

に威力を発揮する．本項では，まずは SIL/CIN/dysplasia 分類と病態の理解に力点を置き，過小よりもむしろ過大評価に傾かないことを意図して，免疫組織化学の役割/実用性も紹介した．

（安田政実，矢野光剛）

文 献

1）日本産科婦人科学会，日本病理学会（編）：子宮頸癌取扱い規約 病理編，第 4 版．金原出版，2017

2）Massad LS, Einstein MH, Huh WK et al：2012 updated consensus guidelines for the management of abnormal cervical cancer screening tests and cancer precursors. J Low Genit Tract Dis 17：s1-s27, 2013

3）Darragh TM, Colgan TJ, Cox JT et al：The Lower Anogenital Squamous Terminology Standardization Project for HPV-Associated Lesions：background and consensus recommendations from the College of American Pathologists and the American Society for Colposcopy and Cervical Pathology. J Low Genit Tract Dis 16：205-242, 2012

4）日本婦人科腫瘍学会（編）：子宮頸癌治療ガイドライン 2017 年版．金原出版，2017

5）Meisels A, Fortin R, Roy M：Condylomatous lesions of the cervix. II. Cytologic, colposcopic and histopathologic study. Acta Cytol 21：379-390, 1977

6）Ward BE, Saleh AM, Williams JV et al：Papillary immature metaplasia of the cervix：a distinct subset of exophytic cervical condyloma associated with HPV-6/11 nucleic acids. Mod Pathol 5：391-395, 1992

7）Benevolo M, Mottolese M, Marandino F et al：Immunohistochemical expression of p16（INK4a）is predictive of HR-HPV infection in cervical low-grade lesions. Mod Pathol 19：384-391, 2006

8）Queiroz C, Silva TC, Alves VA et al：P16（INK4a）expression as a potential prognostic marker in cervical pre-neoplastic and neoplastic lesions. Pathol Res Pract 202：77-83, 2006

9）Focchi GR, Silva ID, Nogueira-de-Souza NC et al：Immunohistochemical expression of p16（INK4A）in normal uterine cervix, nonneoplastic epithelial lesions, and low-grade squamous intraepithelial lesions. J Low Genit Tract Dis 11：98-104, 2007

10）Looi ML, Dali AZ, Ali SA et al：Expression of p53, bcl-2 and Ki-67 in cervical intraepithelial neoplasia and invasive squamous cell carcinoma of the uterine cervix. Anal Quant Cytol Histol 30：63-70, 2008

11）Qiao X, Bhuiya TA, Spitzer M：Differentiating high-grade cervical intraepithelial lesion from atrophy in postmenopausal women using Ki-67, cyclin E, and p16 immunohistochemical analysis. J Low Genit Tract Dis 9：100-107, 2005

12）Akasofu M, Oda Y：Immunohistochemical detection of p53 in cervical epithelial lesions with or without infection of human papillomavirus types 16 and 18. Virchows 425：593-602, 1995

13）Dellas A, Schultheiss E, Almendral AC et al：Altered expression of mdm-2 and its association with p53 protein status, tumor-cell proliferation rate and prognosis in cervical neoplasia. Int J Cancer 74：421-425, 1997

14）Mittal KR, Lin O, Chan W et al：Cervical squamous dysplasias and carcinomas with immunodetectable p53 frequently contain HPV. Gynecol Oncol 58：289-294, 1995

15）Jovanovic AS, McLachlin CM, Shen L et al：Postmenopausal squamous atypia：a spectrum including "pseudo-koilocytosis". Mod Pathol 8：408-412, 1995

16) 本山悌一：頸部上皮内腫瘍. 石倉 浩, 本山悌一, 森谷 卓也 他（編）：子宮腫瘍病理アトラス. 文光堂, 2007, pp112-116

17) 三上芳喜：子宮頸部扁平上皮病変. 臨床と病理 26：245-253, 2008

18) Crum CP, Egawa K, Fu YS et al：Atypical immature metaplasia（AIM）. A subset of human papilloma virus infection of the cervix. Cancer 51：2214-2219, 1983

19) Miyatake T, Ueda Y, Yoshino K et al：Clonality analysis and human papillomavirus infection in squamous metaplasia and atypical immature metaplasia of uterine cervix：is atypical immature metaplasia a precursor to cervical intraepithelial neoplasia 3? Int J Gynecol Pathol 26：180-187, 2007

20) Park JJ, Genest DR, Sun D et al：Atypical immature metaplastic-like proliferations of the cervix：diagnostic repro-ducibility and viral（HPV）correlates. Hum Pathol 30：1161-1165, 1999

21) Regauer S, Reich O：CK17 and p16 expression patterns distinguish（atypical）immature squamous metaplasia from high-grade cervical intraepithelial neoplasia（CIN III）. Histopathology 50：629-635, 2007

22) Geng L, Connolly DC, Isacson C et al：Atypical immature metaplasia（AIM）of the cervix：is it related to high-grade squamous intraepithelial lesion（HSIL）? Hum Pathol 30：345-351, 1999

23) Duggan MA, Akbari M, Magliocco AM：Atypical immature cervical metaplasia：immunoprofiling and longitudinal outcome. Hum Pathol 37：1473-1481, 2006

24) Park JJ, Sun D, Quade BJ et al：Stratified mucin-producing intraepithelial lesions of the cervix：adenosquamous or columnar cell neoplasia? Am J Surg Pathol 24：1414-1419, 2000

第2部　組織型と診断の実際

Ⅰ. 扁平上皮系腫瘍

2 通常型扁平上皮癌

1. 定　義

扁平上皮への分化を示す浸潤癌を指す.

2014年に改訂された世界保健機関（WHO）分類（WHO 2014）[1] では，微小浸潤癌の項目が削除されたことにより，浸潤の程度にかかわらず，全てこの項目に属することとなった. それに伴い子宮頸癌取扱い規約 病理編 第4版（2017年）[2] においても，同様の組織分類が採用されている.

子宮頸部（頸部）の扁平上皮癌は，通常型として角化型 keratinizing および非角化型 non-keratinizing，その他の特殊型として，乳頭状扁平上皮癌，類基底細胞癌，コンジローマ様癌，疣（いぼ）状癌，扁平移行上皮癌，リンパ上皮腫様癌に分類される. 本項では，通常型である角化型および非角化型扁平上皮癌について述べる.

2. 概　念

子宮頸癌（頸癌）は女性の癌の中で2～3位を占め，世界で毎年約50万人が発症するといわれている.

頸癌の本邦における罹患数は，2014年の人口動態統計によると，年間約11,000人を占め，頸癌による死亡数は2,900人となっている.

頸癌の多くは，その発症にハイリスク HPV（human papillomavirus）の感染が関与することが知られている.

頸癌（Ⅰ～Ⅳ期）の組織型別の割合は，扁平上皮癌（特殊型を含む）が73％（うち微小浸潤扁平上皮癌が約15％），腺癌が約20％を占める[3]. 近年，腺癌の占める割合が増加している.

3. 臨床的事項

最も重要な予後因子は進行期である. 初期の頸癌では無症状のことが多く病期の進行に伴い主な自覚症状として不正性器出血や帯下の増加がみられる. 下腹部痛や腰痛，血尿，排尿障害を伴うこともある. 扁平上皮癌の組織学的異型度は予後とほとんど相関がない. 頸癌の臨床進行期は国際産婦人科連合（FIGO）分類ないし TNM 分類が用いられる. FIGO の臨床進行期は，治療前に決定し以後これを変更しないことになっており，臨床進行期と surgical stage との不一致がみられることがある. FIGO Ⅰ期・Ⅱ期は，過小診断されることがあり，ⅠB の30～60％，ⅡA 期の58％は病理組織学的な検索において基靭帯への浸潤を認めるともいわれる[4]. 臨床進行期ⅠB，ⅡA，ⅡB 期における骨盤リンパ節転移の頻度は，それぞれ11.5％，26.7％，40％で，扁平上皮癌と腺癌の間に有意差はない[5].

日本産科婦人科学会腫瘍委員会による頸癌の扁平上皮癌の5年生存率は72.2％であり，角化型と非角化型に大きな差はない. 臨床進行期別の5年生存率は，Ⅰ期84.9％，Ⅱ期68.8％，Ⅲ期44.6％，Ⅳ期23.5％である（同報告は，初回治療から5年間の経過観察ができなかった症例は，生存者より除いているため，実際の生存率より低く計算されている可能性がある）[6].

2. 通常型扁平上皮癌　39

図1｜微小浸潤を示す扁平上皮癌の肉眼像
術前の生検にて微小浸潤を指摘され手術となった症例．病理組織学的に明らかな腫瘤を指摘できない．手術材料でも頸部の一部に微小浸潤が確認された．

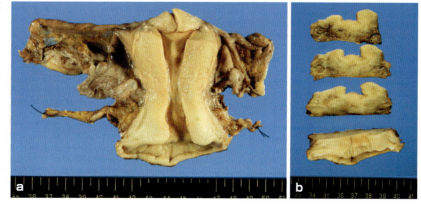

図2｜頸部扁平上皮癌の肉眼像
外方性発育を示し，充実性の腫瘤を形成する．

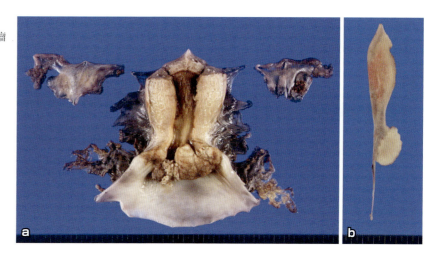

図3｜頸部扁平上皮癌の肉眼像
頸部に潰瘍形成を伴う腫瘤が確認される．

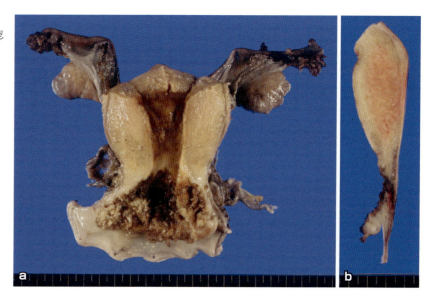

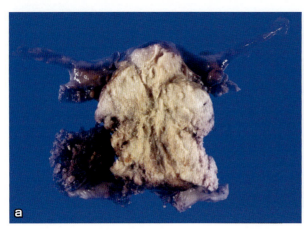
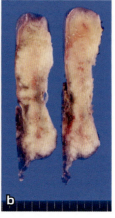

図4｜頸部扁平上皮癌の肉眼像
子宮全体に腫瘍を形成，頸部の構築は破壊されている．

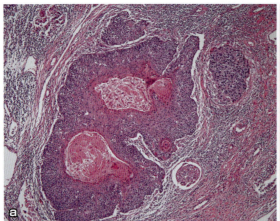
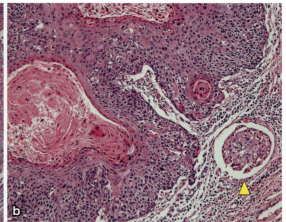

図5｜角化型扁平上皮癌
a：角化真珠の形成を伴う腫瘍胞巣の形成が確認される．b：胞巣右側にはリンパ管侵襲が観察される（矢頭）．

4. 肉眼所見

　初期の病変ないし小型病変は移行帯に限局し，紅色調で，表面が顆粒状ないし粗造な低隆起を示すが，粘膜のびらんとの判別が困難なことや病変の同定が不可能な場合もある（図1）．進行癌では，外方発育すなわち頸管内腔へ隆起・乳頭状を示すもの（図2），内向発育すなわち浸潤性に増生し潰瘍を伴うもの（図3）と様々である．ある程度の大きさの腫瘍では，壊死が目立つことが多い．進行例では，腟壁および基靱帯を含む頸部結合組織に及び，既存の頸部の形態が不明瞭となる（図4）．

5. 組織学的所見

1）通常型扁平上皮癌の特徴と亜分類

　扁平上皮への分化は，組織形態で角化，細胞間橋，層構造を確認することで証明されるが，特に前2者が重要である．他臓器における扁平上皮癌は，高分化，中分化，低分化に分けるのが一般的であるが，頸部では，角化型と非角化型の2つに分類する．前者は高分化型扁平上皮癌に相当する．

2）角化型扁平上皮癌

　角化真珠 keratin pearl（癌真珠 cancer pearl とも呼ぶ）を特徴とする著明な角化傾向を示す扁平上皮癌である．角化真珠とは扁平上皮癌胞巣内にみられる異常角化像であり，渦巻状に配列する上皮細胞集塊中央に球状好酸性構造物として認める．角化型と診

2．通常型扁平上皮癌　41

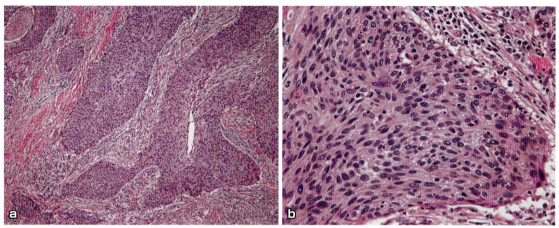

図6 ｜ 非角化型扁平上皮癌
a：叢状構造を示す充実集塊がみられる．b：強拡大では，一部に細胞間橋の構造が確認されるが，角化は認められない．

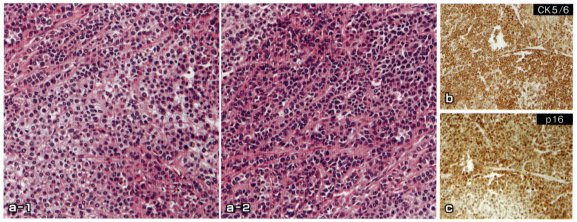

図7 ｜ 小型な細胞よりなる扁平上皮癌
a：a-1ではやや淡明な細胞質を伴う腫瘍細胞の充実胞巣が確認されるが，a-2では，腫瘍細胞は小型でN/C比が高い．b，c：免疫組織化学では，CK5/6（b）およびp16^{INK4a}（c）が陽性となる．本症例は神経内分泌マーカーは陰性であった．

断する基準として，腫瘍細胞が渦巻状に配列する胞巣の30％以上に角化真珠を認める場合とする記載[7]もあるが，角化真珠が明らかであればその多寡によらず角化型とするのが一般的である．腫瘍細胞は大小不同の多角形を呈し，細胞質は好酸性で，細胞境界は明瞭である．細胞間橋やケラトヒアリン顆粒を認めることが多い．核クロマチンは粗大で増量するが，核分裂像は目立たないか，より分化の低い部位に限局することが多い（図5）．

3）非角化型扁平上皮癌

角化真珠を欠く扁平上皮癌である．扁平上皮癌全体の60％以上を占める．少なくともどこかに個細胞角化や細胞間橋などの扁平上皮の性格を認めることが多く，腫瘍細胞は比較的均一，核・細胞質（N/C）比は高く，細胞質は乏しく，細胞境界は不明瞭である．核クロマチンは粗大で増量し，核分裂像が目立つ（図6）．かつて頸部扁平上皮癌非角化型は，非角化型大細胞型と非角化型小細胞型に分けられていたが，現在は，大きさにかかわらず単に非角化型としている．小型細胞よりなる非角化型腫瘍は，しばしば，小細胞神経内分泌癌との鑑別が問題となり，角化傾向の有無を詳細に確認し，必要に応じて免疫組織化学による神経内分泌形質の有無を調べる必要がある（図7）．

一見，肉腫に類似する紡錘形細胞よりなる癌は，

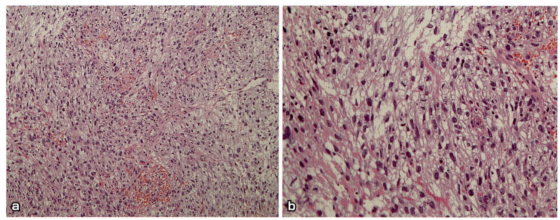

図8｜紡錘形細胞を示す扁平上皮癌
a：右側には充実胞巣を形成する非角化型扁平上皮癌が確認され，左側に向かって移行する形で紡錘形を示す腫瘍細胞の増殖が確認される．b：紡錘形細胞を示す部分の拡大像．淡明ないし淡好酸性の細胞質を有する紡錘形を示す腫瘍細胞が層状ないし束状に増殖している．

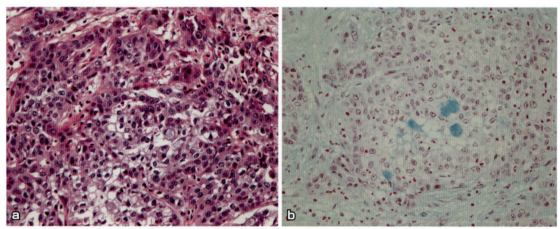

図9｜癌胞巣内にみられる腺細胞
a：扁平上皮癌の胞巣内に粘液を有する細胞が少数混在してみられる．b：腺細胞は Alcian blue 染色陽性を示すが腺管の形成はみられない．

紡錘形細胞扁平上皮癌 spindle cell squamous cell carcinoma や肉腫様扁平上皮癌 pseudosarcomatous squamous cell carcinoma と呼ばれてきたが，取扱い規約 病理編 第4版では非角化型扁平上皮癌に含まれている．これらの腫瘍では，腫瘍の一部に通常の扁平上皮癌を伴うことが多く，腫瘍全体を詳細に検索する必要がある（図8）．また，真の肉腫との鑑別には，腫瘍の上皮性の性格を確認するために cytokeratin の免疫組織化学をする必要がある．

4）時に扁平上皮癌に付随することがある組織所見
a）細胞質内粘液（図9）
頸部扁平上皮癌のうち，20～30％の例では，粘液染色で細胞質内に陽性所見を有する細胞を散見することがある．これらを粘表皮癌 mucoepidermoid carcinoma とする意見もあるが，WHO2014では，扁平上皮癌に含まれており，組織所見に記載するにとどめるべきと考えられる．腺扁平上皮癌との鑑別は，明らかな腺管構造を欠く点である．

b）淡明な細胞質（図10）
腫瘍細胞が豊富なグリコーゲンを含んで，細胞質が淡明にみられることがあり，明細胞癌との鑑別が必要となることがある（後述の鑑別診断の項を参照）．

c）間質の変化
稀に，間質にアミロイドの沈着，硝子化，好酸球や多核巨細胞の浸潤が目立つ例がある．

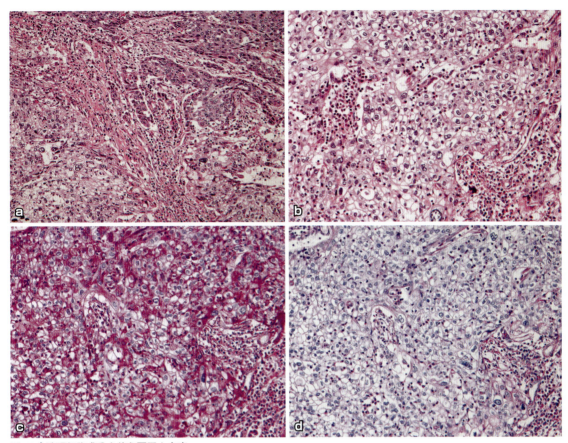

図10 │ 淡明細胞成分を伴う扁平上皮癌
a：通常の非角化型扁平上皮癌（右上）から移行して，淡明な腫瘍成分がみられる（左下）．b：淡明細胞成分の拡大像．c, d：腫瘍細胞はPAS反応に陽性となり（c），ジアスターゼで消化される（d）．

5) 微小浸潤を示す癌における浸潤の評価について

　微小浸潤像は，背景にCIN 3（cervical intraepithelial neoplasia 3）に相当する病変が存在し，そこから小さな腫瘍細胞集団が小舌状に間質内に芽出してみえる．しかしながら，この初期浸潤像は，切片の切れ方によって，CINと連続してみえることもあれば，近傍のCINと離れてみえることもある．頸管内進展を示すCINにおいても切片の切れ方によりしばしば鑑別上問題となることがある．
　この2つを鑑別する上での初期浸潤の特徴として以下の点が挙げられる．
①浸潤部の辺縁は角張っていて，上皮と間質の境界が不整である（図11）．
②浸潤部の腫瘍細胞は頸管腺内の進展部に比較して細胞質は豊かで，好酸性であり，扁平上皮により分化した像をとることが多い（図12）．
③リンパ球浸潤を周囲に伴い，間質は疎で浮腫を生じることがある．
④線維形成性の間質反応（desmoplastic reaction）を伴う．

　このうち，③と④の所見は，背景に頸管炎が存在すると評価が困難であり，背景の炎症が少ない場合，病巣部に限局して観察される．間質内に脈管侵襲（図11），癒合胞巣（図13）が存在する場合は，上記所見がないかを細かく検索する必要がある．
　逆に，胞巣の輪郭が平滑な場合や胞巣に接して，あるいは腔隙に接して粘液細胞が存在する場合は，頸管内進展を示唆する．
　CIN 3に相当する病変が広範に存在する，CINの頸管内進展が高度かつ深部に及ぶ，頸管内進展部に中心壊死がみられる，CINの病変内に分化のよい扁平上皮巣が存在するなどの場合は，微小浸潤癌が存

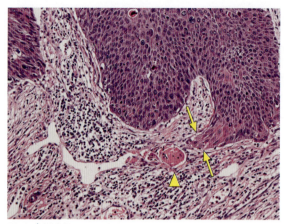

図11 微小浸潤を示す癌
浸潤部(矢印)は腫瘍胞巣の辺縁が角張ってみえることが多い．浸潤部はより角化して好酸性にみえる．浸潤部近傍にはリンパ管侵襲を疑う角化物がみられる(矢頭)．

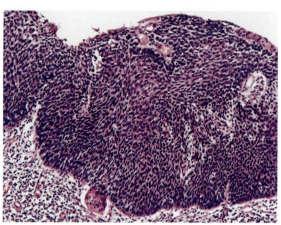

図12 微小浸潤を示す癌
CINより芽出様に角化異型上皮巣が突出している．浸潤部以外でも上皮下にはリンパ球浸潤が観察される．

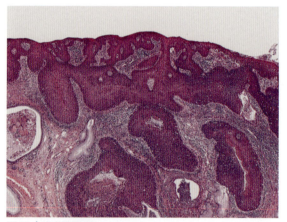

図13 癒合浸潤像
腫瘍胞巣の辺縁は比較的平滑であるが，腫瘍胞巣が互いに癒合し大きな胞巣を形成している．

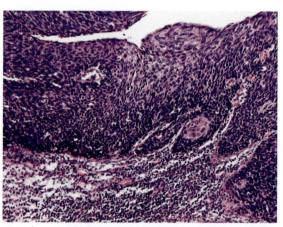

図14 CINに相当する病変内に存在する分化の良い扁平上皮巣
CIN内に角化傾向を伴う細胞質の豊かな腫瘍細胞巣がみられる場合は，他の部位に浸潤巣がないか注意深く観察する必要がある．

在する可能性を考え慎重に観察する必要がある[8]（図14, 15）．

6）病理標本における浸潤部の計測方法[2]

明らかな腫瘍を形成する腫瘍においては，腫瘍径の計測は比較的容易であるが，微小浸潤癌の場合は，以下の点について注意して浸潤部の計測を行う．

基底膜のラインが推定できる場合は，そのラインから下の浸潤部分に関して深さと水平方向の広がりを計測する（図16）．

CINと浸潤部が連続していない場合も，基底膜から浸潤先進部までの距離と水平方向の広がりを計測

する．

CINの腺侵襲の一部で浸潤している場合は，既存の腺構造から浸潤先進部までの距離を計測する（図17）．

浸潤部が離れて複数存在する場合（skip lesion）も，それぞれの深さを測定し最も深いものを採用する．

6．免疫組織化学的特徴[2]

扁平上皮癌の組織診断は，組織形態でなされるべきであり，免疫組織化学により診断する機会は少ない．しかしながら，後に述べる他の組織型の腫瘍や

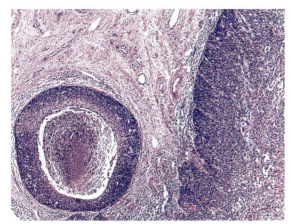

図15 | 面疱様の中心壊死を伴う腫瘍の頸管腺内進展

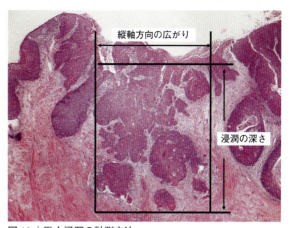

図16 | 微小浸潤の計測方法
表層上皮の基底部より連続して浸潤がみられる場合は，上皮基底部の基準線を設定し，そこから最深部までの距離を計測する．また，浸潤部の水平方向の広がりを計測する．

図17 | CINの腺侵襲部からの浸潤
CINの頸管腺内進展が広範に観察され(a)，その一部(枠内)に微小浸潤が観察される(b)．CINの腺侵襲の一部で浸潤している場合は，既存の腺構造から浸潤先進部までの距離を計測する．

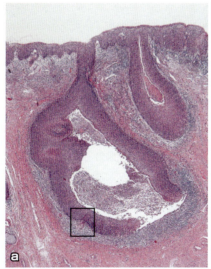
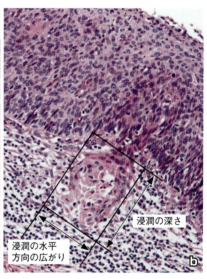

腫瘍様病変との鑑別に必要となる場合もあり，免疫組織化学的特徴を知る必要がある．

一般的に種々のcytokeratin (CK)が様々な頻度で陽性となる．CK5/6は，重層扁平上皮，扁平上皮癌で陽性（図7b），腺上皮，腺癌で陰性となることが多く，腺癌成分を含む扁平上皮癌の診断に有用なことがある．p40，p63も，移行帯部予備細胞，扁平上皮，筋上皮細胞に陽性を示し，扁平上皮癌の多くで陽性となる．低分化な扁平上皮癌では，CK5/6，p40，p63の全ての発現があるとは限らず，複数のマーカーを組み合わせて染色を行う必要がある．$p16^{INK4a}$は，ハイリスクHPVにより腫瘍化した細胞の核，細胞質に陽性となる．多くの頸部扁平上皮癌および腺癌で陽性となる（図7c）．化生扁平上皮や卵管化生細胞においても巣状に陽性像を示すことがあり，腫瘍部にびまん性に強陽性を示す場合に有意な所見とする．頸部および体部の漿液性癌は，HPV非感染性でも陽性となるので注意が必要である．

7．予後因子となりうる組織所見

浸潤の深さ，リンパ管侵襲，子宮傍組織浸潤，腟壁浸潤，リンパ節転移の有無は予後の独立因子とされている．リンパ節転移のサイズも予後と相関する

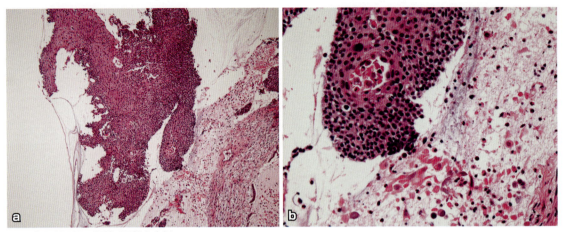

図18 | 間質浸潤の判断が困難な症例
生検材料ではしばしば，腫瘍成分のみ，ないし腫瘍と間質が離開してみられ，浸潤の判断が困難なことがある．CIN 3以上と判定できるものの浸潤とは断定できない旨を報告書に記載する．腫瘍胞巣内に不自然な角化がみられたり，胞巣周囲に壊死を伴う細胞が断片状にみられる場合は浸潤の可能性を疑う．本症例は，手術材料で浸潤癌であった．

ことが報告されている．

WHOの組織型分類から微小浸潤癌の項目が削除されたことは前述したが，浸潤の深さは予後因子として重要であることに変わりはなく，臨床進行期分類および治療方針の決定に浸潤の深さの計測は必須である[9-12]．

8. 鑑別診断

1）上皮内扁平上皮腫瘍 cervical intraepithelial neoplasia（CIN）

CINの腺侵襲と浸潤巣との鑑別が問題となることがある．癌の浸潤胞巣は辺縁が不規則で周囲の間質の線維性反応や炎症細胞浸潤がみられることが多いが，腺侵襲では胞巣内に腺成分が確認される場合があり，胞巣辺縁は平滑で，周囲の間質の線維性変化は通常みられない．生検などの断片化した組織片で，間質成分が十分に含まれていない場合，浸潤の有無の評価が困難なことがある（図18）．

2）特殊型扁平上皮癌

特殊型の扁平上皮癌との鑑別が必要となるが詳細は第2部 I-3. 特殊型扁平上皮癌を参照のこと．

3）明細胞癌 clear cell carcinoma

豊富な細胞質内グリコーゲンを有する扁平上皮癌では，淡明な細胞質と明瞭な細胞境界を呈するため明細胞癌との鑑別を要する．管状や嚢胞状，乳頭状，

ホブネイル細胞 hobnail cell を示す成分が混在する場合は診断が可能であるが，充実胞巣のみからなる場合は，判断が困難なこともある．扁平上皮癌の場合は，一部に角化を伴うことがあり，注意深く観察することが重要となるが，明細胞癌では硝子小体の形成がみられることもあり，角化と見誤らないことも重要である．扁平上皮癌の多くはp63やCK5/6が陽性となり鑑別に有用である．子宮内膜の明細胞癌ではNapsin Aが高頻度に陽性となるが頸部扁平上皮癌ではNapsin Aは陰性となりその鑑別に有用となる[13,14]．

4）小細胞神経内分泌癌 small cell neuroendocrine carcinoma

腫瘍細胞は小型で，核・細胞質（N/C）比が大きく，核の木目込み像 nuclear molding，ロゼット様構造を認める点や核線を伴いやすい特徴がある．小細胞神経内分泌癌の診断に必須ではないが，免疫組織化学で神経内分泌マーカー（CD56, chromogranin-A, synaptophysin など）が陽性となることもある．

5）未分化癌 undifferentiated carcinoma

特定の分化を示さない上皮性悪性腫瘍である．低分化癌のどこかに扁平上皮への分化がみられる場合は低分化な扁平上皮癌に分類される．

6）その他の悪性腫瘍

悪性リンパ腫，悪性黒色腫，肉腫の一部は低分化

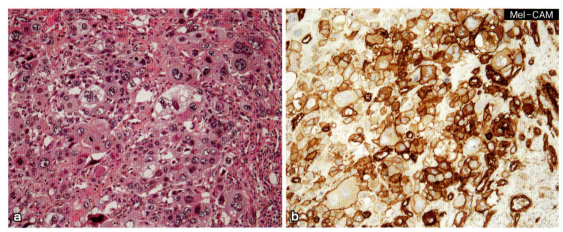

図19 | 中間型トロホブラスト腫瘍
a：好酸性の豊富な細胞質と異型の高度な核を有する腫瘍細胞が充実性増生を示し，角化傾向を示す扁平上皮癌との鑑別を要する．b：Mel-CAM（CD146）の免疫組織化学で陽性像を示し，中間型トロホブラスト腫瘍であることがわかる．

な扁平上皮癌と鑑別を要することがあるが，cytokeratin 陰性であり鑑別に有用である．

7）妊娠に関連した絨毛成分および絨毛性疾患 gestational trophoblast and trophoblastic disease

妊娠に伴う中間型トロホブラストや中間型トロホブラストの増生疾患では，核濃染を伴う不整形核と淡好酸性の細胞質を有する細胞がびまん性ないし胞巣を形成してみられることがあり（図19a），扁平上皮癌との鑑別を有する．これらの細胞は，免疫組織化学で hPL や Mel-CAM（CD146）が陽性（図19b），p63 が陰性を示す．

8）脱落膜変化 decidual change

脱落膜細胞は，上皮様でシート状に配列し，細胞境界が明瞭であるため，扁平上皮癌と誤認されることがある．核異型は目立たないが，核腫大や核分裂像がみられることもあるので，注意が必要である．免疫組織化学では，cytokeratin 陰性となり，扁平上皮との鑑別が可能である．脱落膜変化は妊娠時の体部内膜間質細胞にみられることが多いが，頸部にもみられることがある（図20）．閉経期および閉経後の女性でも誘因不明であるが確認されることもある[15]．

9）扁平上皮化生 squamous metaplasia

扁平上皮化生が腺侵襲を伴う場合，標本の切れ方により扁平上皮癌の浸潤巣との鑑別を要することが

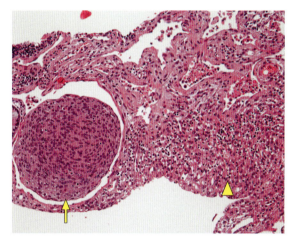

図20 | 妊婦症例にみられた頸部扁平上皮癌
頸部には，脈管侵襲を示す扁平上皮癌が確認される（矢印）．背景には脱落膜組織がみられる．脱落膜の一部は好酸性の細胞集塊状にみられ腫瘍集塊と類似した像を呈する（矢頭）．

ある．浸潤の有無に関しては，CIN との鑑別と同様に，胞巣の形態や胞巣周囲の間質反応の有無により判断するが，扁平上皮化生では，細胞異型が弱い点も腫瘍性病変との鑑別となりうる．

（梶原　博）

文　献

1）Kurman RJ, Carcangiu ML, Herrington CS et al（eds）：WHO Classification of Tumours of Female Reproductive Organs, 4th ed. IARC Press, Lyon, 2014
2）日本産科婦人科学会，日本病理学会（編）：子宮頸癌取扱

い規約 病理編，第4版．金原出版，2017

3）婦人科腫瘍委員会報告「2014年度患者年報」．日産婦会誌 68：1117-1160, 2016

4）Benedetti-Panici P, Maneschi F, D'Andrea G et al：Early cervical carcinoma：the natural history of lymph node involvement redefined on the basis of through parametrectomy and giant section study. Cancer 88：2267-2274, 2000

5）Sakuragi N, Satoh C, Takeda N et al：Incidence and distribution pattern of pelvic and paraaortic lymph node metastasis in patients with Stage IB, IIA and IIB cervical carcinoma treated with radical hysterectomy. Cancer 85：1547-1555, 1999

6）日本産婦人科学会婦人科腫瘍委員会：婦人科腫瘍委員第41回治療年報．日産婦会誌 60：1876-1889, 2008

7）本山悌一：扁平上皮癌．石倉　浩，本山悌一，森谷卓也他（編）：子宮腫瘍病理アトラス．文光堂，2007, pp104-109

8）al Nafussi AI, Hughes DE：Histological features of CIN3 and their value in predicting invasive microinvasive squamous cell carcinoma. J Clin Patholol 47：799-804, 1994

9）Amin MB, Edge S, Greene F et al（eds）：AJCC Cancer Staging Manual, 8th ed. Springer, New York, 2017, pp649-659

10）Cibula D, Abu-Rustum NR, Dusek L et al：Prognostic significance of low volume sentinel lymph node disease in early-stage cervical cancer. Gynecol Oncol 124：496-501, 2012

11）Lentz SE, Muderspach LI, Felix JC et al：Identification of micrometastasis in histologically negative lymph nodes of early-stage cervical cancer patients. Obstet Gynecol 103：1204-1210, 2004

12）Juretzka MM, Jensen KC, Longacre TA et al：Detection of pelvic lymph node micrometastasis in stage IA2-IB2 cervical cancer by immunohistochemical analysis. Gynecol Oncol 93：107-111, 2004

13）Lim D, Ip PPC, Cheung ANY et al：Immunohistochemical comparison of ovarian and uterine endometrioid carcinoma, endometrioid carcinoma with clear cell change, and clear cell carcinoma. Am J Surg Pathol 39：1061-1069, 2015

14）Ordóñez NG：A word of caution regarding napsin A expression in squamous cell carcinomas of the lung. Am J Surg Pathol 36：396-401, 2011

15）Clement PB, Scully RE：Idiopathic postmenopausal decidual reaction of endometrium：A clinicopathological analysis four cases. Int J Gynecol Pathol 7：152-161, 1988

第2部　組織型と診断の実際

Ⅰ．扁平上皮系腫瘍

3　特殊型扁平上皮癌

はじめに

扁平上皮癌のうち大半を占める角化型と非角化型は，通常型 usual types と呼ばれる．それに対して，比較的稀な亜型 variant が幾つか存在し，本項ではそれらを特殊型 special types と扱い，概説する．2014年の WHO 分類 第4版[1]に沿う形で 2017年7月に発刊された子宮頸癌取扱い規約 病理編 第4版（規約）では，乳頭状扁平上皮癌 papillary squamous cell carcinoma，類基底細胞癌 basaloid carcinoma，コンジローマ様癌 condylomatous（warty）carcinoma，疣（いぼ）状癌 verrucous carcinoma，扁平移行上皮癌 squamotransitional carcinoma，リンパ上皮腫様癌 lymphoepithelioma-like carcinoma の6亜型に分類された[2]．

1．乳頭状扁平上皮癌

乳頭状扁平上皮癌 papillary squamous cell carcinoma は，膀胱に発生する尿路上皮癌に類似した著しい乳頭状を呈する稀な亜型である．非角化型の扁平上皮癌と同等の臨床的態度をとり，晩期再発もみられる[3,4]．肉眼的には，乳頭状や鶏冠状など外向性発育を示す（**図 1a**）．

組織学的には，狭い血管結合織 fibrovascular core からなる狭い間質の周囲を，数層の類基底細胞が取り囲み，乳頭状増殖を示す（**図 1b**）．腫瘍細胞はクロマチンが増量して核・細胞質（N/C）比が高く，HSIL/CIN 3 に似た形態を示し，核分裂が目立つ（**図 1c**）．通常はほとんど分化傾向を認めない．著しい乳頭状

増殖のため，表層よりの生検では浸潤像が得られにくく，摘出標本で初めて間質浸潤が確認されることも多い（**図 1d**）．そのため生検で浸潤部が観察されなくても，乳頭状扁平上皮癌と診断することが可能である．円錐切除などで浸潤がみられない場合は非浸潤性乳頭状扁平上皮癌と診断する（**図 2**）．ただし，これを乳頭状 HSIL/CIN 3 とみなす考え方もある．

乳頭状扁平上皮癌は，転移の可能性のある腫瘍であり，尖圭コンジローマや扁平上皮乳頭腫，疣状癌などと混同してはならない．疣状癌や扁平上皮乳頭腫では明瞭な分化傾向が観察され，尖圭コンジローマやコンジローマ様癌ではコイロサイトーシスがみられることで乳頭状扁平上皮癌と鑑別される．

2．類基底細胞癌

類基底細胞癌 basaloid carcinoma は，悪性度の高い扁平上皮癌の亜型とされ，進行例が多く予後不良とされる[5]．稀な腫瘍として扱われることが多いが，類基底細胞癌の多くが非角化型扁平上皮癌と診断されており，実際には，頸部扁平上皮癌の1/6を占めるとの記載もある[6]．肉眼的には，潰瘍やびらんを伴う侵入性の発育形態を示す[5,7]．

組織学的には，類基底細胞が巣状や索状に充実胞巣を形成し，胞巣周囲に顕著な柵状配列を示しながら浸潤することが特徴である．弱拡大では核が均一でクロマチンが増量し，HSIL/CIN 3 に似るが（**図 3a**），強拡大では核の多形性や高頻度の核分裂，アポトーシスが確認される（**図 3b**）．地図状や面疱様の壊死がみられることがある（**図 3c**）．角化は胞巣の中

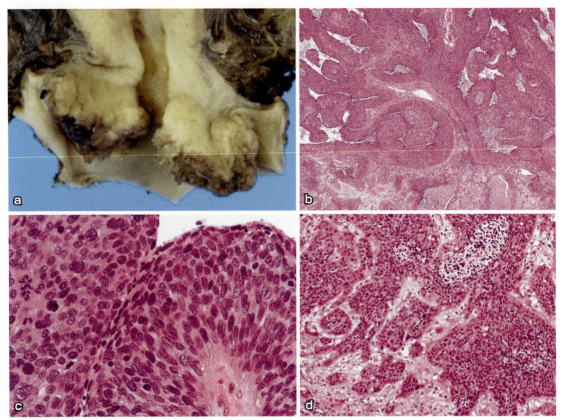

図1｜乳頭状扁平上皮癌
a：肉眼像．外向性発育を呈する．b：弱拡大像．乳頭状増殖を示し，間質浸潤を伴う．c：強拡大像．HSIL/CIN 3に似た形態を示し，核分裂が目立つ．d：浸潤部では，通常型扁平上皮癌と同様に侵入性浸潤する．

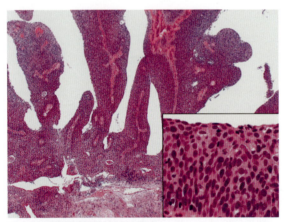

図2｜非浸潤性乳頭状扁平上皮癌
HSIL/CIN 3に類似した異型扁平上皮が非浸潤性に乳頭状増殖し，乳頭状扁平上皮癌と鑑別を要する．図1の例に比して異型が弱い（inset）．非浸潤性の場合，乳頭状HSIL/CIN 3とみなす考え方もある．

心や個細胞性に一部で認められるにすぎず，角化真珠をみることは稀である．

　類基底細胞癌は，非角化型扁平上皮癌や小細胞神経内分泌癌 small cell neuroendocrine carcinoma（高異型度神経内分泌癌 high-grade neuroendocrine carcinoma）との鑑別が必要であり，三者の鑑別は悪性度の違いから重要である．類基底細胞癌と非角化型扁平上皮癌は，角化などの分化傾向に乏しく，比較的小型の腫瘍細胞からなる点が類似している（図3d）．類基底細胞癌のほうがより分化に乏しく，多形性に富み，胞巣周囲に柵状配列を示すことで鑑別される．また類基底細胞癌と小細胞神経内分泌癌は，N/C比の高い小型細胞からなること，壊死を特徴とする点で類似性がみられる．小細胞神経内分泌癌は裸核状の腫瘍細胞，境界不明瞭な胞巣，索状や小胞巣状，ロゼット様構造がみられるが（図4），類基底細胞癌は境界明瞭な胞巣を形成し，周囲に柵状配列を示すことで鑑別される．chromogranin-Aやsynaptophy-

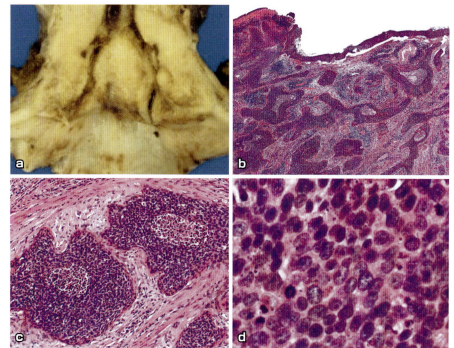

図3 | 類基底細胞癌
a：肉眼像．びらんや潰瘍を伴った腫瘤を呈する．
b：弱拡大像．N/C比の高い細胞が密に増殖し，胞巣は暗調である．表層は陥凹している．
c：中拡大像．胞巣内部に壊死がみられる．本症例では胞巣辺縁の柵状配列は目立たない．
d：強拡大像．核の多形性や核分裂，アポトーシスが目立つ．

sin，CD56（NCAM）などの神経内分泌マーカーの免疫組織化学も有用である．

3. コンジローマ様癌

コンジローマ様癌 condylomatous（warty）carcinoma は，構築が尖圭コンジローマや Bowen 様病変と類似する扁平上皮癌と定義され，koilocytotic atypia を伴う腫瘍であると特徴づけられる．高分化な通常型扁平上皮癌と同等の臨床的な態度をとるとされる．尖圭コンジローマと異なり，ハイリスク HPV に関連する腫瘍であり，腫瘍発生において両者は関連が低いとされる．肉眼的には，疣状，乳頭状などの外向性発育を示す（図5a）．

組織学的には，表層部に疣贅様変化，多角化，錯角化，koilocytotic atypia などの HPV 感染に特徴的な所見を有する[9]（図5b, c）．突出部の中心に血管結合織を伴い，浸潤部では通常型扁平上皮癌にみられるような間質反応を伴った侵入性浸潤を示す（図5d）．

コンジローマ様癌は，良性病変では尖圭コンジローマ，悪性腫瘍では高分化な角化型扁平上皮癌や後述の疣状癌との鑑別が必要である．コンジローマ様癌は核異型や間質浸潤を伴うのに対し，尖圭コン

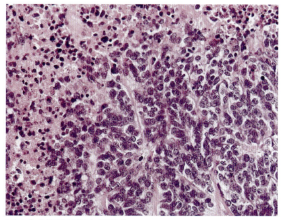

図4 | 小細胞神経内分泌癌
小型の異型細胞は裸核状を呈し，壊死（左上）を伴う．

ジローマはそれらを欠く．また Ki-67 や $p16^{INK4a}$ の陽性細胞が全層にみられることも，尖圭コンジローマと鑑別の参考となる（図6）．コンジローマ様癌は，顕著なコイロサイトーシスを示すことで，角化型扁平上皮癌や疣状癌と鑑別される．浸潤様式が異なることも鑑別に有用であり，コンジローマ様癌や角化型扁平上皮癌は侵入性浸潤，疣状癌では膨張性/圧排性浸潤を特徴とする．

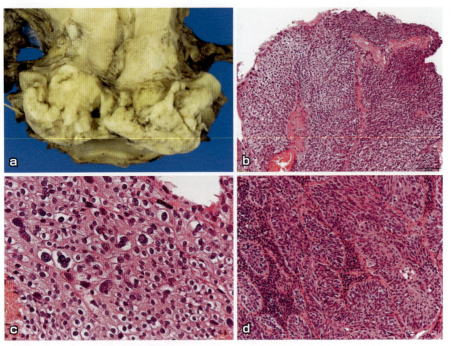

図5 | コンジローマ様癌
a：肉眼像．疣状，乳頭状の外向性発育を呈する．
b：弱拡大像．突出部では中心に血管結合織 fibrovascular core を伴っている．
c：強拡大像．koilocytotic atypia など HPV 感染に特徴的な所見を有する．
d：浸潤部では，通常型扁平上皮癌と同様に侵入性浸潤する．

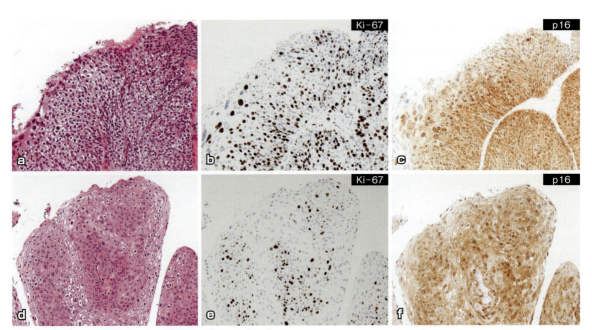

図6 | コンジローマ様癌（a〜c）と尖圭コンジローマ（d〜f）
a〜c：異型が目立ち（a），Ki-67 陽性細胞（b）や p16^{INK4a} の強い陽性所見（d）がほぼ全層にみられる．d〜f：コイロサイトーシスが著明で異型は目立たず（d），Ki-67 陽性細胞は基底側や血管周囲に限局し（e），p16^{INK4a} は中層や表層では弱い陽性を示す（f）．

4. 疣（いぼ）状癌

疣状癌 verrucous carcinoma は，婦人科領域では外陰において頻度の高い腫瘍であり，よく分化した扁平上皮癌の亜型である．異型が軽度で，厚い上皮を有するため，表層からの生検や細胞診では過小評価となりうるので注意が必要である．局所浸潤性に緩徐な増殖をする腫瘍であり，局所再発はみられる

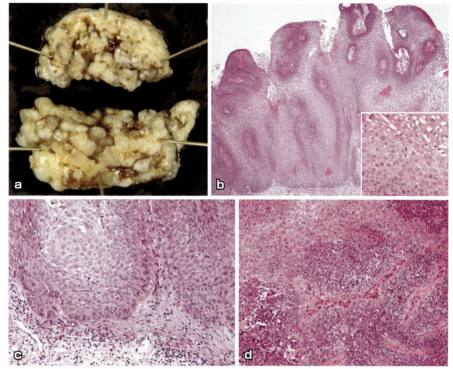

図7｜疣状癌
a：肉眼像．外向性に疣状や乳頭状発育を呈する．
b：弱拡大像．表層は疣状や波状であり，分化が明瞭で，異型や核分裂は目立たない．
c：浸潤部では，円柱状突起構造を呈し，間質には線維増生がみられる．
d：一部に，通常型扁平上皮癌に相当する異型の強い部位がみられた．

が，転移を起こすことは稀である[10]．肉眼的には，外向性に疣状あるいは乳頭状の発育を示し，中心に潰瘍形成を伴う巨大な腫瘤を形成することが多く，割面で深部の境界が明瞭である（図7a）．

組織学的には，太い乳頭状の外向性発育を示し，表層は疣状や波状，過角化を呈するなど明瞭な分化傾向がみられる（図7b）．コイロサイトーシスのようなHPVに関連した変化はみられず，乳頭状突出部の中心に血管結合織を伴わない．間質浸潤部の先端が球根状や棍棒状など円柱状突起構造を呈し，圧排性/膨張性に浸潤する（図7c）．細胞異型は軽度の核腫大や明瞭な核小体，やや粗大なクロマチンをみる程度にとどまり，核分裂も基底細胞側に少数認めるにすぎない（図7b）．なお，核異型が高度で侵入性浸潤を示す成分が併存している場合には，疣状癌を背景に通常型扁平上皮癌が発生したと解釈する（図7d）．

疣状癌の鑑別疾患は，コンジローマ様癌と共通しているため，コンジローマ様癌の項も参照されたい．疣状癌は，コイロサイトーシスや乳頭状突出部の血管結合織を欠くことで，尖圭コンジローマやコンジローマ様癌と鑑別される．また疣状癌が膨張性/圧排性の浸潤様式をとるのに対し，コンジローマ様癌は侵入性の浸潤を呈する．

5．扁平移行上皮癌

扁平移行上皮癌 squamotransitional carcinoma は，膀胱でみられる乳頭状移行上皮癌に類似した形態を示す扁平上皮癌である．血管結合織を伴う乳頭状構築を呈し，HSIL/CIN 3に類似した異型細胞が多層性に配列する．扁平移行上皮癌と乳頭状扁平上皮癌の鑑別には，明確な基準が設けられておらず，比較的多数例の報告として乳頭状を呈する32例の内，9例は扁平上皮が優勢であり，7例は移行上皮が優勢，16例が両者の混合型であり，一連の腫瘍である可能性も示唆されている[4]．独立した疾患概念としての意義は不明である．これらは乳頭状扁平上皮癌の亜型である．

6．リンパ上皮腫様癌

リンパ上皮腫様癌 lymphoepithelioma-like carcinoma は，鼻咽頭に発生するリンパ上皮癌 lymphoepithelial carcinoma/nasopharyngeal carcinoma に類似した組織像を示す．子宮頸部（頸部）では，鼻咽頭

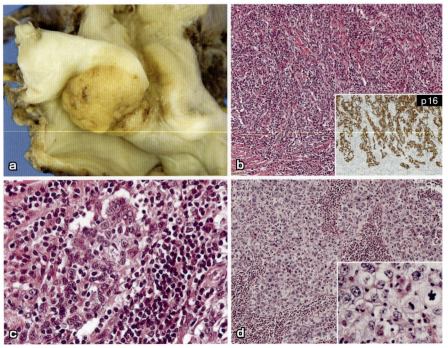

図8｜リンパ上皮腫様癌とすりガラス細胞癌
a：肉眼像．境界明瞭な腫瘍を呈する．
b：弱拡大像．リンパ球浸潤と分化の乏しい腫瘍胞巣がみられ，p16^{INK4a}陽性である（inset）．
c：強拡大像．集簇して合胞体様にみえる．
d：炎症細胞浸潤とすりガラス状の低分化な腫瘍胞巣がみられ，細胞境界や核小体が明瞭で，高率に核分裂を認める（inset）．
（大分大学産科婦人科学講座，竹林兼利先生のご厚意による）

に比して Epstein-Barr ウイルス（EBV）の検出率は低い[11,12]．また通常型扁平上皮癌に比してリンパ節転移の頻度が少なく，予後良好とされる[11]．肉眼的には，境界明瞭な腫瘍を形成する（図8a）．

組織学的には，著明なリンパ球浸潤を伴った間質を背景として，豊富な好酸性胞体と粗大顆粒状の核をもつ分化の乏しい扁平上皮胞巣として観察される（図8b）．腫瘍細胞は均一で，核小体の目立つ空胞状の核を伴う．細胞境界は不明瞭で，しばしば集簇して合胞体様にみえる（図8c）．リンパ球，形質細胞，好酸球の著明な浸潤により腫瘍胞巣が一見不明瞭となるが，腫瘍胞巣の把握には cytokeratin や p16^{INK4a} の免疫組織化学が有用である（図8b）．

リンパ上皮腫様癌は，腺扁平上皮癌の低分化な亜型であるすりガラス細胞癌 glassy cell carcinoma（図8d）や炎症細胞浸潤の著明な通常型扁平上皮癌，リンパ腫と鑑別が必要である．特にすりガラス細胞癌は，リンパ上皮腫様癌に比して予後不良な腫瘍であり，両者の鑑別は重要である．すりガラス細胞癌は細胞境界が明瞭で，すりガラス状の細胞質，明瞭な核小体，高頻度な核分裂を示すこと，通常型扁平上皮癌は，多形性や明瞭な細胞境界を示すことで鑑別される．リンパ腫との鑑別には，cytokeratin，EMA，p16^{INK4a}，CD 45 などの免疫組織化学が有用である．

7．発癌メカニズム

通常型扁平上皮癌と同様に乳頭状扁平上皮癌，類基底細胞癌，コンジローマ様癌，疣状癌，リンパ上皮腫様癌，扁平上皮移行上皮癌はいずれも16型をはじめとしたハイリスクHPVが検出されることが多い．頸部のリンパ上皮腫様癌では，鼻咽頭のリンパ上皮癌で検出されるEBVが，アジアからの報告では陽性が報告されているものの，欧米での検出率は低い[11,12]．

（矢野光剛，安田政実）

文　献

1) Kurman RJ, Carcangiu ML, Herrington CS et al（eds）：WHO Classification of Tumours of Female Reproductive Organs. IARC Press, Lyon, 2014
2) 日本産科婦人科学会，日本病理学会（編）：子宮頸癌取扱い規約 病理編．第4版．金原出版，2017
3) Kokka F, Verma M, Singh N et al：Papillary squamotransitional cell carcinoma of the uterine cervix：report of three cases and review of the literature. Pathology 38：584-586, 2006
4) Koenig C, Turnicky RP, Kankam CF et al：Papillary squamotransitional cell carcinoma of the cervix：a report of 32

cases. Am J Surg Pathol 21：915-921, 1997

5）Martinez-Giron R, Martinez-Torre S, Mosquera-Martinez AJ：Basaloid squamous cell carcinoma of the uterine cervix：Cytological and histological features. Diagn Cytopathol 43：993-995, 2015

6）Mutter GL, Prat J：Pathology of the Female Reproductive Tract. 3rd ed. Churchill Livingstone Elsevier, Edinburgh, 2014

7）Daroca PJ Jr, Dhurandhar HN：Basaloid carcinoma of uterine cervix. Am J Surg Pathol 4：235-239, 1980

8）Kwon YS, Kim YM, Choi GW et al：Pure basaloid squamous cell carcinoma of the uterine cervix：a case report. J Korean Med Sci 24：542-545, 2009

9）Ng WK, Cheung LK, Li AS：Warty（condylomatous）carci-

noma of the cervix. A review of 3 cases with emphasis on thin-layer cytology and molecular analysis for HPV. Acta Cytol 47：159-166, 2003

10）Degefu S, O'Quinn AG, Lacey CG et al：Verrucous carcinoma of the cervix：a report of two cases and literature review. Gynecol Oncol 25：37-47, 1986

11）Tseng CJ, Pao CC, Tseng LH et al：Lymphoepithelioma-like carcinoma of the uterine cervix：association with Epstein-Barr virus and human papillomavirus. Cancer 80：91-97, 1997

12）Chao A, Tsai CN, Hsueh S et al：Does Epstein-Barr virus play a role in lymphoepithelioma-like carcinoma of the uterine cervix? Int J Gynecol Pathol 28：279-285, 2009

第2部　組織型と診断の実際

Ⅰ．扁平上皮系腫瘍

4 良性腫瘍および腫瘍様病変

はじめに

　本項で扱う病変は，子宮頸癌取扱い規約 病理編 第4版に記載された扁平上皮病変 squamous lesions のうち，(1)尖圭コンジローマ condyloma acuminatum，(2)扁平上皮乳頭腫 squamous papilloma，あるいは WHO 分類（2014年）での benign squamous cell lesions に相当する部分である．WHO 分類では取扱い規約の上述の2病変に加えて扁平上皮化生 squamous metaplasia，移行（尿路）上皮化生 transitional (urothelial) metaplasia が記載されている．こうした病変は幾つかの異なる呼称があり，成書によって分類の仕方も異なる．また同じ名称でも意味するものが必ずしも同じでないことも多い．

　腫瘍性病変に類似した形態を示す，非腫瘍性あるいは良性病変については，名称・分類の細部にこだわることよりも，子宮頸部（頸部）上皮内腫瘍 cervical intraepithelial neoplasia (CIN) あるいは扁平上皮内病変 squamous intraepithelial lesion (SIL) と識別し，過剰診断をせず，不要な治療・管理の対象としないことにある．診断側からいえば，ヒトパピローマウイルス human papillomavirus (HPV) 感染による異型所見をこえた，腫瘍性異型を識別することに主眼がある．そのため，CIN あるいは SIL で述べられた細胞要件を満たさないことが肝要である．またその前提として，腺・扁平上皮領域のいずれか，あるいは移行帯 transformation zone といった病変部位，化生変化，妊娠・閉経などのホルモン環境の変化や放射線などの治療の影響などを考慮する必要がある．

　本項では診断の便宜上，病変の形状で平坦病変

flat lesion，乳頭状病変 papillary lesion に分類し，さらにそれを構成する上皮細胞の成熟度に応じて，成熟型 mature type，未熟型 immature type に分け，細胞異型性を評価する手順をとることとする（表1）．

　細胞異型の中では，核異型，核分裂像の多寡，核密度・重畳化の程度が特に重要と考える．

扁平上皮腫瘍様病変

1）平坦病変・成熟型上皮

a）扁平上皮化生

　思春期以降，移行帯にしばしばみられる化生変化．生殖年齢では化生の起こる移行帯は外子宮口寄りであるが，閉経後は近位に移動し，頸管内に認められる．

　円柱上皮の下にある予備細胞 reserve cells が増殖し，その後未熟な扁平上皮を経て成熟型の扁平上皮細胞へと分化し，最終的に頸管腺上皮を置換する．

　思春期以降の腟内酸性環境，炎症，ポリープ，経口避妊薬が関連しているといわれている．子宮頸腟部の成熟扁平上皮と異なり，化生上皮には表層部の錯角化はみられず，多くは粘液を入れた円柱上皮あるいは立方状の腺上皮が表層に残存していることが多い．核縁不整やクロマチン増量など異型所見に乏しいが，時に大型核を含むことがあり，異型扁平上皮化生とせざるをえないときもある．頸管腺の陰窩内まで，化生が起こる場合に，浸潤癌や軽度 SIL (LSIL) の腺侵襲と間違えないよう注意を要する（図1）．基底部，傍基底部の Ki-67 陽性細胞は極めて乏しい[1]．

表1 | 良性扁平上皮病変の分類

平坦病変 flat lesion	成熟型上皮 mature type-epithelium	扁平上皮化生 squamous metaplasia 反応性/修復性変化 reactive/repair change 萎縮 atrophy 偽コイロサイトーシス pseudokoilocytosis 放射線効果/異型 radiation effect/atypia
	未熟型上皮 immature type-epithelium	(異型) 未熟 (扁平上皮) 化生 (atypical) immature (squamous) metaplasia 移行 (尿路) 上皮化生 transitional (urothelial) metaplasia 萎縮 atrophy 予備細胞過形成 reserve cell hyperplasia
乳頭状病変 papillary lesion	成熟型上皮 mature type-epithelium	扁平上皮乳頭腫 squamous papilloma 尖圭コンジローマ condyloma acuminatum
	未熟型上皮 immature type-epithelium	乳頭状未熟化生 papillary immature metaplasia/未熟型コンジローマ immature condyloma

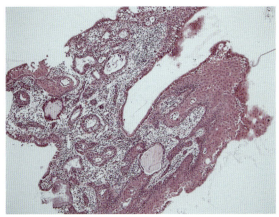

図1 | 成熟型扁平上皮化生
細胞質は好酸性で，表層への分化傾向あり．陰窩にも化生上皮を認め，複雑な構造を示す．SIL や扁平上皮癌との鑑別を要することもあるが，異型を欠いている．

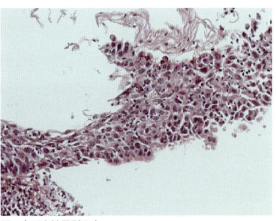

図2 | 反応性異型上皮
腫大，不整形核の細胞，細胞間浮腫，好中球やリンパ球などの炎症細胞浸潤がみられる．

b) 反応性/修復性変化

反応性/修復性変化 reactive/repair change は，頸管炎などの炎症や機械的な刺激などによる上皮の変化である．特徴として，細胞間浮腫（海綿状変化），核間距離の均等化，大小不同を伴わない軽度〜中等度の核腫大，核小体の明瞭化，上皮内への好中球やリンパ球浸潤，表層への分化傾向の保持が認められる（図2）．

c) 萎縮

後述の未熟型とは異なり，表層分化が保たれた形での萎縮 atrophy の形態をとる．細胞質はより広く，好酸性であるが，クロマチンが均一な濃染性，不整形核をとる．コイロサイトーシス koilocytosis の典型像はみられない．核密度はやや高いが，均等に分布し，核の重畳化は認められない．異型分裂像もほとんどみられない（図3）．

d) 偽コイロサイトーシス

偽コイロサイトーシス pseudokoilocytosis は，閉経後にみられる，扁平上皮の成熟異常の結果として，核周囲に空胞 halo が形成されることがあり，コイロサイトーシスに類似した形態をとる．核は中心に位置し，大小不同や核形不整は軽度で，クロマチンの増量や粗造化が認められず，表層細胞により異型を示す細胞は認められない[2]（図4）．

e) 放射線効果/異型

放射線効果/異型 radiation effect/atypia では，種々の程度に核濃染腫大した扁平上皮細胞がみられるが，細胞質は豊富で核密度の上昇はみられず，核間距離はほぼ一定である．核分裂像は乏しく，核の異型に比して不釣り合いな印象を受けることが多い．また細胞質の空胞変性がみられる（図5）．

SIL にみられる粗造かつ不均一な核クロマチンに比して，放射線による核変化は不明瞭かつ濃縮した

58　第2部　I．扁平上皮系腫瘍

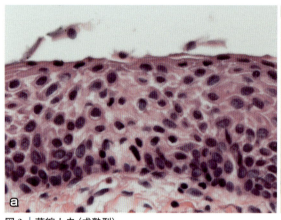
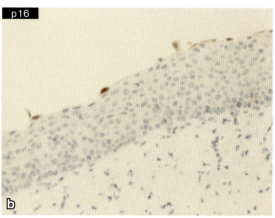

図3 │ 萎縮上皮（成熟型）
a：20代女性の出産後にみられた萎縮上皮．腫大異型核が中層をこえてみられるが，表層分化傾向があり，上層の核分裂像，異型核分裂像などは認めない．b：p16INK4a 免疫組織化学．HSIL にみられるような，陽性像は認めない．

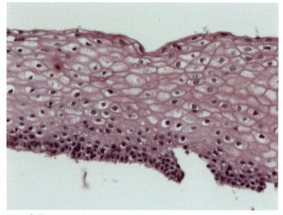
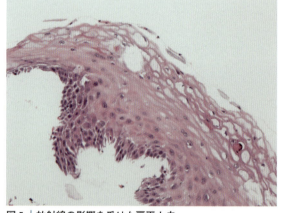

図4 │ 偽コイロサイトーシス
核周囲に halo がみられる成熟型扁平上皮で，軽度核腫大はあるが，核形不整やクロマチンの増量を欠いている．

図5 │ 放射線の影響を受けた扁平上皮
下層に好酸性の増強した扁平上皮細胞で，核濃染，不整形核の細胞が認められる．表層部は融解状で，アポトーシスも認められる．

 もので均一感があり，また核・細胞質（N/C）比は低く保たれている[3]．

2）平坦病変・未熟型上皮

a）未熟扁平上皮化生

　未熟扁平上皮化生 immature squamous metaplasia は，細胞質の好酸性化に乏しい未熟な化生細胞からなる上皮である．化生の程度により，予備細胞過形成 reserve cell hyperplasia や移行（尿路）上皮に近いものから，反対に成熟型扁平上皮化生に近いものまで幅広い．また，表層部の頸管腺上皮もしばしば認められ，高円柱状〜扁平なものまで，バリエーションがある（図6）．

b）移行（尿路）上皮化生

　細胞成熟性を欠いた，尿路上皮に類似する扁平上皮の化生の一種で，閉経後の萎縮と関連している．流れのある卵円形核で，長軸方向の核溝を認める．核周囲の halo や核縁不整がみられることもある．N/C 比は低く，核分裂像は稀か，あるいは認めない．核密度の増加や異型はない（図7）．あくまで化生扁平上皮の範疇であり，尿路上皮と異なり cytokeratin（CK）20 は陰性である．高度 SIL（HSIL）との鑑別が問題となるが，核の多形性に乏しく，異型核分裂像を含めた核分裂像を欠いていることで鑑別可能である．難しい場合は p16INK4a 免疫組織化学が有用であり，陰性となる[4]．

4．良性腫瘍および腫瘍様病変　59

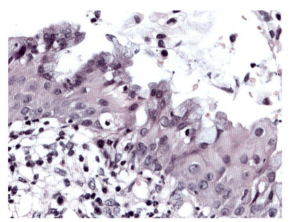

図6｜未熟扁平上皮化生
表層に粘液を有する円柱状の頸管上皮があり，核小体の明瞭な腫大核を伴う．未熟な化生扁平上皮細胞がみられる．

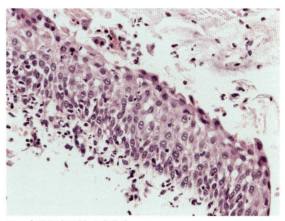

図7｜移行（尿路）上皮化生
多層化した尿路上皮類似の上皮．軽度腫大，明瞭な核小体がみられ，卵円形あるいは紡錘状核の細胞からなり，角化傾向はみられない．

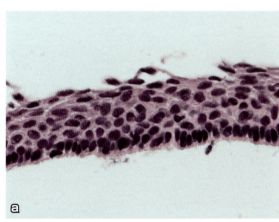

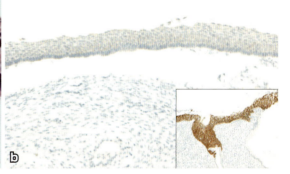

図8｜萎縮上皮（未熟型）
a：濃染腫大した核密度の高い，未熟化生上皮に似た萎縮像．b：p16^{INK4a}免疫組織化学．陽性所見は認められない．inset は同一患者同一検体別部位のHSILのp16^{INK4a}陽性像．

c）萎縮

表層分化成熟傾向を示さない，未熟化生細胞に類似した萎縮で，N/C比の高い細胞から構成される（図8）．核の大きさ，形状，クロマチン構造は比較的均一で，核分裂像を認めることは稀である．免疫組織化学でp16^{INK4a}は陰性で，Ki-67陽性細胞も少ない．

未熟扁平上皮化生，移行（尿路）上皮化生や萎縮は種々の程度に混在する場合も多く，またこれら平坦病変・未熟型上皮としばしばHSILとの鑑別に苦慮する場合もみられる．後者の場合，免疫組織化学でp16^{INK4a}がびまん性に陽性で，Ki-67の標識率 labeling index も高く，鑑別の一助になる（図9）．

d）予備細胞過形成

修復，扁平上皮化生の前段階として，扁平円柱上皮境界 squamocolumnar junction（SCJ）より奥側の内頸管腺の円柱上皮下に2層〜多層の予備細胞過形成が認められる．細胞質に乏しく，クロマチンが軽度増量した核はやや紡錘状で，垂直方向に偽重積を伴ってみられるが，大きさは比較的均一で，核の大小不同を認めない（図10）．HSILのような核異型分裂像や異常角化所見はない．基底細胞マーカーであるp63が陽性で，Ki-67標識率は低い．扁平上皮化生を示すと核は類円形化，核小体も明瞭となり，細胞質は広く，好酸性の厚みも増加する．こうした場合にはLSILも鑑別に挙がるが，明瞭なコイロサイトーシスはみられない．核形不整やクロマチンの増量がある場合には未熟型のHSIL（図11）との鑑別が容易でなく，特に菲薄化したHSILとの鑑別が問題

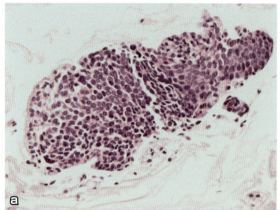
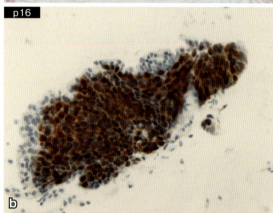
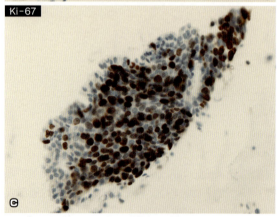

図9 | 未熟化生上皮あるいは萎縮像に類似したHSIL
a：小型濃染核密度の高い上皮片で、表層には立方状の細胞の被覆がみられる。b, c：免疫組織化学. p16^{INK4a} (b) はびまん性に陽性となり、Ki-67 (c) は標識率も高く、HSILと考えられる。

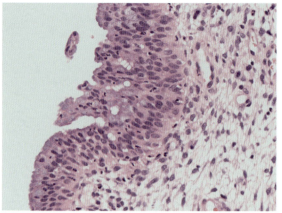

図10 | 予備細胞過形成
粘液上皮下に予備細胞が目立ってみられ、その紡錘濃染核の重積性がある。

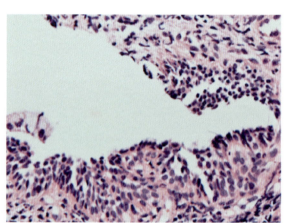

図11 | 予備細胞過形成に類似したHSIL
頸管部に進展した菲薄な上皮層で、濃染核密度の高いHSILの細胞を認める。

となる。異型核分裂像や多形性に富んだ核所見がなく、免疫組織化学でのp16^{INK4a}陰性所見は予備細胞過形成をより考える。逆に、Ki-67標識率が高い場合はHSILを示唆する[5]。しかしながら、異型未熟化生 atypical immature metaplasia（AIM）とせざるをえない場合もあり、その際は十分なフォローアップが望ましい。

3）乳頭状病変・成熟型上皮

a）扁平上皮乳頭腫

異型のない、肥厚した扁平上皮が、線維と血管からなる芯の周囲を覆う、表面平滑な良性の乳頭状腫

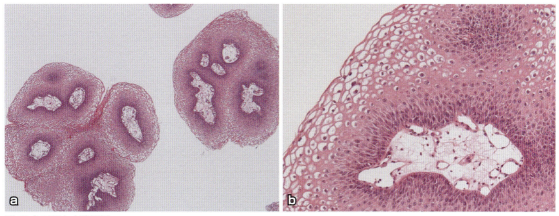

図12 | 扁平上皮乳頭腫
a：弱拡大像．異型のない，肥厚した扁平上皮が，線維と血管からなる芯の周囲を覆う，表面平滑な良性の乳頭状腫瘍．b：強拡大像．典型的なコイロサイトーシスはみられない．

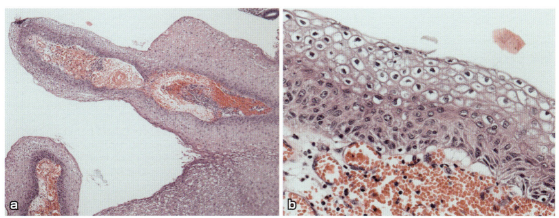

図13 | 尖圭コンジローマ
a：弱拡大像．糸状乳頭状に増殖する病変．b：強拡大像．濃染不整核周囲の halo が認められる．

瘍である（図12a）．通常単発性で，SCJ に好発する．コイロサイトーシスなどの HPV 感染所見は認められない（図12b）．

b）尖圭コンジローマ

疣贅状，乳頭状発育を示し，間質は線維と血管からなる良性腫瘍である（図13a）．扁平上皮は肥厚し，表層細胞過角化，錯角化があり，通常，コイロサイトーシスなどの HPV 感染所見がみられ，二核化，核膜不整，クロマチン濃染所見を伴う（図13b）．HPV6型，11型の関与が知られている．乳頭状扁平上皮癌の特に上皮内癌部分との鑑別が問題となる（図14）．癌の場合は核密度が全層において高い部位があり，深部でも多形，濃染核の細胞が認められ，深部異常角化細胞や異型核分裂像などが観察される．

4）乳頭状病変・未熟型上皮

a）乳頭状未熟化生/未熟型コンジローマ

乳頭状未熟化生 papillary immature metaplasia は，未熟扁平上皮化生細胞からなる乳頭状病変で，構成する細胞に軽度核腫大，核形不整があり，小型の核小体を認める．しかしながら，顕著な核の大小不同や重積性はなく，異型核分裂像も認められない．AIM の乳頭状病変で，形態的には低悪性度の尿路上皮癌に類似している（図15）．ローリスク HPV 感染による未熟型コンジローマ immature condyloma ととらえられているが，コイロサイトーシスは認められない．しかしまれに尖圭コンジローマとの併存も報告されている．LSIL の範疇で扱われることが多いが，反応性変化やハイリスク HPV 関連の HSIL が含

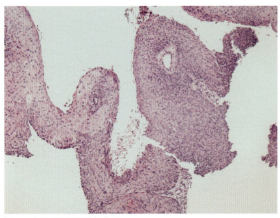

図14 | 乳頭状扁平上皮癌
尖圭コンジローマに類似した増殖を示すが，異型核密度が全層性に高くみられる部位がある．

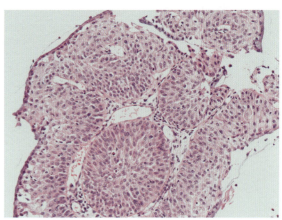

図15 | 乳頭状未熟化生
表層部1層に立方状の粘液細胞の被覆した未熟化生細胞が乳頭状に増殖し，低悪性度の尿路上皮癌に類似している．

まれている．免疫組織化学もp16^{INK4a}，Ki-67の染色態度もハイリスクHPVの感染の有無により異なる[6]．乳頭状扁平上皮癌はより核の大小不同が強く，表層部において異型核分裂像や異常角化細胞が認められることが多い点で鑑別が可能である．

（和仁洋治）

文　献

1) Fu YS : Pathology of the Uterine Cervix, Vagina, and Vulva, 2nd ed. Saunders, Philadelphia, 2002, p283
2) Jovanovic AS, McLachlin CM, Shen L et al : Postmenopausal squamous atypia : a spectrum including "pseudo-koilocytosis". Mod Pathol 8 : 408-412, 1995
3) Crum CP, Rose PG : Cervical squamous neoplasia. in Crum CP, Lee KR (eds) : "Diagnostic Gynecologic and Obstetric Pathology". Elsevier Saunders, Philadelphia, 2006, p310
4) Weir MM, Bell DA, Young RH : Transitional cell metaplasia of the uterine cervix and vagina : an underrecognized lesion that may be confused with high-grade dysplasia. A report of 59 cases. Am J Surg Pathol 21 : 510-517, 1997
5) Boon ME, van Dunne FM, Vardaxis NJ : Recognition of atypical reserve cell hyperplasia in cervical smears and its-diagnostic significance. Mod Pathol 8 : 786-794, 1995
6) Iaconis L, Hyjek E, Ellenson LH et al : p16 and Ki-67 immunostaining in atypical immature squamous metaplasia of the uterine cervix : correlation with human papillomavirus detection. Arch Pathol Lab Med 131 : 1343-1349, 2007

第2部　組織型と診断の実際

Ⅱ．腺系腫瘍

1 上皮内腺癌

はじめに

　上皮内腺癌 adenocarcinoma in situ（AIS）は，1953年に Friedell ら[1]によって初めて記載され，現在は子宮頸部腺癌（頸部腺癌）の前駆病変として広く受け入れられている．その多くは通常型内頸部腺癌の前駆病変で，通常型上皮内腺癌と呼ばれる．その他に腸型粘液性癌，漿液性癌，明細胞癌，類内膜癌などの前駆病変と考えられる形態的な亜型が存在する．また，重層性粘液産生上皮内病変 stratified mucin-producing intraepithelial lesion（SMILE）と呼ばれる病変も上皮内腺癌の亜型として位置づけられている．上皮内腺癌の診断と治療のためには，これらの形態的なバリエーションとヒトパピローマウイルス human papillomavirus（HPV）との関連を理解しておく必要がある．

1．定　義

　WHO 分類 第4版（2014年）では，上皮内腺癌は形態的に悪性の腺上皮からなる上皮内病変で，治療しない場合は浸潤癌に進展するリスクが高いものと記載されている[2]．高異型度頸部腺上皮内腫瘍 high-grade cervical glandular intraepithelial neoplasia（CGIN）と同義語である．

2．概　念

　上皮内腺癌が腺癌の前駆病変であることを示すエビデンスとして，（1）浸潤腺癌に比し，上皮内腺癌の平均罹患年齢は10～15歳若い，（2）上皮内腺癌の10～45％で浸潤癌が併存している，（3）浸潤癌に罹患する数年前に上皮内腺癌がみつかる例が報告されている，（4）HPV サブタイプの分布が，浸潤腺癌と共通している，（5）組織学的形態が浸潤の有無を除いて浸潤癌とよく一致する，などの事実が挙げられる[3]．

　腺異形成 glandular dysplasia は，WHO 分類 第3版（2003年）では「上皮内腺癌の診断基準を満たさないが，glandular atypia をこえる核異型によって特徴づけられる腺系病変」と定義されており[4]，子宮頸癌取扱い規約 第3版（2012年）もこれに準拠して「核の異常が反応性腺異型よりも高度であるが，上皮内腺癌の診断基準を満たさない腺上皮の病変」と記載されていたが[5]，WHO 分類 第4版および子宮頸癌取扱い規約 病理編 第4版（2017年）では削除された．その理由として，①腺異形成と上皮内腺癌が併存することは稀である，②HPV DNA の検出率が低い，③レクチンプロファイルは腺異形成と正常頸管腺で共通点が多い，④腺異形成が上皮内腺癌，浸潤腺癌に進展することを示す前向き研究がない，⑤腺異形成患者の平均年齢が上皮内腺癌患者と比較して高い，などが挙げられる．現在は腺異形成として認識されてきた病変の中には，反応性異型，不完全型卵管化生などの良性変化と低異型度の上皮内腺癌の両方が含まれていたと考えられている．実際，上皮内腺癌が示す細胞異型の程度は幅広く，反応性異型と判別が困難な例が少なくない．そうした例は免疫組織化学的に p16^{INK4a} 陽性，estrogen receptor（ER）陰性，高い Ki-67 標識率，などの所見を確認することによ

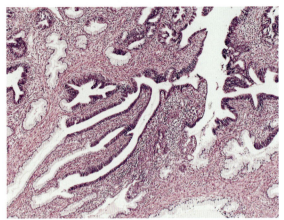

図1 | 上皮内腺癌（通常型）
弱拡大では既存の頸管腺の構築が保持されているが，核の腫大と重積，クロマチン増量により暗調となっている異型上皮で被覆されているのがわかる．異型上皮は頸管内膜表層から深部に向かって進展している．既存の頸管腺の構築・輪郭から逸脱する複雑な構築がみられる場合は浸潤癌である可能性がある．

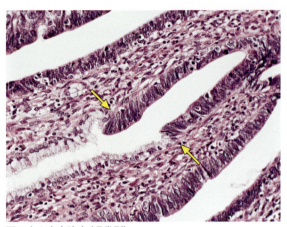

図2 | 上皮内腺癌（通常型）
異型上皮と既存の頸管腺上皮の境界は明瞭である（矢印）．

り上皮内腺癌と診断することが可能となっている．なお，英国では頸部腺癌の前駆病変に対して前述のCGINという用語が用いられ，high-grade CGINは上皮内腺癌，low-grade CGINは腺異形成に対応するとされているが，実際には後者は腫瘍性の病変と判断された病変に対してのみ用いられている[6]．すなわちlow-grade CGINは低異型度の上皮内腺癌として扱われる．

3．疫　学

患者の多くは30歳代で，ハイリスクHPV陽性率は90％以上である．HPV18型と16型が大半を占めるが，16型が50〜60％を占める扁平上皮内病変squamous intraepithelial lesion（SIL）とは異なり，18型が50〜75％を占める[7]．経口避妊薬の服用が頸部腺癌のリスクファクターの一つとする報告があるが[8]，異論もある．

4．臨床的事項

上皮内腺癌の多くは無症候で，コルポスコピーでも病変を視認することが困難である．そのため，頸部細胞診が契機となって診断されるか，SILとともに生検や円錐切除組織で偶然認められることが多い．多巣性であることがあり，その頻度は約10〜15％である．円錐切除で断端が陰性であった症例の約20％で再発が認められており，多巣性がその原因の一つと考えられている[9]．好発部位は移行帯およびその頭側1cmの範囲である．

5．組織学的所見

通常型上皮内腺癌では細胞学的に悪性の高円柱細胞が粘液産生円柱細胞を置換しながら進展し，既存の頸管腺の構築は保持されている（図1）．常に粘膜表層から深部に向かって進展し，既存の頸管腺上皮と接している場合には境界が明瞭である（フロント形成）（図2）．フロントは重要な所見だが[10,11]，卵管内膜上皮化生でもフロントがみられることがある点は注意が必要である[12]．

細胞学的に悪性であるとする場合の所見として，①中等度〜高度の核異型，②中等度〜高度の核重積，③核クロマチンの増量，④核分裂，⑤アポトーシス，などが挙げられる（図3）．核分裂は腺腔面に近い位置（apical location）で認められることが多い[10]．これらの所見の組み合わせは様々で，反応性異型や卵管化生との判別が難しい例も存在する．特に核異型，核重積が軽度である場合は，核分裂，クロマチン増量，アポトーシスの存在が診断上重要である（図4）．異型が軽度の上皮内腺癌が頸管粘膜表面に存在している場合には見落とされることがある

1．上皮内腺癌　65

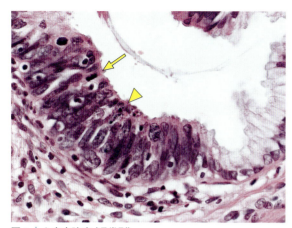

図3 | 上皮内腺癌（通常型）
中等度～高度の核の腫大と重積，クロマチン増量が認められるほか，核分裂（矢印），アポトーシス（矢頭）が認められる．

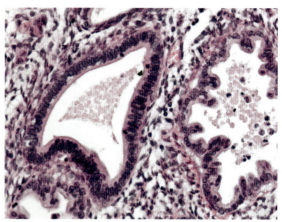

図4 | 低異型度上皮内腺癌（通常型）
核の腫大と重積，核大小不同が軽度であるため，上皮内腺癌であると認識することが困難であることがある．いわゆる腺異形成 glandular dysplasia と呼ばれてきたものの一部に相当する．

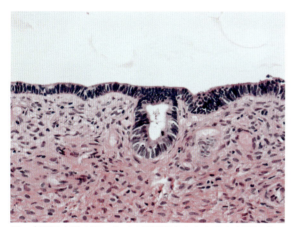

図5 | 頸管内膜表面で広がる低異型度上皮内腺癌（通常型）
平坦かつ異型が軽度であるため，反応性異型などとの鑑別を要する．一部で頸管腺内に進展している（中央）．

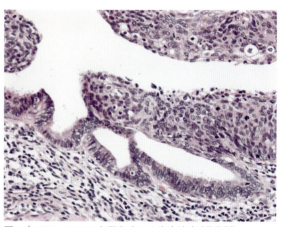

図6 | HSIL/CIN 3 と併存する上皮内腺癌（通常型）
しばしば両者は併存しており，円錐切除や子宮全摘出検体で上皮内腺癌が偶然みつかることが少なくない．

ため注意が必要である（図5）．50～60％の症例ではHSIL/CIN 3 と併存しており，円錐切除などで偶然認められることも少なくない（図6）．上皮内腺癌は既存の頸管腺内で新たな腺腔を形成して篩状構造を呈したり（図7），乳頭状に発育することがある（図8）．
　免疫組織化学的には通常型上皮内腺癌は p16^{INK4a}が核・細胞質ともにびまん性陽性（block positive）となり，ER，progesterone receptor（PgR）の発現は低下する．Ki-67 標識率は 30％以上で，多くは 50％をこえる（図9）．CK7 は陽性，CK20 は陰性である．正常頸管腺上皮は PAX8，PAX2 ともに陽性であるのに対し，上皮内腺癌では PAX8 陽性，PAX2 陰性となる．
　上皮内腺癌の亜型として，通常型のほか，腸型，胃型，類内膜型，卵管型，明細胞型，漿液型，SMILEなどの亜型が知られている[2, 13-15]．これらの分類には臨床的意義はほとんどないが，細胞診所見との相関，HPVとの関連性，背景にある分子遺伝学的異常が異なる点で重要である．

1）腸型

杯細胞を模倣する異型粘液細胞で構成される（図10）．しばしば神経内分泌細胞が混在する．豊富な細胞質内粘液が存在しているために核・細胞質（N/C）

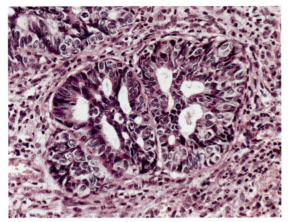

図7 | 篩状構築を示す上皮内腺癌（通常型）
既存の頸管腺内で増殖しているため，周囲境界は明瞭かつ平滑で，全体の輪郭は背景に存在する頸管腺と同様である．辺縁が不整で，線維形成性間質反応がみられる場合は浸潤性である可能性を考慮する．

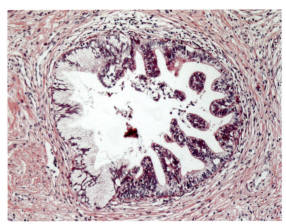

図8 | 乳頭状および微小乳頭状発育を示す上皮内腺癌（通常型）
辺縁が平滑で，一部で非腫瘍性の頸管腺上皮（左側）と接していることから，既存の頸管腺内に存在していることがわかる．

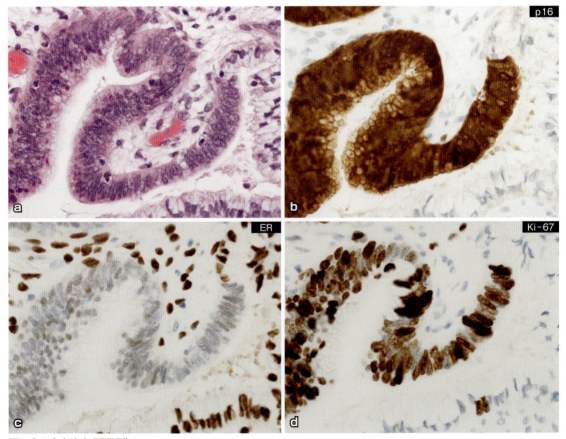

図9 | 上皮内腺癌（通常型）
核の腫大と重積を示す異型上皮（a）は免疫組織化学的にp16^{INK4a}がびまん性に強陽性で（b），ERが陰性である（c）．Ki-67標識率は50％をこえることが多い（d）．

比が低く，通常型の上皮内腺癌と比較して核異型が軽度であることが多い．そのため腸上皮化生との判別が難しいことがあるが，頸部では純粋な腸上皮化生は比較的稀で，腸型分化を示す異型上皮をみた場合には上皮内腺癌を考慮したほうが実際的である[3]．免疫組織化学的には，$p16^{INK4a}$陽性，CK7陽性，CK20陰性，CEA陽性であるほか，CDX2が陽性である．通常型と比べ平均年齢が高く（45歳 vs 32歳），微小浸潤癌の合併が多い（31％ vs 17％）とされる[16]．

2）胃型

豊富な淡明ないし淡好酸性細胞質を有する異型粘液細胞で構成される上皮内腺癌で，既存の頸部腺管を進展する（図11a）．ハイリスクHPV非依存性であると考えられているが，例外が存在する可能性が指摘されている[13]．免疫組織化学的にはHIK1083，MUC6，claudin 18，carbonic anhydrase type-Ⅸが

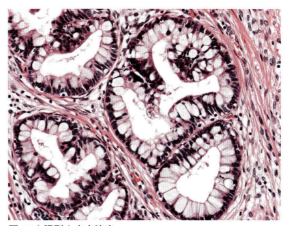

図10 | 腸型上皮内腺癌
豊富な細胞質内粘液を有する高円柱細胞で構成されており，杯細胞が混在している．

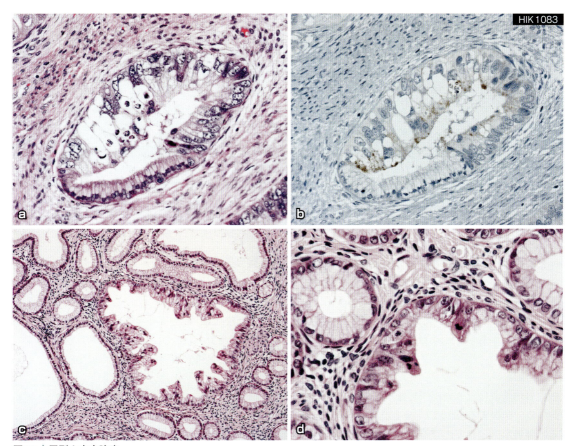

図11 | 胃型上皮内腺癌
既存の頸管腺内で，豊富な淡明ないし淡好酸性細胞質を有し，細胞境界明瞭な異型高円柱細胞が進展している（a）．免疫組織化学的に異型上皮はHIK1083陽性である（b）．分葉状頸管腺過形成（LEGH）の一部で認められた上皮内腺癌（c）．背景にある幽門腺を模倣する円柱上皮と比較して核の腫大と大小不同，重積が高度で，核分裂が認められる（d）．

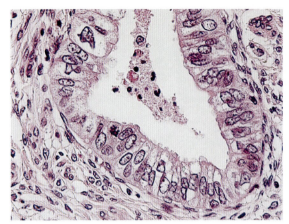

図12 | 類内膜型上皮内腺癌
細胞質内粘液に乏しい高円柱細胞で構成されている．線毛が認められることがある．

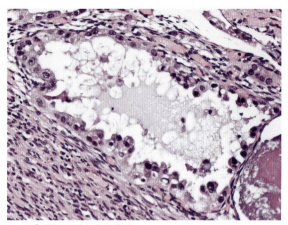

図13 | 明細胞型上皮内腺癌
既存の頸管腺内で淡明ないし淡好酸性の細胞質を有する細胞が頸管腺上皮を置換している．細胞が突出し，ホブネイル様外観を呈している．

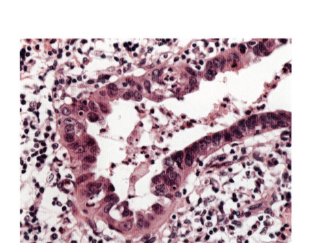

図14 | 漿液型上皮内腺癌
多形性に富む異型細胞が既存の頸管腺上皮を置換している．明細胞型上皮内腺癌と比較して細胞が全体に暗調である．

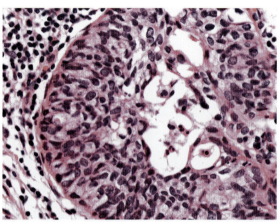

図15 | SMILE
一見 HSIL/CIN 3 の腺侵襲に類似しているが，重積している細胞の細胞質が比較的淡明で，粘液空胞を有する細胞が散見される．

陽性となる（図11b）．ER は陰性だが，通常型の上皮内腺癌と異なり p16^{INK4a} 陰性である．分葉状頸管腺過形成 lobular endocervical glandular hyperplasia（LEGH）の一部で認められる場合には異型 LEGH と呼ばれることがある[13]（図11c, d）．

3）類内膜型

細胞質内粘液に乏しい高円柱細胞で構成され，内膜腺上皮に類似する（図12）．線毛がみられることがある．純粋な例は稀で，通常型と併存する類内膜型上皮内腺癌と診断されてきたものの多くは単に細胞質内粘液が僅少な通常型上皮内腺癌であると考えられる．

4）卵管型（線毛型）

卵管型上皮内腺癌は非常に稀[14]で，線毛を有する異型頸管上皮が認められた場合には卵管類内膜化生（卵管上皮化生）である可能性を考慮したほうがよい．高度の核異型，核分裂，アポトーシスが認められた場合に診断を確定する．

5）明細胞型

既存の頸管腺内で淡明な細胞質を有する異型細胞が被覆する（図13）．ホブネイル様外観がみられる．単独で認められることは極めて稀で，妊娠性変化（Arias-Stella（アリアス-ステラ）反応）と誤認しないよう注意を要する．

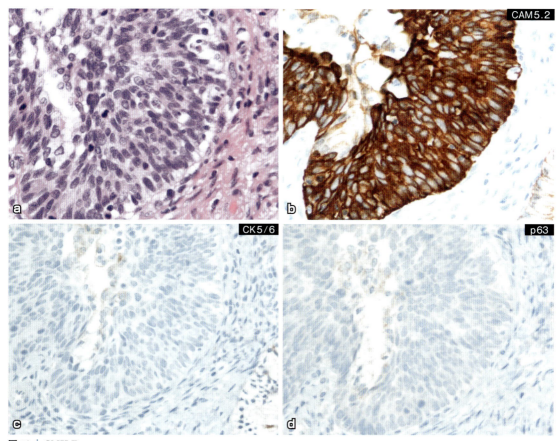

図16 | SMILE
細胞が重積しているが（a），免疫組織化学的には低分子量cytokeratin（CAM5.2）が陽性で（b），高分子量cytokeratin（CK5/6）（c），p63（d）が陰性である．

6）漿液型

頸部原発の漿液性癌は非常に稀で，実際には体部内膜や卵管からのインプラント，微小乳頭状発育を示す通常型腺癌がそのように診断されていることが多い．漿液型上皮内腺癌は多形性に富む異型細胞で構成される（図14）．

7）重層性粘液産生上皮内病変（SMILE）

SMILEは2000年にParkらによって記載された上皮内病変で，異型細胞が重積しているために一見HSIL/CIN 3に類似するが，構成細胞が細胞質内粘液を有することで特徴づけられる[17]（図15）．しばしば通常型上皮内腺癌，HSIL/CIN 3と併存する．免疫組織化学的にはHSIL/CIN 3と同様にp16^{INK4a}がびまん性に強陽性で，Ki-67陽性細胞が全層にわたって存在しているが，CAM5.2が陽性で，CK5/6，p63は陰性あるいは一部の細胞で陽性であるにすぎない（図16）．WHO分類第4版では上皮内腺癌として記載されているが，上皮内腺扁平上皮癌あるいは粘表皮癌とみなす見方もある[18]．

おわりに

上皮内腺癌について概説した．SMILEのように新しく加わった病変がある一方，腺異形成は消え去ろうとしている．上皮内腺癌は患者の治療計画を左右する重大な病理診断であり，診断に迷う場合は労を厭わず免疫組織化学的検討を加え，過剰診断・過小診断を避けたい．

上皮内腺癌の罹患率・死亡率は特に若年層で増加傾向にあり，いまだに早期発見が困難とされる頸部腺癌の前駆病変である上皮内腺癌についてのup-to-dateな知識は病理医にとって重要である．

（長峯理子）

文　献

1) Friedell GH, Mc KD：Adenocarcinoma in situ of the endo-cervix. Cancer 6：887-897, 1953

2) Kurman RJ, Carcangiu ML, Herrington CS et al (eds)：WHO Classification of Tumours of Female Reproductive Organs, 4th ed. IARC Press, Lyon, 2014

3) Clement PB, Young RH：Atlas of Gynecologic Surgical Pathology, 3rd ed. Saunders/Elsevier, London, 2014

4) Tavassoli FA, Deville P (eds)：WHO Classification of Tumours. Pathology and Genetics. Tumours of the Breast and Female Genital Organs. IARC Press, Lyon, 2003

5) 日本婦人科学会，日本病理学会，日本医学放射線学会，日本放射線腫瘍学会 (編)：子宮頸癌取扱い規約，第 3 版．金原出版，2012

6) McCluggage WG：New developments in endocervical glandular lesions. Histopathology 62：138-160, 2013

7) Madeleine MM, Daling JR, Schwartz SM et al：Human papillomavirus and long-term oral contraceptive use increase the risk of adenocarcinoma in situ of the cervix. Cancer Epidemiol Biomarkers Prev 10：171-177, 2001

8) Ursin G, Peters RK, Henderson BE et al：Oral contraceptive use and adenocarcinoma of cervix. Lancet 344：1390-1394, 1994

9) Salani R, Puri I, Bristow RE：Adenocarcinoma in situ of the uterine cervix：a metaanalysis of 1278 patients evaluating the predictive value of conization margin status. Am J Obstet Gynecol 200：182, 2009

10) Loureiro J, Oliva E：The spectrum of cervical glandular neoplasia and issues in differential diagnosis. Arch Pathol Lab Med 138：453-483, 2014

11) Wilbur DC：Practical issues related to uterine pathology：in situ and invasive cervical glandular lesions and their benign mimics：emphasis on cytology-histology correlation and interpretive pitfalls. Mod Pathol 29 (Suppl 1)：S1-S11, 2016

12) 濱田智美，清川貴子：頸部腺癌をめぐる問題．病理と臨床 26：245-262, 2008

13) Mikami Y, McCluggage WG：Endocervical glandular lesions exhibiting gastric differentiation：an emerging spectrum of benign, premalignant, and malignant lesions. Adv Anat Pathol 20：227-237, 2013

14) Schlesinger C, Silverberg SG：Endocervical adenocarcinoma in situ of tubal type and its relation to atypical tubal metaplasia. Int J Gynecol Pathol 18：1-4, 1999

15) Zaino RJ：Glandular lesions of the uterine cervix. Mod Pathol 13：261-274, 2000

16) McCluggage WG, Shah R, Connolly LE et al：Intestinal-type cervical adenocarcinoma in situ and adenocarcinoma exhibit a partial enteric immunophenotype with consistent expression of CDX2. Int J Gynecol Pathol 27：92-100, 2008

17) Park JJ, Sun D, Quade BJ et al：Stratified mucin-producing intraepithelial lesions of the cervix：adenosquamous or columnar cell neoplasia? Am J Surg Pathol 24：1414-1419, 2000

18) Lastra RR, Park KJ, Schoolmeester JK：Invasive Stratified Mucin-producing Carcinoma and Stratified Mucin-producing Intraepithelial Lesion (SMILE)：15 Cases Presenting a Spectrum of Cervical Neoplasia With Description of a Distinctive Variant of Invasive Adenocarcinoma. Am J Surg Pathol 40：262-269, 2016

第2部　組織型と診断の実際

Ⅱ．腺系腫瘍

2 通常型内頸部腺癌

1．定　義

通常型内頸部腺癌 endocervical adenocarcinoma, usual type は細胞質内粘液に乏しい円柱状の腫瘍細胞により構成される腺癌で[1]，厳密に定義された粘液性癌（腸型，印環細胞型，胃型など），絨毛腺管癌，漿液性癌，明細胞癌，中腎癌のいずれの形態にも合致しない．

2．概　念

WHO 分類 第3版（2003年）およびこれに準拠している子宮頸癌取扱い規約 第3版（2012年）における内頸部型粘液性腺癌の多くは，実際には細胞質内粘液が認められない，あるいは僅少であるため，通常型内頸部腺癌と呼ぶことが提唱され[2]，WHO 分類第4版（2014年）にこの名称が採用された[1]．なお，真の粘液性癌の亜型である胃型粘液性癌は過去に内頸部型粘液性腺癌と診断されていたとみられ，類内膜腺癌と診断されていた腫瘍の多くが通常型に相当すると考えられている．真の粘液性癌，類内膜癌は特殊な腺癌で，特に後者は稀な腫瘍である．

欧米のデータでは通常型内頸部腺癌が頸部腺癌全体の約80～90％を占めている[1-3]．日本産婦人科学会の婦人科腫瘍委員会患者年報（2014年度）では内頸部型粘液性癌は微小浸潤腺癌を除いた腺癌全体の約54％を占めているが，25％程度が「分類不明」として登録されている[4]．ただし，この登録は WHO 分類 第3版に準拠しており，欧米と比較して本邦で頻度が高いとされている胃型粘液性癌が内頸部型粘

液性癌や「分類不能」に含まれている可能性がある．仮に「分類不明」の腺癌の多くが通常型であると仮定し，本邦における胃型粘液性癌の頻度が20～25％であることを考慮すると[5]，本邦における通常型内頸部腺癌の頻度は60～70％程度であると推察される．

先進国では扁平上皮癌が減少傾向にある一方，子宮頸部（頸部）腺癌の相対頻度，罹患数が年々増加傾向にあり[6]，日本においても同様である[7]．

現在は通常型内頸部腺癌のほとんどがハイリスク・ヒトパピローマウイルス high-risk human papillomavirus（HPV）と（ハイリスク HPV）によって発生すると考えられている．特に HPV18 型の関与が知られている[8]．

3．臨床的事項

初発症状は性器出血であることが多く，ほとんどの症例では腫瘤形成がみられる．

子宮頸癌（頸癌）において，扁平上皮癌と腺癌で予後を比較すると，欧米では同等という報告が少なくない[1]．これに対して，本邦では腺癌の予後は扁平上皮癌に比して不良といわれている．この背景には前述のように，本邦では予後不良である胃型粘液性癌の割合が欧米と比較して多いことがあると指摘されている[5,9]．本邦の報告では腺癌の予後は扁平上皮癌に比し不良で，婦人科腫瘍委員会の報告（2017年）では，腺癌および扁平上皮癌の5年生存率は，それぞれ Ⅰ 期で90.8％と93.7％，Ⅱ 期で57.8％と76.9％，Ⅲ期で30.1％と54.3％，Ⅳ期で22.1％と30.8％である[10]．

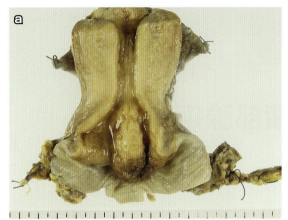
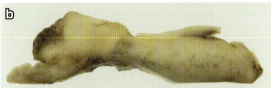

図1｜隆起型の通常型内頸部腺癌
a：内頸部下端より体部側方向へ結節状隆起を形成し突出する進行癌．b：aの割面．隆起は体部側方向へ広がり，壁に浸潤している．

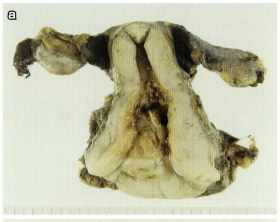
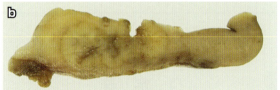

図2｜潰瘍型の通常型内頸部腺癌
a：内頸部領域～体部側に表面不整な領域を認め，一部に潰瘍を形成している．b：aの割面．潰瘍部は小さいが，深部では広範に癌が浸潤している．

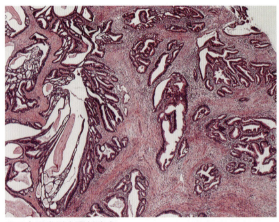

図3｜通常型内頸部腺癌
不規則な腺管構造を呈して増生する．小型腺管状，癒合腺管状を呈して増生する領域も認める．一部の腺管内腔に粘液を有するが，多くは粘液を認めない．

4. 肉眼所見

発生部位や肉眼所見は基本的に扁平上皮癌と同様である．腫瘍は移行帯あるいは扁平円柱上皮境界 squamocolumnar junction (SCT) に接しており，内子宮口側に進展することが多い．内子宮口から体下部にまたがって存在する腺癌は子宮内膜癌との鑑別を要する．微小浸潤腺癌は病変が不明瞭であり，肉眼的に病変が指摘できないことが多い．進行癌の場合は約50%の症例で乳頭状，結節状あるいは半球状の隆起を形成する[1]（図1a, b）．潰瘍形成や内向性増殖の形態を呈することもある[1]（図2a, b）．

5. 組織学的所見

1) 組織像

好酸性ないし両染性の細胞質を有する高円柱細胞が管腔を形成して増殖する[1,2]．細胞質内粘液はほとんど認めないか，わずかに認めるのみである（図3）．核はクロマチン増量を示し，種々の程度の腫大，大小不同，偽重層化を示す（図4）．これまで内頸部型粘液性腺癌として診断されてきた腫瘍の多くが含まれるが，豊富な細胞質内粘液を有する腺癌は粘液性癌として区別される．大型核を有する細胞のほか，アポトーシス，核分裂が随所でみられる．細胞質の管腔側では浮遊しているようにみえる核分裂(floating mitotic figures)が認められる（図5）．この核分裂像はHPV関連腺癌の特徴であると考えられている．腫瘍は篩状，癒合状腺管で構成されることが多いが，

2．通常型内頸部腺癌

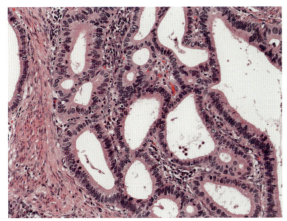

図4 | 通常型内頸部腺癌
腫瘍細胞は高円柱状で，細胞質内粘液は認められない．核のクロマチン増量，腫大，大小不同，偽重層化を認める．

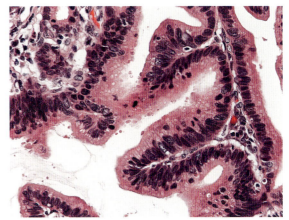

図5 | 通常型内頸部腺癌
腫瘍細胞の管腔側に核分裂像が存在しており，浮遊しているようにみえる（いわゆる floating mitotic figures）．

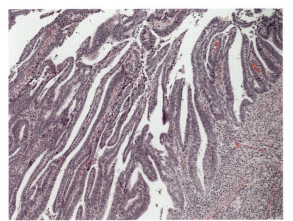

図6 | 絨毛状発育を示す通常型内頸部腺癌
絨毛腺管癌と比較して分岐が複雑である．

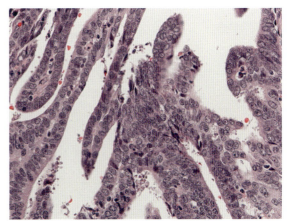

図7 | 絨毛状発育を示す通常型内頸部腺癌（図6の拡大像）
不規則な分岐を認め，細胞異型，偽重層化が目立つ．

乳頭状，絨毛状を呈することがある（図6，7）．また，低分化の腺癌では充実性増殖を示す．

比較的稀な構築パターンとして小型腺管状構築を示したり，嚢胞様に拡張した腺管の形態を示す例もある[2]（図8a, b）．腺管密度は様々で，腺管と腺管の間に広い間質を伴うことがある一方で，小型腺管が癒合し密に集簇することもある．

2）間質浸潤の判定

WHO分類 第4版では微小浸潤腺癌は進行期分類で規定されるものであるという理由から腺癌の組織亜型としては削除された[1]．頸部の深部に向かって組織破壊を伴いながら進展している不整形の腺管が存在する場合や，炎症細胞浸潤を伴う線維形成性間質反応 desmoplastic stromal reaction を伴う場合には浸潤を認識することは容易であるが，浸潤巣が微小である場合は診断が困難であることがある．その原因として正常の頸管腺がしばしば過形成性変化を示し，その分布が様々であることが挙げられる．頸管腺過形成を背景として上皮内腺癌が非破壊性に進展している場合は異型腺管が密集・集簇し，その輪郭は複雑になるため，腺癌浸潤に類似することがある．したがって，背景に存在する既存の頸管腺の構築を考慮して浸潤の有無を判断する必要がある．真の破壊性浸潤の場合は背景にある腺の構築が失われ，輪郭が不整となる．癒合腺管や複雑な構築を示す異型腺管を認める場合や腺管の輪郭が不整となっている場合には浸潤を疑うが，上皮内腺癌であっても既

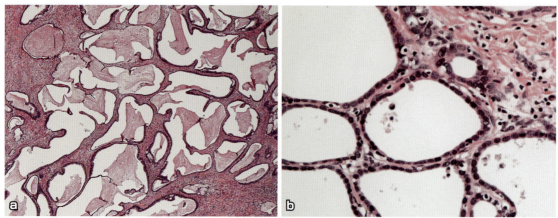

図8 │ 小囊胞様拡張を示す通常型内頸部腺癌
a：腺管が囊胞様に拡張し，随所で腫瘍細胞が平坦となっている．b：腫瘍腺管は立方状あるいはやや扁平な細胞で構成されている．核異型が軽微である場合は良性腺管との判別が困難であることがある．

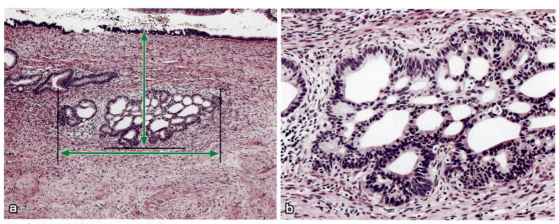

図9 │ 通常型内頸部腺癌の微小浸潤巣
a：矢印の方向で深達度，水平方向の広がりを計測し，進行期を確定する．b：既存の頸管腺の構築が失われ，腺管の輪郭が不整である．

存の腺管内で篩状構築を示すことがあるため，腺管の辺縁のかたちを重視する．異型腺管が弱拡大で正常頸管腺の分布領域をこえて深部に存在する場合は浸潤を考慮するべきで，その目安として5mmの基準がよく知られていたが，頸管腺過形成やNaboth（ナボット）囊胞，頸管内膜症などであってもこの範囲をこえて存在することがあるため，病変の範囲のみで浸潤の有無を判定することはできない．

かつては微小浸潤を示唆する所見として辺縁が平滑な芽出の存在が重視され，取扱い規約 第2版（1997年）ではこれをこえる浸潤巣は「Ib期」とされていたが[11]，取扱い規約 第3版（2012年）では扁平上皮癌と同様に深達度が5mm，水平方向の広がりが7mmにとどまる場合はIA期として扱われている[12]．芽出は分枝を伴う頸管腺過形成内に進展した上皮内癌との鑑別が難しいことが少なくない．したがって，周囲の間質におけるリンパ球浸潤や浮腫，線維形成の有無も評価する必要がある．腺管の破綻と粘液の漏出によって肉芽組織型の間質反応が生じ，浸潤に伴う線維形成性間質反応に類似することがあるため，注意が必要である．なお，IA期の診断は脈管侵襲の有無に影響を受けない[12]．浸潤の深さを測定する場合には，併存する上皮内腺癌の最深部と浸潤癌の最深部の距離を計測することが理論的には正しいといえるが，実際には基底膜が破綻して浸潤が開始された部位を特定することが困難であるため，浸潤部が存在する頸管内膜の表層上皮の基底部を基準として，浸潤最深部との距離を計測する[12]．水平

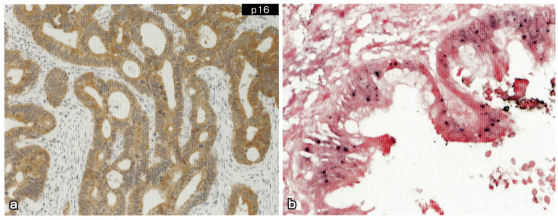

図 10 │ 通常型内頸部腺癌
a：免疫組織化学的に p16^{INK4a} が腫瘍細胞の核および細胞質で陽性となっている．b：HPV *in situ* hybridization では HPV DNA の組み込み（integration）によりドット状のシグナルが観察される（INFORM® HPVⅢ High Risk プローブ，ロシュ・ダイアグノスティックス：タイプ 16，18，31，33，35，39，45，51，52，56，58，66）．

方向の広がりも切片上で計測するが，複数の切片に浸潤巣が存在する場合は組織スライスの厚さと切片の数を考慮して計測する（**図 9a, b**）．特に円錐切除の場合は切片上で計測した水平方向の腫瘍径を再構築によって評価した腫瘍径が上回る場合があるため注意を要する．

6．免疫組織化学的特徴

通常型内頸部腺癌はほとんどがハイリスク HPV 陽性であるため扁平上皮癌と同様に p16^{INK4a} 強陽性である[13]（**図 10**）．体癌では陰性もしくは弱陽性であることから，p16^{INK4a} 染色は両者の鑑別に有用である[14]．ただし，胃型粘液性癌などの HPV 陰性腺癌は p16^{INK4a} 陰性であることが多いため，結果を解釈する場合は組織型も考慮する必要がある[15]．その他，頸部腺癌の多くは CEA 陽性であり，estrogen receptor（ER）陰性，vimentin 陰性である．一方で体癌は CEA 陰性，ER および vimentin 陽性となり鑑別可能である[16]．

7．鑑別診断

通常型腺癌の鑑別診断として，良性腺系病変，上皮内腺癌，その他の腺癌が挙げられる．

1）良性腺系病変

良性腺系病変においても通常型腺癌と鑑別が必要な病変が存在する．よく問題となるのはトンネル・クラスターのような頸管腺過形成である．

トンネル・クラスターは頸部移行帯 transformation zone に多い限局性の頸管腺増生である．多くは顕微鏡的病変であるが，稀に頸管壁の深部まで進展し，肉眼的に腫瘤を形成し，臨床的に腫瘍性病変と誤認されることがある．円柱状の粘液性上皮で覆われた小型腺管が分葉状に密在する A 型と，管腔内に粘液性分泌物を有して囊胞状に拡張し，分葉状構造を呈する B 型に分類されるが[17]，いずれの像も通常型腺癌に類似することがある．

微小腺管過形成は予備細胞の過形成により生じるもので，前述した小型腺管を形成する通常型腺癌との鑑別が必要である[2,17]．また，正常の頸管腺や Naboth 嚢胞は壁の深部にみられることもあり，浸潤癌との鑑別を要することがある．これらの病変の場合，細胞異型を欠き，腺管密度が高くなく，間質の反応も乏しい点で腺癌との鑑別が可能である．

2）上皮内腺癌

前述のように，正常頸管腺の構築から逸脱した異型腺管を認める場合や，周囲よりも深部に存在する異型腺管を認める場合，周囲間質に慢性炎症細胞浸潤や線維形成，浮腫を認める場合には浸潤を疑う必要がある．

3）その他の腺癌

通常型内頸部腺癌において細胞質内の粘液が乏し

いために，類内膜癌に類似することもある．類内膜癌は厳密に定義されており，腫瘍細胞において線毛がみられる，扁平上皮化生や桑実胚様細胞巣が認められる，などの場合にのみ診断する[2]．乳頭状増生を示す通常型腺癌は絨毛腺管癌，漿液性癌との鑑別が必要である．前者は典型的な通常型内頸部腺癌と比較して細胞異型が軽度で，乳頭状に発育する通常型内頸部腺癌でみられるような複雑な分枝は示さない[18]．漿液性癌は腫瘍細胞の多形性が高度である点で区別される．

8．発癌メカニズム

扁平上皮癌と同様に通常型腺癌の約90％以上でハイリスクHPVが検出される[3]．特にHPV18が陽性であることが多いとみられるが[8]，WHO分類 第4版に準拠して診断された通常型内頸部腺癌364例の検討では検出されたHPVのうち16型が50.3％，18型が40.6％を占めていたという結果が示されている[3]．上皮内腺癌が前駆病変として知られているが，胃型，腸型，類内膜型，漿液型，明細胞型などの亜型があるため，通常型内頸部腺癌に関連するものは特に通常型上皮内腺癌と呼ばれる．かつて腺異形成glandular dysplasiaと呼ばれていた病変は卵管上皮化生や反応性異型を含む一方，その多くが現在では低異型度の上皮内腺癌であると考えられている[19]．ただし，CIN 1（LSIL）からCIN 2/3（HSIL）への進展にみられるように，低異型度が段階的に高異型度の上皮内腺癌へ移行することを示す証拠は示されておらず，通常型内頸部腺癌の組織発生においては想定されていない．すなわち，低異型度，高異型度の通常型上皮内腺癌はそれぞれ主として高分化型，中〜低分化型通常型内頸部腺癌に進展する可能性が考えられる．

（佐伯春美，冨田茂樹，樋野興夫）

文　献

1) Wilbur DC, Colgan TJ, Ferenczy TJ et al：Glandular tumours and precursors. in Kurman RM, Carcangiu ML, Herrington CS et al（eds）："WHO Classification of Tumours of Female Reproductive Organs", 4th ed. IARC Press, Lyon, 2014
2) Young RH, Clement PB：Endocervical adenocarcinoma and its variants：their morphology and differential diagnosis. Histopathology 41：185-207, 2002
3) Holl K, Nowakowski AM, Powell N et al：Human papillomavirus prevalence and type-distribution in cervical glandular neoplasias：Results from a European multinational epidemiological study. Int J Cancer 137：2858-2868, 2015
4) 日本産婦人科学会婦人科腫瘍委員会：2014年度患者年報．日産婦会誌 68：1117-1160, 2016
5) Kojima A, Mikami Y, Sudo T et al：Gastric morphology and immunophenotype predict poor outcome in mucinous adenocarcinoma of the uterine cervix. Am J Surg Pathol 31：664-672, 2007
6) Wang SS, Sherman ME, Hildesheim A et al：Cervical adenocarcinoma and squamous cell carcinoma incidence trends among white women and black women in the United States for 1976-2000. Cancer 100：1035-1044, 2004
7) 山本嘉一郎：子宮頸部腺癌．日産婦会誌 58：249-252, 2006
8) An HJ, Kim KR, Kim IS et al：Prevalence of human papillomavirus DNA in various histological subtypes of cervical adenocarcinoma：a population-based study. Mod Pathol 18：528-534, 2005
9) Mikami Y, McCluggage WG：Endocervical glandular lesions exhibiting gastric differentiation：an emerging spectrum of benign, premalignant, and malignant lesions. Adv Anat Pathol 20：227-237, 2013
10) 日本産婦人科学会婦人科腫瘍委員会：第57回治療年報．日産婦会誌 68：1161-1231, 2016
11) 日本産婦人科学会，日本病理学会，日本医学放射線学会（編）：子宮頸癌取扱い規約，改訂第2版．金原出版，1997
12) 日本産婦人科学会，日本病理学会，日本医学放射線学会，日本放射線腫瘍学会（編）：子宮頸癌取扱い規約，第3版．金原出版，2012
13) Riethdorf L, Riethdorf S, Lee KR et al：Human papillomaviruses, expression of p16, and early endocervical glandular neoplasia. Hum Pathol 33：899-904, 2002
14) McCluggage WG, Jenkins D：p16 immunoreactivity may assist in the distinction between endometrial and endocervical adenocarcinoma. Int J Gynecol Pathol 22：231-235, 2003
15) Mikami Y, Kiyokawa T, Hata S et al：Gastrointestinal immunophenotype in adenocarcinomas of the uterine cervix and related glandular lesions：a possible link between lobular endocervical glandular hyperplasia/pyloric gland metaplasia and 'adenoma malignum'. Mod Pathol 17：962-972, 2004
16) Kamoi S, AlJuboury MI, Akin MR et al：Immunohistochemical staining in the distinction between primary endometrial and endocervical adenocarcinomas：another viewpoint. Int J Gynecol Pathol 21：217-223, 2002
17) Young RH, Clement PB：Tumorlike lesions of the uterine cervix. in Clement PB, Young RH（eds）："Tumors and Tumorlike Lesions of the Uterine Corpus and Cervix". Churchill Livngstone, New York, 1993, pp1-50
18) Young RH, Scully RE：Villoglandular papillary adenocarcinoma of the uterine cervix. A clinicopathologic analysis of 13 cases. Cancer 63：1773-1779, 1989
19) McCluggage WG：New developments in endocervical glandular lesions. Histopathology 62：138-160, 2013

第2部　組織型と診断の実際

Ⅱ．腺系腫瘍

3 粘液性癌

1．概念・分類

2014年4月に改訂されたWHO分類 第4版におい
て，子宮頸部（頸部）粘液性癌は，豊富な細胞質内粘
液を有する腫瘍細胞で構成される腺癌と定義された．
これは，細胞質内粘液を有する腫瘍細胞が少数でも
含まれれば粘液性腺癌と定義していた2003年の
WHO分類 第3版からの大きな変更点である．従来
から，内膜癌や卵巣腫瘍を含む婦人科腫瘍では，細
胞質内粘液を有する細胞で構成される腫瘍を粘液性
腫瘍と呼んでいる．頸部腺癌の大部分を占めるのは，
WHO分類 第3版で「内頸部型粘液性腺癌 mucinous
adenocarcinoma, endocervical type」と呼ばれていた
組織型であるが，それを構成する高円柱状腫瘍細胞
は細胞質内粘液が乏しいことが多い．WHO分類 第
4版では，従来の「内頸部型粘液性腺癌」を「通常型内
頸部腺癌 endocervical adenocarcinoma, usual type」
と名称を改め，粘液性腺癌から分離・独立させた．
言い換えれば，粘液性癌は特殊な頸部腺癌としてよ
り厳密に定義されたわけである．

粘液性癌の特殊型には，（1）胃型 gastric type，（2）
腸型 intestinal type，（3）印環細胞型 signet-ring cell
type がある．WHO分類 第3版で独立した組織型と
して扱われていた最小偏倚腺癌 minimal deviation
adenocarcinoma（MDA）は，WHO分類 第4版では
胃型粘液性癌に包括された（後述参照）．いずれの特
殊型にも分類しえない粘液性癌は，特定不能な粘
液性癌 mucinous carcinoma, not otherwise specified
（NOS）と表記される．

2．胃型粘液性癌

1）定義

胃型分化を示す粘液性癌である．腫瘍細胞は胃型
形質を示す細胞質内粘液を有するが，その多くは幽
門腺型形質である．MDAは，腫瘍全体が細胞異型
に乏しい浸潤性粘液性癌であり，細胞質内粘液は胃
型形質を示し，極めて高分化な胃型粘液性癌として
位置づけられている．

2）歴史的経緯と発生母地

頸部病変と胃型形質を有する粘液（胃型粘液）との
関係については1990年代終わりから研究が行われて
きたが，とりわけ日本人の貢献が大きい．研究の発
端は，MDAにおける HIK1083 陽性胃型粘液が報告
されたことである[1]．MDAは，悪性腺腫 adenoma
malignum と呼ばれ，細胞異型に乏しく組織学的診
断が難しい癌として古くから知られてきた．初期に
は，「HIK1083 陽性粘液を有する子宮頸管腺は全
て MDA である」との誤解が生じたこともあったが，
その後，分葉状頸管腺過形成 lobular endocervical
glandular hyperplasia（LEGH）や幽門腺化生 pyloric
gland metaplasia（PGM）という胃型粘液を有する良
性疾患の概念が確立した[2,3]．さらに，LEGH には時
に上皮内腺癌に相当する細胞異型がみられること，
MDA の周囲には LEGH や細胞異型を伴う LEGH が
併存することがあることから，MDA の前駆病変と
して LEGH が注目されるようになった[4]．2007年に
は，胃型粘液を有し，MDA とは異なる特徴的な形
態を示す予後不良の頸部腺癌が報告され，胃型粘液

性癌の概念が提唱された[5]. さらに, 胃型粘液性癌について, ほとんどがヒトパピローマウイルス human papillomavirus（HPV）感染とは無関係に発生すると考えられること, HPV 関連頸部腺癌とは異なる臨床像を示すこと, 周囲にしばしば LEGH が併存すること, 胃型粘液形質を含む詳細な免疫組織化学的特徴が明らかにされてゆき, MDA の発生にも HPV 感染が関連していないことが判明した[6,7]. WHO 分類 第4版では, 胃型形質を示す浸潤癌を「胃型粘液性癌」として独立した組織型に設定し, MDA はその特殊型として位置づけており, これは取扱い規約 病理編第4版にも踏襲されている.

胃型粘液性癌の発生母地として, LEGH や幽門腺化生が有力視されているが, LEGH の中には胃型粘液性癌と共通した遺伝子異常を示す例があることも報告されている[8]. 腫瘍抑制遺伝子 *STK11* は Peutz-Jeghers 症候群の責任遺伝子であるが, この体細胞変異が, 孤発性 MDA の 55 ％（11 例中 6 例）でも検出されるとの報告がある[9].

3）臨床的事項

胃型粘液性癌の頻度についての報告は未だ十分とはいえないものの, 地域や人種により異なる可能性がある. 本邦では, 胃型粘液性癌は頸部腺癌の 20〜25 ％を占めるとの報告もあり, 決して稀な腫瘍ではない. 一方, 最近の欧州の多施設（複数の国にわたる）共同研究では, 頸部腺癌の 1.5 ％にすぎないという[10]. ただし, MDA は, 全頸部腺癌の約 1 ％を占めるにすぎない極めて稀な腺癌であり, 過去にこの診断名で報告された症例の中には, 通常型頸部腺癌のほかに, 頸管腺過形成や LEGH が含まれている可能性がある.

患者の年齢は 20〜70 代と広く, 平均年齢は 42 歳とされる[7]. 不正器官出血のほか, 水様ないし粘液性帯下, 腹部膨満を主訴とすることが多い. 頸部細胞診で腫瘍細胞が検出されないことがある. 進行例が多く, 約 60 ％は, FIGO stage Ⅱ〜Ⅳである. また, 胃型粘液性癌そのものが生物学的に高悪性度の腫瘍である. 明瞭な腫瘍を形成せず, 術前に画像などから想定しているより腫瘍の範囲が広いことが珍しくない. 5 年生存率は 41 ％, FIGO stage Ⅰ に限っても 62 ％, 5 年無病生存率は 30 ％であり, いずれも通常型内頸部腺癌と比して低い[5,7]. リンパ節や卵巣, 腹膜への転移を伴う症例も多く, 再発部位も通常型内頸部腺癌とは異なる[7]. 放射線・化学療法に抵抗性であるため, 進行例の局所制御が困難なことも, 予後不良の要因に挙げられる.

頸部腺癌において胃型粘液性癌を認識することの臨床的意義は, 本腫瘍が HPV 非関連腫瘍であること, 通常型内頸部腺癌に比して予後不良で転移や再発部位が特殊であることにある. 通常型内頸部腺癌を代表とする頸部腺癌の多くは, 扁平上皮癌と同様ハイリスク HPV 感染と関連して発生し, HPV 検査の併用が診断に有用であるが, 胃型粘液性癌ではこの限りではない. 胃型粘液性癌は, 非 HPV 関連子宮頸癌（頸癌）の大部分を占め, 今後 HPV ワクチンが普及すれば頸癌に占める胃型粘液性癌の割合が増加する可能性がある.

胃型粘液性癌は, Peutz-Jeghers 症候群（PJS）, synchronous mucinous metaplasia and neoplasia of the female genital tract（SMMN-FGT）, Lynch 症候群との関連が知られている. PJS は, 腫瘍抑制遺伝子である *LKB1/STK11* の体細胞変異を認め, 様々な臓器に腫瘍を発生しうるが, 頸部では胃型粘液性癌や LEGH が, 卵巣では粘液性腫瘍, 輪状細管を伴う性索腫瘍の頻度が高い. PJS に合併する頸部胃型粘液性癌は, 若年女性にもみられる. SMMN-FGT は, 頸部, 内膜, 卵巣, 卵管の複数臓器に粘液化生や粘液性腫瘍を認める病態であるが, 増殖する粘液性細胞に胃型形質を有することが多く, MDA を含めた胃型粘液性癌も発生しうる. SMMN-FGT と PJS との関連も指摘されている[11]. Lynch 症候群患者に発生した胃型粘液性癌も報告されている.

4）細胞診

直接塗抹標本（従来法）の Papanicolaou 染色では, 幽門腺型粘液が黄金色に染色される[12]. 胃型粘液性癌は, 細胞質内粘液を有する異型細胞が, 核の重積を示す管状, シートないし蜂巣状集塊を形成して出現する. 細胞質は空胞状ないし泡沫状で, しばしば黄金色の粘液を有し, ほとんどの例で腫瘍細胞集塊への好中球の取り込みがみられる. 核クロマチンの増量は軽度であるが不均一に分布し, 核膜は肥厚し明瞭な核小体を有する. 背景には黄金色の粘液を認めることがある. この黄金色の粘液は, LEGH などの幽門腺型粘液を有する良性病変でもみられる. 核異型に乏しい MDA は, 細胞診で LEGH などの胃型粘液を有する良性病変との鑑別が困難なことが多い.

液状化検体細胞診 liquid based cytology では, 標

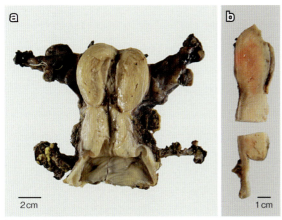

図1 | 胃型粘液性癌の肉眼像
a：頸部は腫大している．b：割面像．移行帯領域よりも高位に，境界不明瞭な病変を認める．

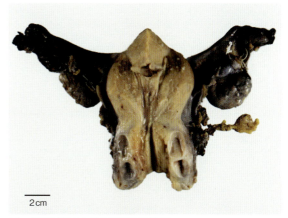

図2 | 囊胞形成を伴う胃型粘液性癌
頸部は腫大し囊胞形成を伴う．本症例は，組織学的にLEGHを伴っていた．

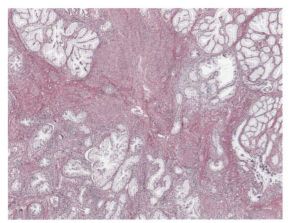

図3 | 胃型粘液性癌（図2と同一症例）
背景にLEGHがあり（右上），浸潤癌を伴っている（左下）．

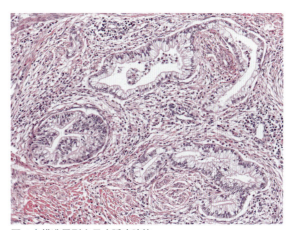

図4 | 構造異型を示す腫瘍腺管
捻れたような腫瘍腺管が，間質反応を伴い浸潤性増殖を示す．小型腺管もみられる．

本作製過程で粘液が消失し，黄金色の粘液を欠く傾向にあり，背景には壊死を認める[13]．腫瘍細胞は核の配列の乱れを示すシート状ないし索状集塊や孤在性に出現する．腫瘍細胞は，豊富な泡沫様細胞質を有し，核は大小不同や核形のばらつきを示す．クロマチンは繊細で，明瞭な核小体を認める．

5）肉眼所見

典型例では，腫瘍がびまん性内向性に浸潤するために頸部は硬く腫大し，時に樽状"barrel-shaped"となる（図1a）．頸管内腔の不正な隆起，頸管の狭窄，潰瘍形成がみられることがあるが，頸管内腔が平滑であることも稀ではない．割面で病変は，境界不明瞭でやや黄白色調を呈し，通常型内頸部腺癌と比して腫瘍径が大きい傾向にあるが[14]，既存の壁の色調や質感を保持して浸潤し，腫瘤を形成しないこともある（図1b）．背景にLEGHを含む頸管腺過形成を伴う例では，囊胞形成を伴う（図2）．

6）組織学的所見

淡明ないし淡好酸性に染色される豊富な細胞質内粘液を有し，細胞境界が明瞭な高円柱状細胞が，管状ないし乳頭状構造を形成して浸潤性に増殖する（図3, 4）．豊富な細胞質内粘液のために核が基底側に圧排され，弱拡大では異型が一見軽度にみえても，拡大を上げて観察すると，核は不整形で核小体が目立つことが多い（図5, 6）．核分裂像やアポトーシスはみられるが，通常型内頸部腺癌と比してその数は少

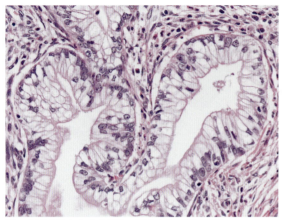

図5 腫大核を有する細胞で構成される腫瘍腺管
細胞質は淡明で，細胞境界は明瞭である．

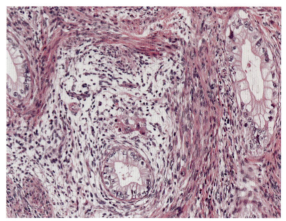

図6 浸潤部
管状構造に加えて，腺管形成の不明瞭な胞巣を認める．

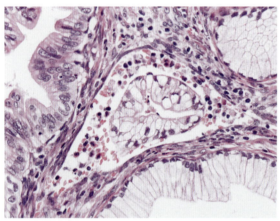

図7 脈管侵襲像

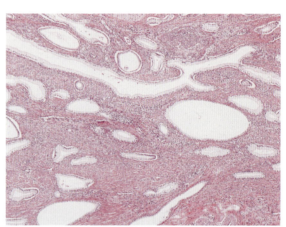

図8 最小偏倚腺癌（MDA）
構造異型を示す腫瘍腺管が，不規則に，浸潤性に増殖する．

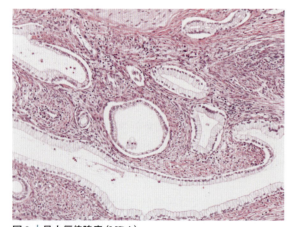

図9 最小偏倚腺癌（MDA）
折れ釘状の構造異型を示す腫瘍腺管．小型腺管構造を呈し浸潤する像も認める．

ない傾向にある．脈管侵襲が目立つ例が多い（**図7**）．
「胃型」とは，形態と粘液の形質が胃癌に類似している点からつけられた名称であるが，実際には，形態的に胃癌（形質も胃癌の多くは腸型腺癌であり，胃型腺癌は稀である）というよりもむしろ膵管癌に類似する．

　MDAは，腫瘍全体が，異型に乏しい腫瘍細胞が管状構造を呈して浸潤増殖する胃型粘液性癌である（**図8～11**）．腫瘍細胞は，高円柱状で豊富な細胞質内胃型粘液を有し，個々の細胞の大きさは比較的揃っており，細胞境界は明瞭である．核は基底側に圧排され，異型に乏しく，核分裂像やアポトーシスも目立たないことが多い．細胞異型は正常頸管腺との鑑別が難しいほどである．腫瘍腺管は，折れ釘や

3. 粘液性癌　81

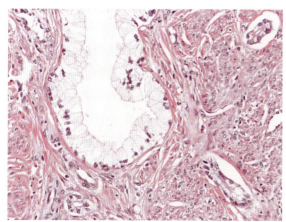

図10 | 最小偏倚腺癌（MDA）
淡明細胞質を有し，核異型は乏しい．

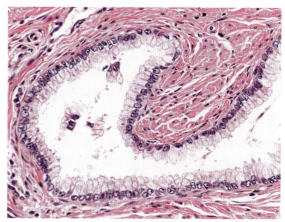

図11 | 最小偏倚腺癌（MDA）
中等度の核異型を認めることもあるが，核・細胞質（N/C）比は低い．

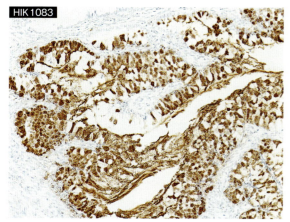

図12 | 胃型粘液性癌における胃型形質の発現
細胞質は，HIK1083陽性を示す．

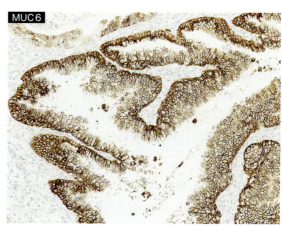

図13 | MUC6の発現

捻じれたような，あるいは先端が鋭な不整な管状構造を呈し，一定の方向や分葉状構造を失って不規則に増殖する．乳頭状構造や篩状構造を示すこともある．肉眼的にも組織学的にも腫瘍の境界は不明瞭で，正常の内頸部腺領域をこえて深部に発育することが多い．間質反応がないか，あっても乏しい症例が少なくない．しかし，腫瘍全体を注意深く観察すると，間質の線維形成性反応や腫瘍細胞が個細胞性ないし数個で小胞巣を形成し，浸潤と認識できる像や，核の配列の乱れを示す腺管を見出すことができる．ただし，腫瘍細胞の異型が乏しく，明瞭な腺腔を形成することから，限られた小さな生検検体では，組織学的に正常の内頸部腺や良性病変との鑑別が困難で，複数回の生検の後に診断がつく症例や術前には腺癌

との確定診断ができない例も少なくない．診断の鍵は，腫瘍腺管の形態，大きさ，配列と密度に注目することである．さらに，MDAの診断に有用な所見として，腺管ないし上皮胞巣と間質の間の裂隙形成，筋性血管壁に近接した腺管の存在，脈管侵襲像や神経周囲浸潤が挙げられるが，これらが常にみられるとは限らない．より異型の目立つ胃型粘液性癌の部分像としてMDAに相当する成分を認める場合は，例えば生検時にはMDAと診断されていても，最終的には胃型粘液性癌と診断すべきである．

　MDAを含む胃型粘液性癌は，LEGHと関連して発生する例がある一方で，既存の頸管腺を置換性に増殖する上皮内腺癌と併存する例も存在する．頸部をこえた浸潤，リンパ節や卵巣，腹膜への転移を伴

7) 免疫組織化学的特徴

腫瘍細胞の細胞質には胃型粘液，特に胃幽門腺粘液を有するが，これを確認するためには，免疫組織化学で HIK1083（**図12**），MUC6（**図13**），claudin 18，carbonic anhydrase IX（CA-IX）の発現を確認することが有用である．MDA を含む胃型粘液性癌の約75％が，HIK1083 と MUC6 ともに陽性ないし HIK1083 のみ陽性を示す[5]．胃腺窩上皮粘液の抗体として知られる MUC5AC は，正常の頸管腺上皮でも発現するため，頸部胃型粘液性癌の診断における有用性は低い．HIK1083 は，初期には MDA のマーカーとして報告されたが，単に幽門腺型粘液形質を示すものであり，良悪性の判断には役立たないことは既に述べたとおりである（上記2）参照）．CA-IX は，胃型粘液性癌のほか，通常型粘液性癌や LEGH でも発現する[15]．すなわち，免疫組織化学は胃型形質の確認には有用であるが，良悪性の判断には形態的な評価が不可欠である．

胃型粘液性癌は，通常型腺癌と同様 estrogen receptor（ER）および progesterone receptor（PgR）陰性，CEA 陽性（細胞質に陽性），CK7 陽性，PAX8 陽性を示すことが多い[16]．chromogranin-A や serotonin 陽性の神経内分泌細胞の併存も知られている．膵管癌は胃型粘液性癌と形態や浸潤形式が類似し，胃癌には胃型粘液を有するものがあり，いずれも CK7 陽性となることがあるが，PAX8 陰性であり，これらの転移との鑑別に有用である．

HPV 感染とは関連しない腫瘍であるが，p16[INK4a] 陽性を示す症例も少なくない（12〜43％）[5,16]．Ki-67 標識率は高く，増殖活性の増加を示すが，胃型粘液性癌でも5％にも満たないこともあるため，注意を要する．p53 の異常発現（びまん性強陽性ないし null）を認める症例もある（約50％）[6,14,16]．

8) 鑑別診断

a) 通常型内頸部腺癌

通常型内頸部腺癌にも，ごく少量ながら細胞質内粘液を有する腫瘍細胞の混在を認めることがあり，その場合には胃型粘液性癌との鑑別を要する．胃型粘液性癌では，淡明ないし淡好酸性に染色される豊富な細胞質内粘液を有し，粘液による核の基底側への圧排が目立ち，免疫組織化学的に胃型形質が確認できる．一方，通常型内頸部腺癌では，細胞質内粘液を有する腫瘍細胞は認めてもごく一部に限られる．免疫組織化学的に CEA 陽性，ER 陰性という点は両者に共通するが，通常型内頸部腺癌は発癌に HPV 感染が関連しており，p16[INK4a] は核と細胞質にびまん性強陽性を示す．HIK1083 と MUC6 の少なくともどちらか一方に陽性を示すことがあるが，HIK1083 と MUC6 がともに陽性を示す症例は数％と非常に少ない[4,5]．

b) 特定不能な粘液性癌

下記5. を参照．

c) 分葉状頸管腺過形成（LEGH）

LEGH も胃型粘液を有する腺が増殖するが，浸潤を欠くことが胃型粘液性癌との鑑別点である．MDA を含む胃型粘液性癌は浸潤性に増殖し，腫瘍腺管のいびつな形態，不規則な配列，個細胞性ないし小型集塊を形成する腫瘍細胞の存在，間質の線維形成性反応が診断の鍵となる．加えて MDA 以外の胃型粘液性癌では細胞異型もみられる．定義上，MDA の細胞異型は正常頸管腺と鑑別が難しいほど軽度で（上記6）参照），腺の形や構造と分布に注目することが重要である．これに対し，LEGH では，導管様に拡張したやや大型の腺管周囲に小型の腺管が集簇する分葉状構造の形成が特徴的で，個々の腺管は丸みを帯びており，間質浸潤は示さない．ただし，LEGH でも，腺管の破壊によって粘液の漏出と肉芽組織型の間質反応がみられることがあり，これを浸潤と誤認しないよう注意が必要である．稀に，LEGH の構造を保持し，癌に相当する細胞異型を示す細胞が腺管を置換性ないし腺腔内に乳頭状構造を形成して増殖することがある．同病変は，LEGH が頸部の広範囲に広がる例でみられる傾向があり，臨床的には上皮内腺癌に準じて扱うのが妥当と考えられるが，LEGH 自体が頸管の高位（扁平円柱上皮境界 squamocolumnar junction（SCJ）から離れた子宮体部寄り）に好発するため，円錐切除では切除しきれないことが多い．

免疫組織化学的に，胃型粘液性癌と LEGH の両者ともに，胃型粘液形質陽性で ER を発現しないという共通した所見を示すが，CEA は，胃型粘液性癌では細胞質に発現するのに対し，LEGH では apical 側にのみ陽性所見を示し，診断の一助となる．間質に注目すると，胃型粘液性癌では浸潤に対する反応として間質に筋線維芽細胞が増殖し，これらは α-smooth muscle actin 陽性かつ ER 陰性であるのに対し，LEGH の間質細胞は，既存の頸管間質と同様，

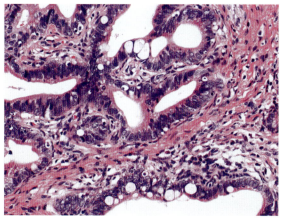

図14 | 腸型粘液性癌
杯細胞に類似した腫瘍細胞が混在する.

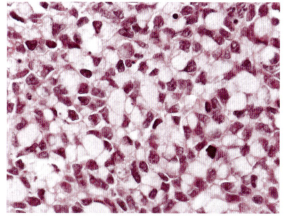

図15 | 印環細胞型粘液性癌
豊富な細胞質内粘液と偏在異型核を有する印環細胞型腫瘍細胞が, 充実性に増殖する.

ERの発現が保持される.

d) 転移性腫瘍

　膵管癌は形態的に胃型粘液性癌に類似し, 胃癌の中には胃型形質を有するものもあることから, これらの頸部転移は胃型粘液性癌との鑑別を要する. 癌の主座が頸管内腔直下に存在し, LEGHや上皮内腺癌を併存していれば頸部原発が示唆される. これに対し, 頸部の深層を主座として発育し上皮内成分を欠く場合は, 転移性腫瘍の可能性も考慮する必要がある. 脈管侵襲像, リンパ節転移や腹膜転移はいずれでもみられる. 免疫組織化学では, 胃型粘液性癌はPAX8陽性を示すが, 膵管癌や胃癌はPAX8陰性である. なお, CK7は胃型粘液性癌, 膵管癌, 胃癌のいずれにも陽性となりうる. 転移性腫瘍を疑う場合, 既往歴の確認や膵臓や胃の検索が必要であることはいうまでもない.

3. 腸型粘液性癌

1) 定義

　腸上皮への分化を示す腫瘍細胞を含む腺癌で, 腸型の粘液形質を示す. 杯細胞を認めることが多いが, 時にPaneth細胞や神経内分泌細胞を伴うこともある.

2) 組織学的所見

　細胞質内に豊富な粘液を有する高円柱上皮細胞で構成される腺癌で, 杯細胞やPaneth細胞に類似した腫瘍細胞が混在する (図14). 神経内分泌細胞を伴うこともある. 大腸癌に類似した腫瘍細胞で構成される管腔内に, 壊死物を貯留することがある. 腸型分化を示す腫瘍細胞のみで構成される腺癌は稀で, しばしば通常型内頸部腺癌と併存する.

3) 免疫組織化学的特徴

　免疫組織化学に関する報告は限られているが, CK20, CDX2, MUC2陽性で腸型の粘液形質を示す. CK7も陽性となる. 多くはHPV関連腫瘍と考えられており, $p16^{INK4a}$陽性を示すが[17], 稀な腫瘍であることから十分な検討はされていない. 腸型粘液性癌と併存する通常型内頸部腺癌や上皮内腺癌にCDX2の発現がみられるとの報告もあり[18], 形態学的に腸型と認識できない場合なども腸型分化を示している可能性が考えられる.

4) 鑑別診断

　大腸癌の直接浸潤や転移を除外することが最も重要である. 免疫組織化学で, CK7は腸型粘液性癌で陽性であるのに対し, 大腸癌の多くで陰性を示すことから, 鑑別に役立つ. しかし, 大腸癌でも低分化腺癌や右半結腸原発の癌の中にはCK7陽性を示すものがある. $p16^{INK4a}$がびまん性陽性を示す場合には頸部原発腫瘍を示唆する所見となりうる. なお, 腸型粘液性癌と大腸癌はいずれもCK20およびCDX2陽性である. 転移性腫瘍との鑑別には, 既往歴の確認や全身検索が重要である.

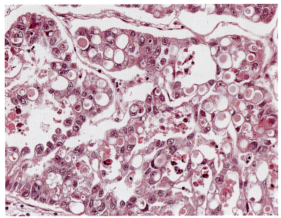

図16 | 明細胞癌
偏在する異型核を有し，印環細胞様の細胞がみられる．部分的には核が内腔に突出するホブネイル細胞がみられ，明細胞癌の所見である．

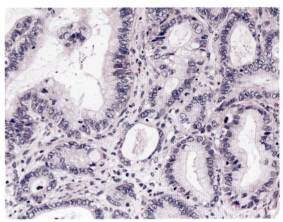

図17 | 粘液性癌，NOS

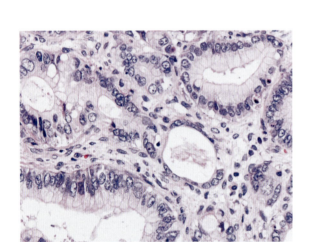

図18 | 粘液性癌，NOS
腫瘍細胞は，豊富な細胞質内粘液を有する．

4．印環細胞型粘液性癌

1）定義

一部または，ほとんどが印環型腫瘍細胞で構成される腺癌である．

2）組織学的所見

豊富な細胞質内粘液とこれに圧排されて偏在する異型核を有する類円形印環型腫瘍細胞が，胞巣形成性，びまん性，個細胞性に増殖する（図15）．頸部原発の純粋な印環細胞型粘液性癌は極めて稀である．多くは腸型粘液性癌の部分像としてみられ，ハイリスクHPVは陽性である．異型粘液性癌の部分像として，印環型腫瘍細胞を認めることもある．

3）鑑別診断

a）転移性腫瘍

頸部原発の印環細胞型粘液性癌は非常に稀であり，その頻度は転移性腫瘍の頻度よりも少ない．まずは胃癌を含む消化器や乳腺由来の印環細胞型粘液性癌の転移を否定する必要がある．免疫組織化学で，CK7陽性を示す胃癌は珍しくない．CDX2（消化管癌は陽性）が有用なことがある．

b）低分化型腺癌，腺扁平上皮癌，明細胞癌

低分化型粘液性癌，NOSや，腺扁平上皮癌の部分像として，印環型腫瘍細胞を認めることがある．明細胞癌の部分像が印環細胞型粘液性癌に類似することもある（図16）が，腫瘍全体のどこかには乳頭状構造やホブネイルhobnail状の細胞などの典型像がみられるので，それを認識することが鑑別の一助となる．

5．特定不能な粘液性癌（粘液性癌，NOS）

1）定義

豊富な細胞質内粘液を有する腫瘍細胞からなる腺癌で，前述のいずれの特殊型にも含まれないものを指す．

2）組織学的所見

高円柱状腫瘍細胞が不整な管状構造や乳頭状構造

を呈して浸潤性に増殖する（図 17）．腫瘍細胞の細胞質には，HE 染色で認識できる細胞質内粘液を有する（図 18）．核は，細胞質内粘液によって，基底側に圧排され，異型と核分裂像やアポトーシスを認める．免疫組織化学的にも，胃型や腸型の粘液形質はみられない．

3）鑑別診断

　豊富な細胞質内粘液が認められれば，粘液性癌の診断は比較的容易である．粘液性癌，NOS の診断は，特殊型を除外することであり，腸型粘液性癌，印環細胞型粘液性癌は，その形態的特徴から鑑別可能である．胃型粘液性癌との鑑別が最も重要である．組織学的に，胃型粘液性癌が細胞境界が明瞭な細胞で構成され膵管癌に類似するのに対し，粘液性癌，NOS ではこれらの特徴を欠き，HE 染色で細胞質内粘液は淡好酸性ないしやや青白く染色される傾向がある．免疫組織化学的に，胃型の粘液形質は確認できない．粘液性癌，NOS の多くは HPV 関連腫瘍である[14]．

（岩本雅美，清川貴子）

文　　献

1）Ishii K, Hosaka N, Toki T et al：A new view of the so-called adenoma malignum of the uterine cervix. Virchows Archiv 432：315-322, 1998
2）Nucci MR, Clement PB, Young RH：Lobular endocervical glandular hyperplasia, not otherwise specified：a clinico-pathologic analysis of thirteen cases of a distinctive pseudoneoplastic lesion and comparison with fourteen cases of adenoma malignum. Am J Surg Pathol 23：886-891, 1999
3）Mikami Y, Hata S, Fujiwara K et al：Florid endocervical glandular hyperplasia with intestinal and pyloric gland metaplasia：worrisome benign mimic of "adenoma malignum". Gynecol Oncol 74：504-511, 1999
4）Mikami Y, Kiyokawa T, Hata S et al：Gastrointestinal immunophenotype in adenocarcinomas of the uterine cervix and related glandular lesions：a possible link between lobular endocervical glandular hyperplasia/pyloric gland metaplasia and 'adenoma malignum'. Mod Pathol 17：962-972, 2004
5）Kojima A, Mikami Y, Sudo T et al：Gastric morphology and immunophenotype predict poor outcome in mucinous adenocarcinoma of the uterine cervix. Am J Surg Pathol 31：664-672, 2007

6）Park KJ, Kiyokawa T, Soslow RA et al：Unusual endocervical adenocarcinomas：an immunohistochemical analysis with molecular detection of human papillomavirus. Am J Surg Pathol 35：633-646, 2011
7）Karamurzin YS, Kiyokawa T, Parkash V et al：Gastric-type Endocervical Adenocarcinoma：An Aggressive Tumor With Unusual Metastatic Patterns and Poor Prognosis. Am J Surg Pathol 39：1449-1457, 2015
8）Kawauchi S, Kusuda T, Liu XP et al：Is lobular endocervical glandular hyperplasia a cancerous precursor of minimal deviation adenocarcinoma?：a comparative molecular-genetic and immunohistochemical study. Am J Surg Pathol 32：1807-1815, 2008
9）Kuragaki C, Enomoto T, Ueno Y et al：Mutations in the STK11 gene characterize minimal deviation adenocarcinoma of the uterine cervix. Lab Invest 83：35-45, 2003
10）Holl K, Nowakowski AM, Powell N et al：Human papillomavirus prevalence and type-distribution in cervical glandular neoplasias：Results from a European multinational epidemiological study. Int J Cancer 137：2858-2868, 2015
11）Mikami Y, Kiyokawa T, Sasajima Y et al：Reappraisal of synchronous and multifocal mucinous lesions of the female genital tract：a close association with gastric metaplasia. Histopathology 54：184-191, 2009
12）Kawakami F, Mikami Y, Sudo T et al：Cytologic features of gastric-type adenocarcinoma of the uterine cervix. Diagn Cytopathol 43：791-796, 2015
13）Fulmer CG, Hoda RS, Pirog EC et al：Cytomorphology of Gastric-Type Cervical Adenocarcinoma on a ThinPrep Pap Test：Report of a p16-Positive Tumor Case. Diagn Cytopathol 44：710-713, 2016
14）Stolnicu S, Barsan I, Hoang L et al：International Endocervical Adenocarcinoma Criteria and Classification (IECC)：A New Pathogenetic Classification for Invasive Adenocarcinomas of the Endocervix. Am J Surg Pathol 42：214-226, 2018
15）Mikami Y, Minamiguchi S, Teramoto N et al：Carbonic anhydrase type IX expression in lobular endocervical glandular hyperplasia and gastric-type adenocarcinoma of the uterine cervix. Pathol Res Pract 209：173-178, 2013
16）Carleton C, Hoang L, Sah S et al：A Detailed Immunohistochemical Analysis of a Large Series of Cervical and Vaginal Gastric-type Adenocarcinomas. Am J Surg Pathol 40：636-644, 2016
17）An HJ, Kim KR, Kim IS et al：Prevalence of human papillomavirus DNA in various histological subtypes of cervical adenocarcinoma：a population-based study. Mod Pathol 18：528-534, 2005
18）McCluggage WG, Shah R, Connolly LE et al：Intestinal-type cervical adenocarcinoma in situ and adenocarcinoma exhibit a partial enteric immunophenotype with consistent expression of CDX2. Int J Gynecol Pathol 27：92-100, 2008

第2部　組織型と診断の実際

Ⅱ. 腺系腫瘍

4 特殊型腺癌

はじめに

　子宮頸部（頸部）に生じる腺癌の多くは通常型と呼ばれるものであり，細胞質内粘液が豊富な粘液性癌がこれに続く．これら以外に漿液性癌 serous carcinoma，明細胞癌 clear cell carcinoma，中腎癌 mesonephric carcinoma も生じるが，いずれも稀であるがゆえに診断，鑑別に注意を要する．本項ではこれらの組織型の病理所見と鑑別診断について解説する．

1. 漿液性癌

1) 定義

　卵巣や子宮内膜に発生する同名の腫瘍と同様の組織像を呈する腫瘍であり，異型の強い細胞の複雑な乳頭状増殖と芽出を特徴とする．

2) 臨床的事項

　患者年齢は 40 歳未満の若年層と 65 歳以降の高年齢層の二峰性を示す[1,2]．症状としては性器出血をみることが多いが，無症状の女性に細胞診で発見されることもある．

　進行した状態で発見されることが多く，予後は不良であるとされるが，Stage Ⅰ の症例では他の組織型の腺癌と予後は変わらない[1]．

3) 肉眼所見

　他の型の腺癌との違いはなく，多くは隆起性病変や潰瘍形成を示すが，肉眼で病変がみつからないこともある[1]．

4) 細胞・組織学的所見

　細胞診では小型で核・細胞質（N/C）比の高い細胞がシート状あるいは重積性集塊として出現し，時に分枝状にみえる．間質を芯とする真の乳頭状構造がみられることは少ない．核の多形性やクロマチン増量が目立つ（図1）．

　組織学的には複雑な乳頭状構造が特徴的であり，樹枝状あるいは階層構造を呈する（図2）．また，腫瘍細胞の重層化や房状構造，芽出を示すことが多い（図3）．腫瘍細胞は N/C 比の高い立方状細胞であり，一般に核異型は高度で，多数の核分裂像がみられる（図3）．間質浸潤部では腫瘍細胞が裂隙状の管腔を形成したり（図4），充実性胞巣状に増殖したりする．砂粒体が出現する症例もある．

　免疫組織化学では p53 が陽性となる症例が多く（図5），CEA 陽性症例は少ない[1,3]．また多くの症例がp16[INK4a] 陽性であるが，漿液性癌においては必ずしもヒトパピローマウイルス human papillomavirus（HPV）感染を示唆する所見ではない．

5) 鑑別疾患

　子宮体部（体部），卵管，卵巣の漿液性癌の頸部転移との鑑別は組織像からだけでは困難である．

　漿液性癌と同様に乳頭状構造が目立つ腫瘍として絨毛腺管癌や類内膜癌が鑑別の対象となる．漿液性癌では前述のように複雑な乳頭状構造がみられるのに対し，絨毛腺管癌では直線的に延長した間質を芯とする絨毛状構造が目立ち，漿液性癌にみられるような細胞の芽出もみられない．細胞異型も漿液性癌に比べて軽度である．

4．特殊型腺癌　87

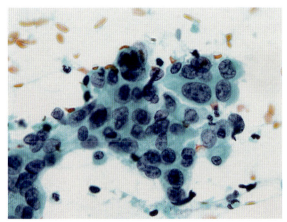

図1｜漿液性癌の細胞診（Papanicolaou染色）
N/C比の高い細胞が不規則な配列を呈して出現する．細胞質内粘液はみられない．

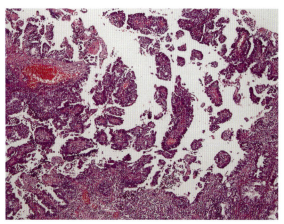

図2｜漿液性癌
樹枝状の複雑な分岐を示す乳頭状構造を認める．上皮細胞集団が分離増殖する像もみられる．

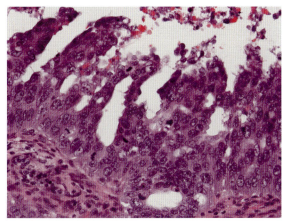

図3｜漿液性癌
腫瘍細胞はN/C比が高く，胞体内粘液はみられない．多数の核分裂像がみられる．腫瘍細胞の重層化，芽出を認める．

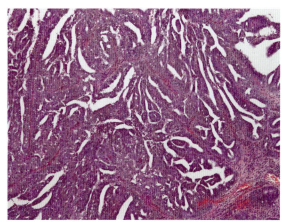

図4｜漿液性癌
浸潤部分では裂隙状の管腔形成を示すこともある．

　類内膜癌の中にも乳頭状構造を呈するものがあるが，類内膜癌を構成する細胞は多くは円柱状であり，異型も漿液性癌ほど高度なことは少なく，細胞の芽出もみられない．

6）発癌メカニズム

　一部の症例ではHPVが検出されることから，形態学的に頸部漿液性癌と考えられる腫瘍の中には，HPV感染が発癌に関与している通常型内頸部腺癌が漿液性癌様の形態を示している症例と，*TP53*の変異が発癌に関与しておりHPVと関連がない症例があると考えられる[4,5]．

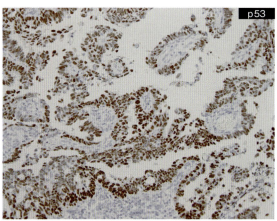

図5｜漿液性癌のp53免疫組織化学
びまん性に陽性となる症例がある．

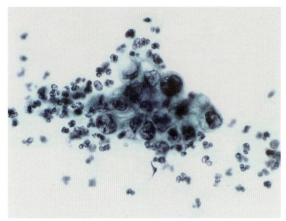

図6 │ 明細胞癌の細胞診（Papanicolaou染色）
淡明な細胞質を有する細胞の集塊がみられる．核は大型であり，核小体も目立つ．

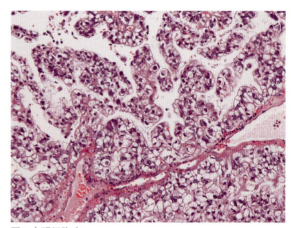

図7 │ 明細胞癌
淡明な細胞質を有する細胞が乳頭状に増生する．

2．明細胞癌

1）定義

卵巣，体部，腟の同名の腫瘍と同様の組織像を示し，淡明な胞体を有する細胞の乳頭状，腺管状，充実性増殖や，核が内腔に突出するホブネイル細胞hobnail cellの出現が特徴的である．かつては中腎組織由来と考えられており，mesonephromaなどと呼ばれていたが，現在ではMüller（ミュラー）管由来の上皮から発生するとされており，取扱い規約 病理編第4版の分類の中腎癌 mesonephric carcinoma（後述）とは別のものである．

2）臨床的事項

海外からの報告ではジエチルスチルベストロールdiethylstilbestrol（DES）などの合成非ステロイド系エストロゲン製剤に子宮内で曝露された若年女性の症例が多かったが[6]，1970年代からは妊婦にDESが使用されなくなり，中高年症例が多くなっている[7,8]．本邦ではDES関連症例はなく中高年女性の報告が多いが，DESと関係のない若年症例もある．

他の組織型の癌と同様に性器出血を症状とすることが多い[7,8]．

3）肉眼所見

内向性増殖を主体とすることが多く，隆起性病変を形成する頻度は低い[7,8]．

4）細胞・組織学的所見

細胞診では淡明な細胞質を有する細胞の集塊がみられる．これらの細胞では核は大型であり，核小体も目立つ（図6）．

組織学的には淡明な細胞質に富む細胞が乳頭状，腺管状，充実性胞巣状などの多彩なパターンを示して増生し（図7），核が内腔に突出する，ホブネイル細胞の出現も特徴的である（図8）．細胞質の淡明な腫瘍細胞は細胞質内にグリコーゲンを含有しており，PAS反応陽性，ジアスターゼ消化PAS反応陰性となる．腫瘍細胞の細胞質は常に淡明とは限らず，好酸性細胞質を有する亜型も知られている．間質に好酸性硝子様物質の沈着をみることがあるが（図9），これは基底膜物質を含んでおり，免疫組織化学でⅣ型collagenやlamininなどが陽性となる（図10）．

5）鑑別疾患

体部および卵巣原発の明細胞癌との鑑別は組織像のみでは困難であり，画像や肉眼所見による病変の分布で鑑別する．扁平上皮癌の中にも腫瘍細胞の細胞質が淡明なものがあり，明細胞癌の充実性部分と鑑別する必要がある．扁平上皮癌はp63およびp40が陽性であることが参考になる．

淡明細胞型腎細胞癌 clear cell renal cell carcinoma（CC-RCC）の転移も鑑別の対象となるが，CC-RCCの多くがCD10およびRCCマーカー陽性であり，CA125は陰性であるが，頸部明細胞癌ではCD10やRCCマーカーが陽性となる頻度は低い[9]．

頸部の円柱上皮にもArias-Stella（アリアス-ステ

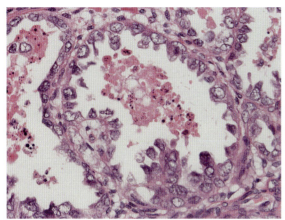

図8 | 明細胞癌
核が内腔に突出したホブネイル細胞がみられる．

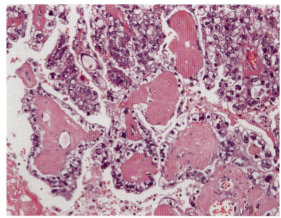

図9 | 明細胞癌
間質に好酸性，無構造な基底膜物質が沈着している．

ラ）反応がみられ，明細胞癌が疑われることがある．診断に際しては妊娠の有無についての臨床情報が重要であり，間質細胞の脱落膜反応がみられるときには Arias-Stella 反応が示唆される．

6）発癌メカニズム

DES 関連症例では，経胎盤的に移行した DES が子宮，腟の発生異常，発癌に関与していると考えられている．DES 関連明細胞癌ではマイクロサテライト不安定性や特定の染色体異常を示す症例があり，これらの遺伝子変異が発癌に関与している可能性がある[10,11]．明細胞癌においても HPV DNA が検出されることがあるが，その中でも腫瘍細胞が p16^{INK4a} を発現している症例は少ないことから，HPV DNA が検出されることが直ちに腫瘍化に関係しているのではないとする報告もある[12]．HPV が検出されない頸部明細胞癌では EGFR および HER2 の発現や，AKT-mTOR 経路の活性化が示唆されている[13]．

3．中腎癌

1）定義

遺残中腎管から発生する腺癌で，背景に中腎管の遺残，およびその過形成を認めることがある．古い文献の中には中腎癌と記載されている症例の中に明細胞癌や卵黄嚢腫瘍が含まれていることがあり，注意を要する．

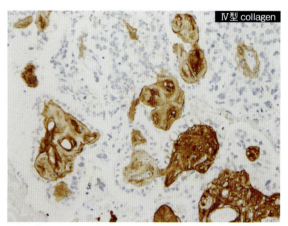

図10 | 明細胞癌のIV型 collagen 免疫組織化学
間質の好酸性物質が陽性を示す．

2）臨床的事項

患者平均年齢は50歳前後である．症状としては性器出血が多い．細胞診で陽性となることは少ない[14-16]．

3）肉眼所見

中腎癌は中腎管の遺残がみられる頸部側壁に生じるが，病変が全周性に広がり，樽状となることもある．肉眼的に頸部内腔へ突出してポリープ状となることや，潰瘍を形成することもある[14]．

4）細胞・組織学的所見

立方状あるいは円柱状の細胞が多彩な組織パターンを呈して増殖する[14]．腺腔内に中腎管遺残にみら

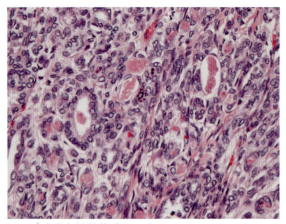

図11 | 中腎癌（細管状パターン）
立方上皮が小型腺管を形成する．管腔内に好酸性硝子様物質が貯留している．

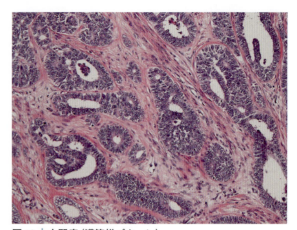

図12 | 中腎癌（導管様パターン）
円柱上皮よりなる大きな腺管構造を呈する．

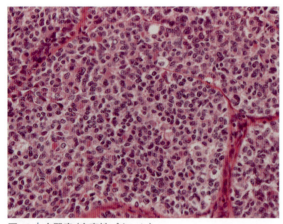

図13 | 中腎癌（充実性パターン）
立方上皮が主として充実性に増生する．小型で好酸性物質を容れた管腔を散見する．

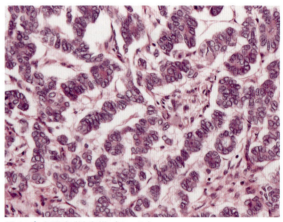

図14 | 中腎癌（性索様パターン）
腫瘍細胞が索状に増生する．

れるのと同様の好酸性硝子様物質を含むのが特徴の一つである（図11）．細管状パターンは立方上皮が小型腺管を形成するものを指す．導管状パターンは腺管が大きく，類内膜癌のような構造を示すものを指す（図12）．網状パターンは腺管構造が網目状であるものをいう．充実性パターンを示す部分では腫瘍細胞が充実性に増殖する中に微小な腺腔形成がみられる（図13）．腫瘍細胞が索状配列を呈する性索様パターンをみることもある（図14）．また，紡錘形細胞の増生や骨肉腫，軟骨肉腫，横紋筋肉腫などの間葉系腫瘍の像が混在する症例も報告されている[16]．

免疫組織化学では非腫瘍性の中腎管と同様にCD10, calretinin, PAX8, GATA3を発現しており，他の腺癌との鑑別に有用である．また，vimentin, EMA, androgen receptor (AR) が陽性であることが多く，estrogen receptor (ER), progesterone receptor (PgR) は陰性である[15,17]．

5) 鑑別疾患

中腎癌は多彩な組織像をとりうるので，見慣れない組織像の頸部腺癌や上皮間質混合性悪性腫瘍をみたときには中腎癌の可能性を考慮する．

導管状パターンが主体の症例では，類内膜癌との鑑別を要する．中腎癌の診断を支持する所見としては，発生部位が頸部の側壁を中心としていること，中腎管遺残や過形成を伴うことが挙げられる．既存の頸管や内膜の腺管を置換するような癌がみられる場合には，中腎癌ではない可能性を考える．扁平上

皮成分の存在は類内膜癌を示唆する．類内膜癌は
ER や PgR が陽性であることが多いのに対し，中腎
癌ではこれらのマーカーはほとんどの症例で陰性で
あること，CD10 や calretinin は類内膜癌では陰性で
あることが多い点を参考にする．

管状あるいは網状パターンを呈する病変としては
中腎管過形成が鑑別の対象となる．一般に中腎管過
形成では腺管の分布にまとまりがあることが多いの
に対し，中腎癌では辺縁が浸潤性に広がる．MIB-1
陽性細胞は，中腎癌では平均 15％程度であるのに対
して，中腎管過形成では 1〜2％である[15]．

6) 発癌メカニズム

中腎癌は HPV 感染によらず発生する．*RAS* の変
異が 8 割程度の症例にみられることから，RAS/
MAPK 経路が発癌に関与していることが考えられる．
また，クロマチンリモデリングに関連する *ARID1A*，
ARID1B，*SMARCA4* の変異が 6 割程度の症例にみ
られ，染色体 1q の増幅が 3/4 の症例に観察され
る[18]．

謝辞：本項で提示した症例標本を提供していただ
いた，岩国医療センター 高田晋一先生，京都桂病院
安原裕美子先生，倉敷中央病院 能登原憲司先生，
四国がんセンター 寺本典弘先生に深謝いたします．

（柳井広之）

文　献

1) Zhou C, Gilks CB, Hayes M et al：Papillary serous carcinoma of the uterine cervix：a clinicopathologic study of 17 cases. Am J Surg Pathol 22：113-120, 1988
2) Zhou C, Matisic JP, Clement PB et al：Cytologic features of papillary serous adenocarcinoma of the uterine cervix. Cancer 81：98-104, 1997
3) Nofech-Mozes S, Rasty G, Ismiil N et al：Immunohistochemical characterization of endocervical papillary serous carcinoma. Int J Gynecol Cancer 16 (Suppl 1)：286-292, 2006
4) Pirog EC, Kleter B, Olgac S et al：Prevalence of human papillomavirus DNA in different histological subtypes of cervical adenocarcinoma. Am J Pathol 157：1055-1062, 2000
5) Duggan MA, McGregor SE, Benoit JL et al：The human papillomavirus status of invasive cervical adenocarcinoma：a clinicopathological and outcome analysis. Hum Pathol 26：319-325, 1995

6) Hill EC：Clear cell carcinoma of the cervix and vagina in young women. A report of six cases with association of maternal stilbestrol therapy and adenosis of the vagina. Am J Obstet Gynecol 116：470-484, 1973
7) Reich O, Tamussino K, Lahousen M et al：Clear cell carcinoma of the uterine cervix：pathology and prognosis in surgically treated stage IB-IIB disease in women not exposed in utero to diethylstilbestrol. Gynecol Oncol 76：331-335, 2000
8) Thomas MB, Wright JD, Leiser AL et al：Clear cell carcinoma of the cervix：a multi-institutional review in the post-DES era. Gynecol Oncol 109：335-339, 2008
9) Mentrikoski MJ, Wendroth SM, Wick MR：Immunohistochemical distinction of renal cell carcinoma from other carcinomas with clear-cell histomorphology：utility of CD10 and CA-125 in addition to PAX-2, PAX-8, RCCma, and adipophilin. Appl Immunohistochem Mol Morphol 22：635-641, 2004
10) Boyd J, Takahashi H, Waggoner SE et al：Molecular genetic analysis of clear cell adenocarcinomas of the vagina and cervix associated and unassociated with diethylstilbestrol exposure in utero. Cancer 77：507-513, 1996
11) Hajek RA, King DW, Hernández-Valero MA et al：Detection of chromosomal aberrations by fluorescence in situ hybridization in cervicovaginal biopsies from women exposed to diethylstilbestrol in utero. Int J Gynecol Cancer 16：318-324, 2006
12) Kocken M, Baalbergen A, Snijders PJ et al：High-risk human papillomavirus seems not involved in DES-related and of limited importance in nonDES related clear cell carcinoma of the cervix. Gynecol Oncol 122：297-302, 2011
13) Ueno S, Sudo T, Oka N et al：Absence of human papillomavirus infection and activation of PI3K-AKT pathway in cervical clear cell carcinoma. Int J Gynecol Cancer 23：1084-1091, 2013
14) Clement PB, Young RH, Keh P et al：Malignant mesonephric neoplasms of the uterine cervix. A report of eight cases, including four with a malignant spindle cell component. Am J Surg Pathol 19：1158-1171, 1995
15) Silver SA, Devouassoux-Shisheboran M, Mezzetti TP et al：Mesonephric adenocarcinomas of the uterine cervix：a study of 11 cases with immunohistochemical findings. Am J Surg Pathol 25：379-387, 2001
16) Bagué S, Rodríguez IM, Prat J：Malignant mesonephric tumors of the female genital tract：a clinicopathologic study of 9 cases. Am J Surg Pathol 28：601-607, 2004
17) McCluggage WG, Oliva E, Herrington CS et al：CD10 and calretinin staining of endocervical glandular lesions, endocervical stroma and endometrioid adenocarcinomas of the uterine corpus：CD10 positivity is characteristic of, but not specific for, mesonephric lesions and is not specific for endometrial stroma. Histopathology 43：144-150, 2003
18) Mirkovic J, Sholl LM, Garcia E et al：Targeted genomic profiling reveals recurrent KRAS mutations and gain of chromosome 1q in mesonephric carcinomas of the female genital tract. Mod Pathol 28：1504-1514, 2015

第2部　組織型と診断の実際

Ⅱ. 腺系腫瘍

5 良性腫瘍および腫瘍様病変

はじめに

　子宮頸部(頸部)の「良性腺系病変・腫瘍様病変」に関しては,WHO分類(2003年)[1]では扱いが小さく,müllerian papilloma,endocervical polypのみであったが,WHO分類(2014年)[2]では"Benign glandular tumours and tumour-like lesion"というカテゴリーのもと,**表1**の疾患リストとあわせ,記載も大幅に増えた.子宮頸癌取扱い規約(第4版)もこれに準じて改訂されている[3].しかし,実際のところは,分葉状頸管腺過形成 lobular endocervical glandular hyperplasia(LEGH)関連以外に新知見はあまりみられない.本項では頸部良性腺系病変の中で主要なものを取り上げる.

1. 頸管ポリープ endocervical polyp(図1)

　生殖年齢女性の2〜5%に存在する頻度の高い病変である.1cm前後のものが多いが,時として10cmをこえる腫瘤を形成することがある.大多数は無症状だが,性交後出血をきたす症例もみられる.

　組織学的には良性頸管腺上皮が線維性間質,あるいは線維筋性間質を被覆するポリープ状の病変で,間質内には大小様々な頸管腺が分布する.また,大小の血管の介在を認める.扁平上皮化生や微小腺管過形成がしばしば観察される.大多数の症例において上皮内に好中球浸潤がみられ,一部の症例では表層がびらん状を呈する.上皮下間質の慢性炎症所見がほぼ全例にみられ,症例によっては形質細胞優位

表1｜良性腺腫瘍および腫瘍類似病変 benign glandular tumors and tumor-like lesions(文献2,3より)

1. 頸管ポリープ endocervical type
2. Müller管乳頭腫 müllerian papilloma
3. Naboth囊胞 nabothian cyst
4. トンネル・クラスター tunnel clusters
5. 微小腺管過形成 microglandular hyperplasia
6. 分葉状頸管腺過形成 lobular endocervical gland hyperplasia(LEGH)
7. びまん性層状頸管腺過形成 diffuse laminar endocervical hyperplasia
8. 中腎遺残および過形成 mesonephric remnants and hyperplasia
9. Arias-Stella反応 Arias-Stella reaction
10. 頸管内膜症 endocervicosis
11. 子宮内膜症 endometriosis
12. 卵管類内膜化生 tuboendometrioid metaplasia
13. 異所性前立腺組織 ectopic prostate tissue

の炎症細胞浸潤が認められる.

2. Naboth(ナボット)囊胞 nabothian cyst(図2)

　経産婦に多くみられる良性の囊胞性病変である.臨床的には,大型のものや深部に広がるもの(deep nabothian cyst)の場合に,LEGHや胃型粘液性癌との鑑別が問題となることがある.発生機序として頸管腺の開口部の閉塞が想定されているが,どの程度の大きさから Naboth 囊胞と呼ぶかについて明確な基準はない.

　組織学的には異型性に乏しい頸管腺上皮細胞で被覆された囊胞で,内腔は粘液で充満されている.基本的な輪郭は円形である.被覆する腺上皮はしばし

5．良性腫瘍および腫瘍様病変　93

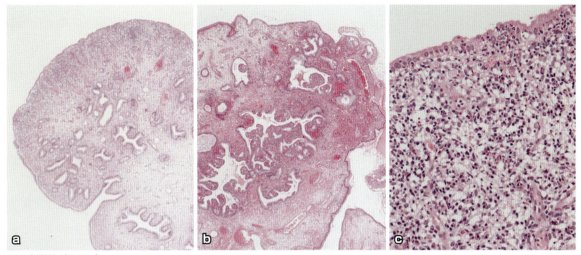

図1 | 頸管ポリープ
大小の頸管腺が散在性にみられ，間質には血管の介在が目立つ．形質細胞，リンパ球の密な浸潤を伴う症例あり．

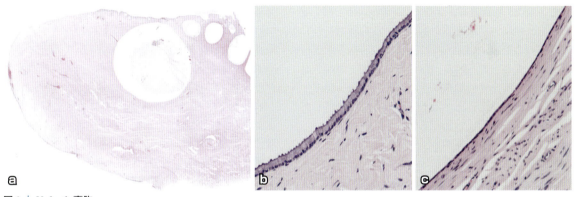

図2 | Naboth 囊胞
円形の輪郭を呈する囊胞で，被覆する上皮には円柱状で粘液を有するものから，扁平化した細胞質に乏しいものまで様々なものがみられる．

ば扁平化する．卵管上皮化生を含む種々の化生性変化を伴うこともある．

3．トンネル・クラスター tunnel cluster（図3a〜c）

経産婦の約10％に存在する比較的頻度の高い良性腺病変で無症状である．そのほとんどが子宮全摘検体や頸部円錐切除検体において偶然検出される．

組織学的には頸管腺領域の表層に主座のある結節状の，あるいは境界明瞭な広がりを示す頸管腺の集簇巣である．トンネル・クラスターでは上皮が扁平化することが多く，囊胞状に拡張した腺腔が密在する．細胞異型は乏しい．拡張がない，あるいは軽度

である場合に，A型トンネル・クラスターと呼んで区別してきた経緯もある．

4．微小腺管過形成 microglandular hyperplasia（MGH）
（図4a〜e, 5）

生検体や手術標本において偶発的に発見される良性の反応性病変である．生殖年齢の女性に多くみられ，以前より妊娠，経口避妊薬，プロゲステロンの長期服薬との関連が指摘されてきたが，閉経後女性にも6％程度存在する病変で，現在ではホルモンとの関連を疑問視する記載もみられる[4]．

組織学的には腺上皮と扁平上皮様の上皮が混在し

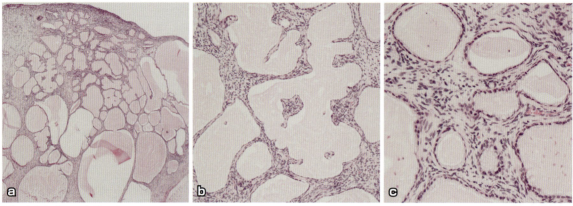

図3 | トンネル・クラスター
a：粘液の貯留を伴う大小の腺管が頸管腺の表層に集簇する．b：扁平化した腺上皮細胞が不整な形状の腺管を構成する．c：粘液を含む（扁平化しきっていない）円柱状の細胞からなる腺管も混在する．

て密に増生する病変で，上皮/間質比が極めて高くなる．胞巣内に大小の腺腔が密に，あるいは散在性に分布することで，弱拡大では篩状構造，癒合腺管様構造としてとらえられる．腺癌の可能性を想起させることもある上皮の増生巣で，時として広い範囲に進展するが，以下に述べるMGHの特徴を理解していれば癌との鑑別は可能である．

MGHの本態は予備細胞 reserve cell や扁平上皮化生細胞の増生と考えられており，これらの細胞とともに頸管腺上皮も増える．予備細胞の増生の程度，扁平上皮化生の程度によって弱拡大の印象が異なるので，組織像のバリエーションを把握することが重要である．胞巣の中心部に異型性に乏しい頸管腺上皮からなる腺腔が認められるが，この腺腔は狭小化し，目立たなくなることがある．また，核上/核下の空胞を伴う細胞がしばしば確認される．大多数の症例では上皮内に好中球浸潤がみられ，また，微小膿瘍を形成することも多い．

MGHを構成する細胞は，免疫組織化学的に estrogen（ER）強陽性を示すのに対し，progesterone（PgR）の発現は既存の頸管腺に比べて減弱傾向にある[5]．CK5/6 や p63^{INK4a} の免疫組織化学により扁平上皮系分化を示す成分や予備細胞を認識することができる．

5. 分葉状頸管腺過形成 lobular endocervical glandular hyperplasia（LEGH）

LEGHについては多くの混乱が生じている．その背景には，概念自体が経時的に変遷してきたこと，「分葉状/lobular」の定義が曖昧であること，最小偏倚腺癌（いわゆる悪性腺腫 adenoma malignum）との混同，胃型腺系病変に対する病理医の苦手意識，などの問題が挙げられる．

当初は文字どおり「分葉状を呈する頸管腺の過形成変化」として提唱されたが[6]，その後，LEGHが胃型形質を呈する腺管の増生からなり，既存の頸管腺上皮とは全く異なる性質を示すことが証明された[7]．すなわち，LEGHは既存の頸管腺の過形成ではない．頸部における胃型形質を示す腺管の存在は特異な所見であり，近年では「胃上皮化生を示す腺管の良性増殖性病変」がLEGHの事実上の定義となりつつある．頸部腺癌の中では胃型粘液性癌が非ヒトパピローマウイルス human papillomavirus（HPV）関連の粘液性癌の亜型として認識されるに至ったが，近年の臨床病理学的あるいは分子遺伝学的知見を考察した場合，LEGHを過形成および腫瘍を内包する良性胃型粘液増殖性病変 benign gastric-type mucinous glandular proliferation（BGMGP）ととらえたほうが，整理・理解しやすい．

LEGHではしばしば分葉状の腺管が出現するが，既存の頸管腺も分葉状を呈することがある（図6）．その一方で，分葉状構造の目立たない病変や，場合によっては分葉状腺管が全くみられない病変も存在する．すなわち，分葉状構造はLEGHに一定頻度で出現する所見にすぎない．胃型腺管の形態認識が高まり，微小なものも含めて多くのBGMGPがLEGHと診断されるようになった今，分葉状構造の目立た

5. 良性腫瘍および腫瘍様病変　95

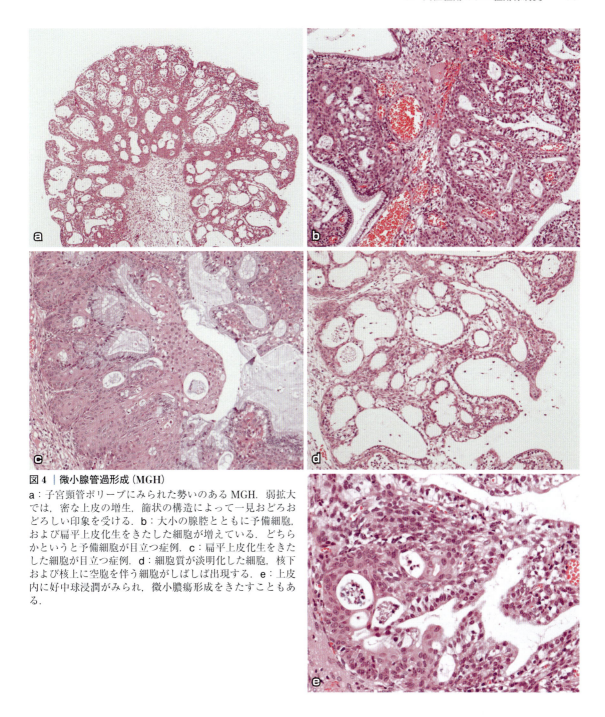

図 4 ｜ 微小腺管過形成（MGH）
a：子宮頸管ポリープにみられた勢いのある MGH．弱拡大では，密な上皮の増生，篩状の構造によって一見おどろおどろしい印象を受ける．b：大小の腺腔とともに予備細胞，および扁平上皮化生をきたした細胞が増えている．どちらかというと予備細胞が目立つ症例．c：扁平上皮化生をきたした細胞が目立つ症例．d：細胞質が淡明化した細胞，核下および核上に空胞を伴う細胞がしばしば出現する．e：上皮内に好中球浸潤がみられ，微小膿瘍形成をきたすこともある．

ない病変や，場合によっては分葉状腺管が全くみられない病変もその範疇に入ってくる．「分葉状構造がみられなければ LEGH ではない」という認識のもとでは，潜在的に発癌リスクがある胃型病変を見落とすことになりかねない．生検において分葉状の広がりを示す胃型腺管がまとまって出現することはないため，LEGH を含む BGMGP の病理診断で最重要と

なるのは，HE 染色標本において胃型分化あるいは形質を認識することであるといえよう．
　近年，良性〜悪性まで様々な頸部胃型腺系病変の診断用語が提唱されている．頸部の胃型腺管をとらえる際の要点は，①異型（核・細胞配列・構造）の有無，②明瞭な間質浸潤の有無，の二点に集約される（**表 2**）．診断に苦慮するのは表 2 の B 群だが，日常

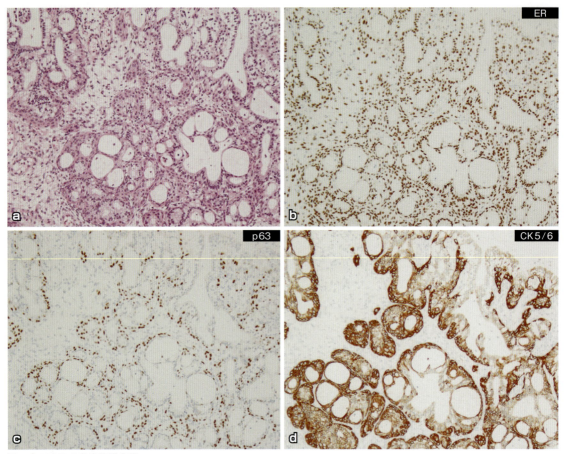

図5 | MGH の免疫組織化学
MGH を構成する細胞は ER にびまん性に陽性となる．また，予備細胞，扁平上皮化生細胞の増生を反映し，胞巣の辺縁を主体として p63，CK5/6 の陽性所見が確認される．

の病理診断の現場では LEGH（A 群）と浸潤性胃型粘液性癌（C 群）に遭遇する頻度のほうが圧倒的に高く，これらを確実に診断することが重要である．B 群に関しては反応性から上皮内癌に至る多彩な病変を内包している一方で，診断基準が確立されていないために概念が混沌としている面があり，多数例で予後を検討した研究がない．すなわち，どの程度の異型性をもって異型 LEGH（atypical LEGH）とすべきか，異型 LEGH を全て治療対象とするべきかどうかは今後解明されるべき問題である．

1）臨床的事項

LEGH は水様帯下で発症することがよく知られているが，多くの症例では無症状である．Peutz-Jeghers 症候群に合併する症例もある．好発部位は頸管腺領域の峡部側で，内子宮口付近に好発する．子宮壁内に広がるのが一般的で，隆起性病変を形成することは稀である．そのため生検診断が困難になる．円錐切除検体で LEGH がみつかる場合も，体部側の縁に病変の一部が認められることが多い．LEGH は時として頸部の壁の深部にまで及ぶ．したがって，深さや分布は良悪性を鑑別するための指標とならない．

2）組織学的所見（図7〜11）

典型的な組織像は大型の腺腔を中心としてその周囲に小型，中型の腺管が取り巻く分葉状構造だが（図7），前述のように LEGH には分葉状構造が不明瞭なものが少なからずあり（図8），腺管の構造や分布も多様である（図9）．したがって，(1) 細胞質の色合い，(2) 腺管内腔の輪郭，によって胃型分化を見出すことが診断の助けになる．既存の頸管腺上皮を構成する円柱細胞は淡好塩基性または grayish な細胞

5．良性腫瘍および腫瘍様病変　97

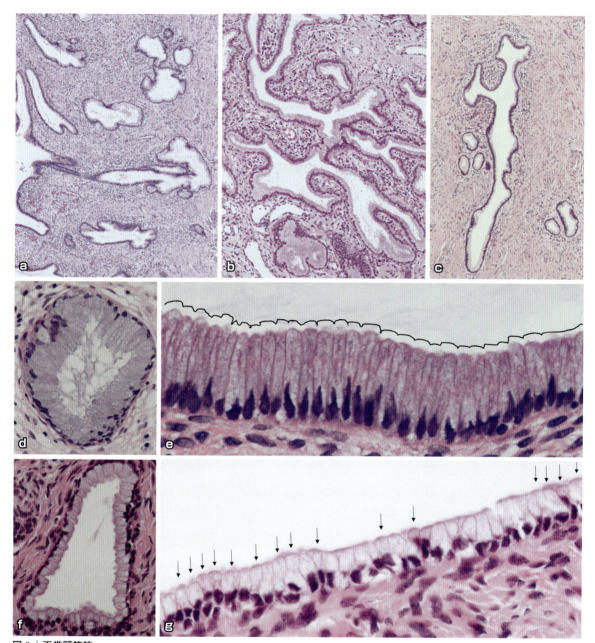

図6｜正常頸管腺
頸管腺は grayish な色調の粘液を有するのが特徴だが，この色感は hematoxylin と eosin のバランスの影響を受ける．正常頸管腺でも不規則な分岐や，分葉傾向がみられることがある．頸管腺上皮では上皮細胞の内腔面が凸な輪郭を呈し，隣接する細胞間に段差が生じることが多い．内腔面の段差が目立たない腺管でも，凸な輪郭を示す細胞の介在（矢印）が観察される．

質内粘液を有しているのに対し，LEGH を構成する円柱細胞は淡好酸性の細胞質を有している（図10）．この違いはむしろ弱拡大で認識することができる．ただしこの色調は染色性によって左右されるため注意を要する．腺管内腔側の輪郭は正常頸管腺では不整で，隣接する細胞間で内腔面に段差が生じるのに対して，LEGH では腺管の内腔面は概して平滑である（図10）．これらの所見により HE 染色標本でほとんどの LEGH は診断可能となる．十分な確証が得られない場合は，Alcian blue・PAS 二重染色ないし免疫組織化学が有用である．Alcian blue・PAS 二重染色を施行すると，正常頸管腺上皮は酸性ムチンを反

表2 | 頸部胃型腺系病変のとらえ方

	異型（核・細胞配列・極性・構造）	明瞭な間質浸潤所見	該当する病態	備考（実際的な側面）
A群	無	無	・単純型胃上皮化生 ・LEGH	・局所性，かつ既存の頸管腺上皮を置換するものが胃上皮化生とされる． ・異型性に乏しい胃型腺管が領域性をもって広がりをみせる場合にはLEGHと診断すべきである． ・生検などで，LEGHと異型性・間質反応の乏しい胃型粘液性癌を区別するのが難しいことがあるが，過剰診断は避ける方向でアプローチしたほうがよい．
B群	有	無	・反応性変化を伴うLEGH ・悪性化の過程にあるLEGH ・非浸潤性の胃型粘液性癌（LEGHが悪性化したものを含む） ・間質反応が乏しくて浸潤と判断できない浸潤性胃型粘液性癌	・異型LEGHと非浸潤性胃型粘液性癌を同義とする考えもあるが，反応性変化を伴うLEGHを含め，癌とまでは言い切れない程度の異型性を示すLEGHも存在する． ・異型LEGHと診断される病変の一部が胃型粘液性癌の部分像（非浸潤，浸潤性を問わず）であることを常に念頭に置く必要もある． ・生検などにおいて一定頻度で「胃型粘液性癌の可能性あり」というコメントを付記する必要が生じる領域．
C群	（無～）有	有	・浸潤性胃型粘液性癌	・生検検体で浸潤性の胃型粘液性癌と断ずることができるのはこの群のみである．

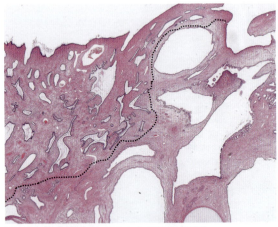

図7 | 子宮全摘検体にみられたLEGH（右側）
嚢胞状に拡張した腺腔の周囲に小腺管がまとわりつくように分布する像がみられる．病変は筋層深部に及ぶことがある．

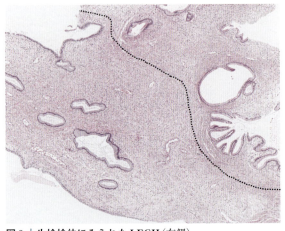

図8 | 生検検体にみられたLEGH（右側）
生検検体では腺管の分葉状構造が不明瞭なことも多い．本検体では，腺管の色調の違い，不規則な分岐を示す腺管の存在などが，胃型腺管同定に役立った．

映して青紫色，LEGHを構成する腺上皮は中性ムチンを反映して赤紫色を呈する（図11）．

免疫組織化学的にはLEGHを構成する腺上皮細胞ではERの発現が減弱もしくは消失し，胃型形質を反映して様々な胃型マーカーが陽性となる．MUC6，HIK1083といった幽門腺マーカーが高頻度に陽性となることが広く知られているが，これらは必ずしもびまん性に陽性とならない．特にHIK1083の陽性像は局所的であることが少なくない．また，MUC6は特異性が高くない．これに対して，CA-IXや汎胃型マーカーであるclaudin-18（CLDN18）はびまん性に陽性となる．CLDN18は既存の頸管腺では陰性なので，筆者らはLEGHの胃型分化を把握するにあたって第一選択として用いている．

3）異型LEGH

LEGHの中には種々の程度の細胞異型，構造異型を示すものが存在する（図12～14）．Mikamiらはこれらを異型LEGHと呼び，その基準として（1）nuclear enlargement，（2）irregular nuclear contour，（3）

5．良性腫瘍および腫瘍様病変　99

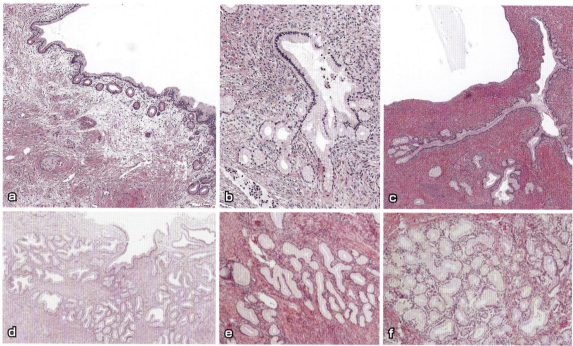

図9｜LEGH の構築，分布
分葉状構造を示す成分（a～c）と分葉状構造が乏しい症例の部分像（d～f）．

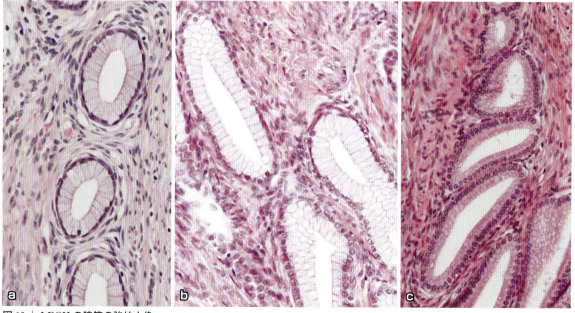

図10｜LEGH の腺管の強拡大像
LEGH の腺管を構成する細胞は淡好酸性の胞体を有しており，核は基底側に認められる．腺管内腔の輪郭は平坦で整であることが多い．a の腺管では核が基底において横に寝ているのに対し，b では核が類円形を呈し軽度腫大している．また，c ではさらに核が腫大し，N/C 比がやや高くなっているが，均一な細胞が整った配列を示しており，良性の LEGH の範疇と判断される．

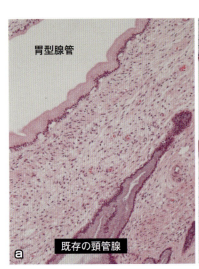
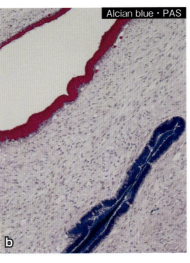

図11 | LEGHの診断に有用な特殊染色
胃型腺管は Alcian blue・PAS 重染色において赤紫色を呈する．

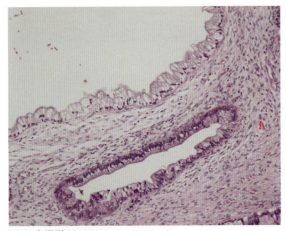

図12 | 異型LEGH
上の腺管を構成する細胞には核腫大がほとんどみられないが，胞体の大きさ，輪郭にばらつきがみられ，細胞の配列，極性の乱れが顕著である．下の腺管を構成する細胞には軽度〜中等度の核腫大がみられ，核小体が明瞭なものも少なからず認められる．

distinct nucleoli, (4) coarse chromatin texture, (5) loss of polarity, (6) occasional mitotic figure, (7) apoptotic bodies and/or nuclear debris in the lumen, (8) infolding of epithelium or distinct papillary projection with fine fibrovascular stroma を挙げている．この中で(5)，すなわち腺管の細胞配列，極性，構造の乱れは，核異型のほとんどない胃型粘液性癌とLEGHを区別する上でも重要である．核異型に乏しくても，細胞配列，極性，構造の乱れがみられる場合は注意を要する．具体的には腺管を構成する細胞の大きさにばらつきが生じ，細胞の輪郭が長方形ではなく杯形や楕円形に近いものが目立つようになる．これらの細胞は腺管の内腔側に向かって規則正しく配列しなくなり，不規則な折り重なりが生じる．胃型腺上皮に核異型，または細胞配列，極性，構造の乱れが出現した際には，胃型粘液性癌の部分像をみている可能性を念頭に置いて検索を進める必要がある．

4）組織発生と進展

LEGHは胃型粘液性癌と併存し，両者の間に移行がみられる例があることから，その前癌病変，腫瘍性病変としての意義に以前から注目が集まっていた．2013年に，MatsubaraらはLEGHの42％にGNAS変異が存在することを明らかにし，その腫瘍性性格を明らかにした．頻度は低いものの，KRAS, STK11の変異を有する症例も存在する[8]．これらのエビデンスを踏まえると，LEGHの少なくとも一部は腫瘍であると考えられる．

LEGHを長期経過観察した場合にどの程度の頻度で腺癌ないし上皮内腺癌に進展するかについては全くデータがない．そして，LEGH，異型LEGHに対する治療についても明確な指針がないのが現状である．一方で，LEGHは非常に頻度の高い病変で，Mikamiらは1,169例の子宮全摘例を検討した上でLEGHの頻度を0.68％と報告しており[9]，筆者らが非頸部病変に対して子宮全摘が施行された連続症例約500例を検討した結果，LEGHの頻度は0.95％であった．すなわち，LEGHは日本人女性の約1％が

5. 良性腫瘍および腫瘍様病変　　101

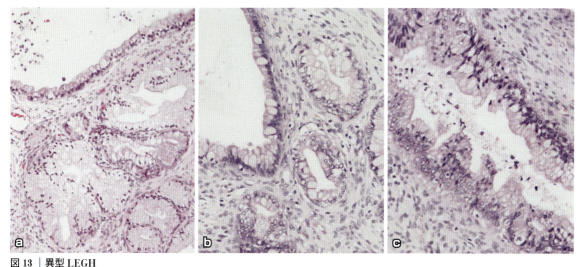

図 13 | 異型 LEGH
腺管を構成する細胞の形状のばらつき，核異型，細胞配列や極性の乱れ，乳頭状の増殖といった要素が異型 LEGH の診断の上では重要となる．

図 14 | 異型 LEGH
LEGH 相当の成分を含め，異型性に乏しい成分から異型 LEGH 相当の成分へと不規則な移行がみられることがある．異型 LEGH と LEGH の境界設定は時として非常に難しい．

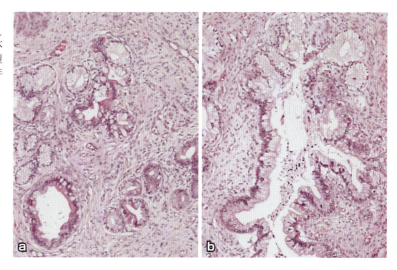

有する比較的頻度の高い病変，あるいは変化であるといえる．一方，頸部胃型粘液性癌は全頸癌の 15～20％を占める腺癌のうちのさらに 15～20％を占めるにすぎない．日本人女性の子宮頸癌生涯罹患率は約 1％であることから，胃型粘液性癌の生涯罹患率はおおよそ 0.023～0.040％と推測される．この数字を基に試算すると LEGH が悪性化する頻度は 1/20 程度と推定される．生検検体や円錐切除検体で LEGH が認められた場合には，基本的に良性病変として扱うべきと考えられるが，CT ないし MRI などによる精査を行い，細胞診・画像などを併用した経過観察が望ましい．

6. 中腎遺残および過形成 mesonephric remnants and hyperplasia（図 15 a～d, 16）

中腎管（Wolf 管）は頸部側壁（3 時，9 時方向）の深部に分布する遺残組織である．男性において精巣輸出管，精巣上体，精管，精嚢，射精管に分化する中腎管（Wolf 管）は女性において発生段階で退縮するが，広間膜，子宮体部（体部）から頸部にかけての側壁，腟に遺残することがある．卵管を全割した場合は，卵管近傍に存在する中腎管遺残を目にすることが少なくない．それに対し頸部では 6 時方向，もし

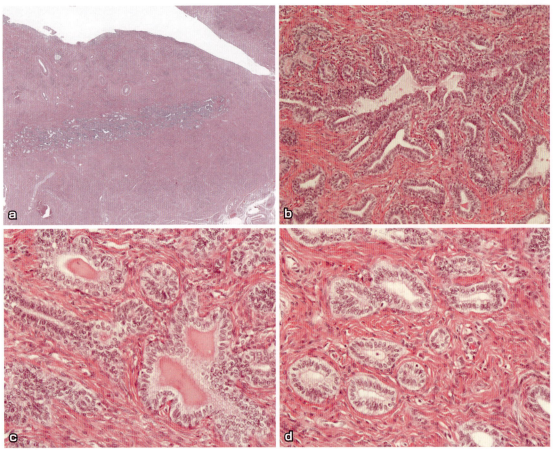

図15 | 中腎過形成
a：頸部側壁の深い領域に腺管の密在巣がみられる．b：増生している腺管には大小様々なものがみられ，一部は複雑な分岐を示す．c：内腔に好酸性物質の貯留を伴う中腎管．d：小型で比較的均一な核を有する立方状，円柱状細胞が小腺管構造をとって増えている領域．

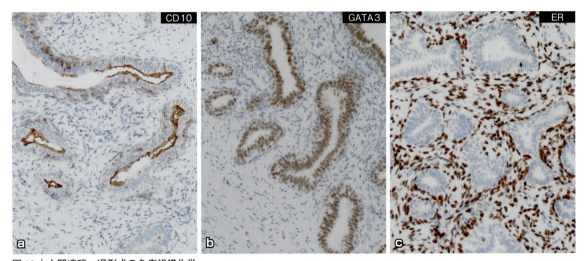

図16 | 中腎遺残・過形成の免疫組織化学
CD10は腺管の内腔側に陽性となってくるが，核が陽性となるGATA3が有用である．ERは陰性．

5．良性腫瘍および腫瘍様病変　103

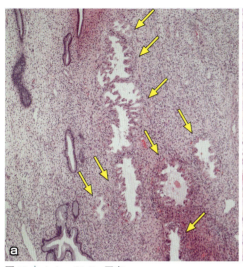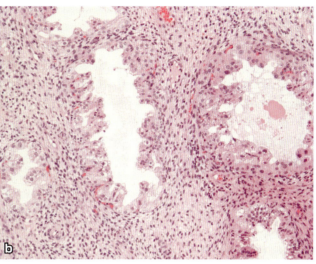

図17 | Arias-Stella 反応
a：妊娠期の頸管腺に出現した Arias-Stella 反応を示す腺管（矢印）．著変のない頸管腺と併存することがある．b：子宮内膜腺に生じる Arias-Stella 反応と同様の像を呈する．腺管を構成する細胞の胞体が膨化し，一部は淡明になる．核腫大を示す細胞が出現し，腺腔の内腔側へと乳頭状の増生をきたすが，核分裂像は目立たない．

くは12時方向の割面標本が作製されることが圧倒的に多いため，通常の病理組織検体で中腎管遺残を認める頻度は相対的に低い[10]．ただし，小児では約40％，成人では約10〜20％に存在するというデータもある[2]．中腎過形成は，遺残した中腎管が過形成性変化を示す良性病変である．中腎遺残と中腎過形成を明確に区別する診断する診断基準はない．しかしながら，Ferryらは最大径6mm以上のものを中腎過形成とすると提唱しており，筆者らもこの基準を適用している[11]．

組織学的に中腎管は小型類円形核を有する核/細胞質（N/C）比の高い立方状細胞からなる腺管で，中腎遺残の場合は小型のものが主体である．通常の頸管腺が分布する領域よりも深い位置に存在し，管腔内に特徴的な好酸性分泌物を有している場合は認識が容易である．なお，中腎過形成では同様の立方上皮細胞からなる腺管がより広い範囲で密集して増生する．腺管は大小様々で，複雑な分岐を示すもの，嚢胞状に拡張したものが出現することもある．

中腎管の免疫組織化学マーカーとしては，CD10（腺管の内腔面に陽性），calretinin が知られているが，核が陽性となる GATA3 が有用である[12]．ER は原則として陰性である．中腎遺残，過形成，中腎管癌を区別するマーカーは知られていない．

7．Arias-Stella（アリアス-ステラ）反応（図17a, b）

主に妊娠中の女性の頸管腺上皮に生じる形態変化を指す．妊婦においては9〜38％に同変化を認めるとの報告がある[13,14]．その他，絨毛性疾患や経口避妊薬，ホルモン療法施行中に偶発的に発見されることがある．

組織学的には子宮内膜腺の Arias-Stella 反応と同様の形態変化が頸管腺上皮に認められる．頸管腺の全てに一様に Arias-Stella 反応が生じるとは限らず，局所的な変化であることも多い．Arias-Stella 反応をきたした頸管腺では，構成する円柱細胞が膨化し，一部は hobnail 様の形態を示す．腺上皮細胞の細胞質は淡明，もしくは淡好酸性で豊かである．クロマチンの濃い不整な核を有する細胞がしばしば出現し，腺腔の内腔側へと乳頭状の増生をきたすことがある．これらの変化が顕著な場合，明細胞癌に酷似する．妊娠に関する臨床情報が既に得られている場合は，診断に難渋することはないが，臨床情報がなくても，周囲間質の脱落膜様変化，構造異型の欠如などからヒントを得ることができる．教科書的には「Arias-Stella 反応では核分裂像が稀で，明細胞癌との鑑別に役に立つ」という記載もみられる[15]が，腺上皮の異型に注目しすぎず，弱拡大で全体像を把握することが重要である．頸部の明細胞癌自体が非常に稀で

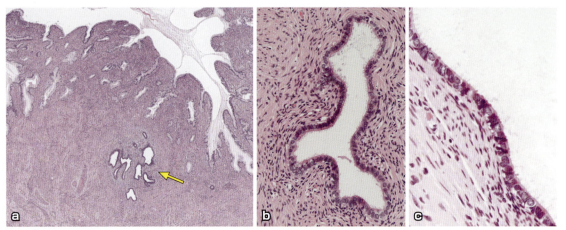

図 18 │ 卵管上皮化生
a：弱拡大では粘液産生の乏しい腺管として認識される（矢印）．時として卵管上皮化生は広い範囲に及ぶ．b, c：拡大を上げると分泌細胞とともに線毛を有する細胞の介在が明瞭に確認される．

あることから，生殖年齢の女性の頸部で明細胞癌を疑わせる腺管に遭遇した際は，妊娠の可能性を念頭に置いて組織学的評価を行うのが現実的である．

8. 卵管類内膜化生 tuboendo-metrioid metaplasia
（図 18 a, b）

　頸管腺領域に生じる良性，かつ非腫瘍性の化生性変化である．生検などによる組織傷害が誘因であるとする説もある[16]．卵管化生 tubal metaplasia と類内膜化生 endometrioid metaplasia を区別するべきであるという考え方もあるが[17]，両者の中間的な形態を示すものも少なからず存在し，WHO 分類 第 4 版（2014 年），子宮頸癌取扱い規約 病理編 第 4 版（2017 年）ではこれらを一括して，卵管類内膜化生 tuboendometrioid metaplasia として扱い，同義語として tubal metaplasia, endometrioid metaplasia を記載している[2]．

　組織学的には卵管化生では卵管上皮と同様の像を呈する異型性に乏しい上皮からなる腺管が認められる．単一の腺管として存在することもあれば，広い範囲に複数の腺管がみられることもあり，時として Naboth 嚢胞を置換するように広がる．上皮は線毛を有する ciliated cell，線毛を有さない secretory cell，そして peg cell（intercalary cell）の三種類の上皮細胞からなる．正常頸管腺との違いは，粘液がみられないこと，そして線毛を有する細胞が介在することである．類内膜化生は増殖期内膜腺に類似した円柱上皮からなり，核の偽重層化が特徴的である．卵管化生よりも頻度は低い．

　子宮頸管腺領域を観察する際に，常に念頭に置かなくてはいけないのは上皮内腺癌を見逃さないことである．Arias-Stella 反応の項では弱拡大で全体像を把握することを強調したが，卵管化生・類内膜化生に関しては拡大を上げて上述の所見を確認するのが望ましい．それでも上皮内腺癌が否定できない場合は，ER や p16^{INK4a} といった免疫組織化学を施行する．化生性変化では ER が強陽性となり，p16^{INK4a} のびまん性陽性像（block-type positivity）がみられることはない．

おわりに

　頸部の良性腺系病変について概説した．この領域では，各病変の組織像を把握することもさることながら，正常および頸管腺の形態学的バリエーションを熟知しておくことが重要となる．頸部腺系病変に苦手意識のある病理医には，日常の病理診断に際して正常頸管腺を観察することを勧めたい．

（田村大輔，前田大地）

文　献

1) Tavassoli FA, Devilee P（eds）：WHO Classification of Tumours. Pathology and Genetics. Tumours of the Breast and Female Genital Organs, 3rd ed. IARC Press, Lyon, 2003,

pp276-277

2 ）Kurman RJ, Carcangiu ML, Herrington S et al（eds）：WHO Classification of Tumours of Female Reproductive Organs, 4th ed. IARC Press, Lyon, 2014, pp189-194

3 ）日本産科婦人科学会・日本病理学会（編）：子宮頸癌取扱い規約　病理編，第4版，金原出版，2017, pp40-45

4 ）Greeley C, Schroeder S, Silverberg SG：Microglandular hyperplasia of the cervix：a true "pill" lesion? Int J Gynecol Pathol 14：50-54, 1995

5 ）Michal Z：Hormone Receptors in Microglandular Hyperplasia of the Uterine Cervix. Int J Gynecol Pathol（Letters to the Editor）21：424-425, 2002

6 ）Nucci MR, Clement PB, Young RH：Lobular endocervical glandular hyperplasia, not otherwise specified：a clinicopathologic analysis of thirteen cases of a distinctive pseudoneoplastic lesion and comparison with fourteen cases of adenoma malignum. Am J Surg Pathol 23：886-891, 1999

7 ）Mikami Y, Kiyokawa T, Hata S et al：Gastrointestinal immunophenotype in adenocarcinomas of the uterine cervix and related glandular lesions：a possible link between lobular endocervical glandular hyperplasia/pyloric gland metaplasia and 'adenoma malignum'. Mod Pathol 17：962-972, 2004

8 ）Matsubara A, Sekine S, Ogawa R et al：Lobular endocervical glandular hyperplasia is a neoplastic entity with frequent activating GNAS mutations. Am J Surg Pathol 38：370-376, 2014

9 ）Mikami Y, Hata S, Melamed J et al：Lobular endocervical glandular hyperplasia is a metaplastic process with a pyloric gland phenotype. Histopathology 39：364-372, 2001

10）Nucci MR：Pseudoneoplastic Glandular Lesions of the Uterus Cervix：A selective Review. Int J Gynecol Pathol 33：330-338, 2014

11）Ferry JA, Scully RE：Mesonephric remnants, hyperplasia, and neoplasia in the uterine cervix. A study of 49 cases. Am J Surg Pathol 14：1100-1111, 1990

12）Howitt BE, Emori MM, Drapkin R et al：GATA3 Is a Sensitive and Specific Marker of Benign and Malignant Mesonephric Lesions in the Lower Female Genital Tract. Am J Surg Pathol 39：1411-1419, 2015

13）Arias-Stella J：A topographic study of uterine epithelial atypia associated with chorionic tissue：demonstration of alteration in the endocervix. Cancer 12：782-790, 1959

14）Schneider V：Arias-Stella reaction of the endocervix：frequency and location. Acta Cytol 25：224-228, 1981

15）Nucci MR, Young RH：Arias-Stella Reaction of the Endocervix：A Report of 18 Cases With Emphasis on Its Varied Histology and Differential Diagnosis. Am J Surg Pathol 28：608-612, 2004

16）Ismail SM：Cone biopsy causes cervical endometriosis and tubo-endometrioid metaplasia. Histopathology 18：107-114, 1991

17）Kurman RJ, Ellenson LH, Ronnett BM（eds）：Benign diseases of the cervix. in "Blaustein's Pathology of the Female Genital Tract", 6th ed. Springer, New York, 2011, pp166-169

第2部　組織型と診断の実際

Ⅲ．その他の腫瘍

1 腺扁平上皮癌

1．定　義

　腺扁平上皮癌 adenosquamous carcinoma は，悪性の腺成分と扁平上皮成分より構成される癌である[1]．各成分は HE 染色のみでも明瞭な分化傾向がわかるものとされる．特殊型としてすりガラス細胞癌 glassy cell carcinoma は極めて低分化型の腺扁平上皮癌として位置づけられている．

2．概　念

　腺扁平上皮癌の定義は，WHO 分類 第4版（2014年）では2つの成分について「構成されている（comprising）」という表現が使用されているのに対して，第3版では「混在からなる（composed of mixture of）」と記述されており，若干の違いがある．すなわち新分類では定義がやや曖昧で，あたかも腺癌と扁平上皮癌の衝突癌を内包するように解釈されうるようになった．しかし，基本的な考え方は従来と変わらないため，子宮頸癌取扱い規約 病理編 第4版ではこれを回避するために，このような衝突癌を腺扁平上皮癌とは区別するべきであることが記載されている．ちなみに腺扁平上皮癌が発生しうる他臓器（食道，肺，膵，胆道）の癌取扱い規約にみる定義は解剖学的な違いこそあれ，分布様式について混在，相接と規定されている．一方でこれらの臓器では腺扁平上皮癌と診断するための量的な規定が設けられているが，子宮頸部（頸部）腺扁平上皮癌ではこの規定はない．

　腺扁平上皮癌では扁平上皮成分および腺系成分の

とらえ方が診断者間で幅がみられる点で幾つかの鑑別すべき組織型を有する．頻度は極めて稀であるが頸部原発の粘表皮癌 mucoepidermoid carcinoma について，WHO 分類 第4版では形態学的，発生機序の面から唾液腺腫瘍にならった由来が考慮され腺扁平上皮癌とは別の概念と解釈されるようになった．

3．臨床的事項

　本邦での発生頻度は子宮頸癌（頸癌）中3.8％で[3]，報告によっては20数％まで開きがある．扁平上皮癌や腺癌同様に若年〜老年に至る幅広い年齢層に発症する．

　予後は，様々な報告があるものの，早期であれば扁平上皮癌，腺癌との間に差はみられないが，進行症例では腺扁平上皮癌のほうが予後不良であることが報告されている[4]．加えてヒトパピローマウイルス human papillomavirus（HPV）陰性腺扁平上皮癌は予後不良因子となる報告もある[5]．腺扁平上皮癌の特殊型であるすりガラス細胞癌は頸癌の約1〜2％を占め，若年者に発症する傾向があり，放射線治療抵抗性であるが化学療法に反応する．すりガラス細胞癌は進行例で発見されしばしば周囲への浸潤や遠隔転移を伴うとして予後不良の組織型ととらえられてきたが，近年の報告では腺扁平上皮癌と比較しても予後の違いに有意差はなく，組織型が単独で予後因子となるわけではないようである[6,7]．

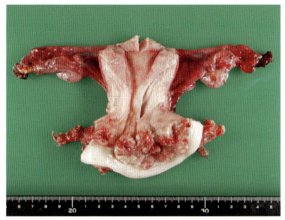
図1 | 腺扁平上皮癌（固定前）
外頸部を主体に結節状の隆起性腫瘤を認める．

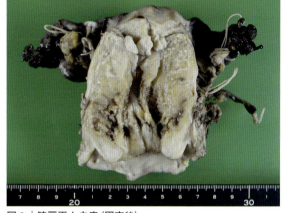
図2 | 腺扁平上皮癌（固定後）
移行帯～内頸部上方にかけて占拠する腫瘤のため，通常の頸部のくびれは失われ樽状を呈する．

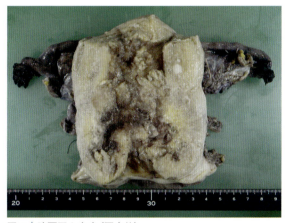
図3 | 腺扁平上皮癌（固定後）
腫瘤と潰瘍形成により頸部のくびれは失われて樽状となり体部にも進展している．

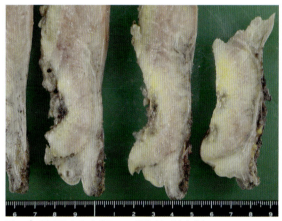
図4 | 腺扁平上皮癌（図2の長軸割面拡大像）
黄白色調の腫瘤を形成し潰瘍を形成している．

4．肉眼所見

扁平上皮癌や腺癌同様外方増殖，潰瘍を伴う腫瘤形成あるいは結節状となって内腔に突出する（図1～4）．扁平上皮癌や腺癌同様，多くは内頸部下端の移行帯に接して認められ，これより内頸部上方ないし下方の外頸部，腟へと進展していく．進行した癌では頸管（移行帯～峡部）の延長と壁の肥厚が目立ち，いわゆる樽状 barrel shape を呈することがある（図2, 3）．

5．組織学的所見

明瞭な腺腔への分化を示す腺癌組織と扁平上皮への分化を示す組織が種々の割合で増殖する（図5～10）．腺癌と扁平上皮癌両成分の分布像は，互いに移行，混在あるいは相接して増殖し，時に各成分の分布像には偏りがみられることがある．腺扁平上皮癌の診断にあたり両成分の量的な基準は設けられていない．

一般的に腺扁平上皮癌にみる両成分の分化度は高くない．腺癌成分は管状構造をとり，多くは通常型内頸部腺癌 endocervical adenocarcinoma, usual type の形態である．稀に管腔形成がはっきりしない印環細胞型の粘液細胞も認められる．

扁平上皮癌成分は中～低分化であり，実際の診断では典型的な角化真珠（癌真珠）を伴う高分化な扁平上皮癌は稀といっていい．非角化型扁平上皮癌にみ

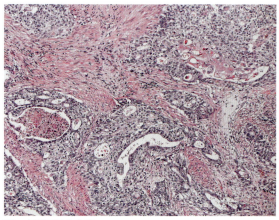

図5｜腺扁平上皮癌
管状構造よりなる腺癌組織と，明瞭な角化傾向を示す扁平上皮癌成分が混在して増殖している．

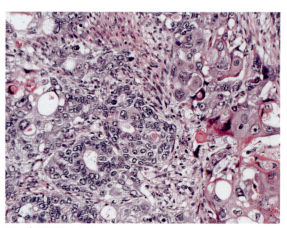

図6｜腺扁平上皮癌
篩状の管腔形成をみる腺癌と細胞質が層状で細胞間橋や個細胞性の角化像をみる扁平上皮癌よりなる．

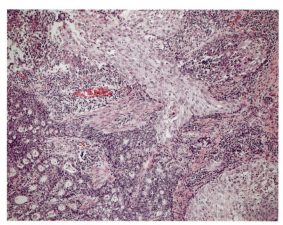

図7｜腺扁平上皮癌
腺癌と扁平上皮癌両者への分化傾向を示す．

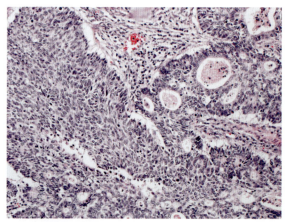

図8｜腺扁平上皮癌
篩状の腺癌と角化傾向を欠く境界不明瞭な細胞がシート状に増殖する低分化扁平上皮癌が移行してみられる．

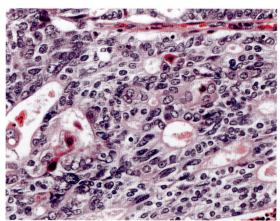

図9｜図8と同一症例の強拡大像
腺癌成分の中に，個細胞性角化をみる扁平上皮癌成分の混在をみる．

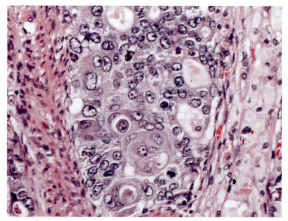

図10｜腺扁平上皮癌
胞巣内に小型腺管よりなる腺癌と小胞巣状の扁平上皮癌が混在する．

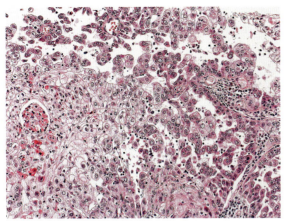

図11 | 棘融解を起こした扁平上皮癌
腫瘍胞巣内で棘融解が起こり細胞結合性が低下して，一見乳頭状，腺腔様にみえる．

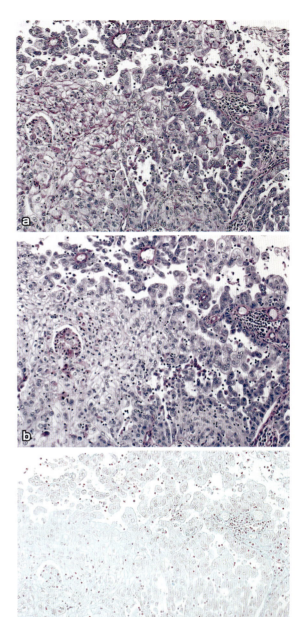

図12 | 図11と同一症例
a：PAS染色．b：ジアスターゼ消化PAS染色．c：Alcian blue染色．粘液は検出されない．

るような，均一な腫瘍細胞，乏しい細胞質，不明瞭な細胞境界，増量した粗大な核クロマチンといった所見を特徴とする．構成細胞に裸核状化や紡錘形化が目立つものもみられる．しかし低分化ではあってもどこかに細胞間橋や個細胞性の角化像といった扁平上皮への分化は確認できる．もしいずれの扁平上皮癌の特徴も有しない場合は低分化腺癌を考慮する．

また扁平上皮癌の腫瘍胞巣内に微小な壊死や，強い炎症を伴って棘融解などの変性を伴う場合，その部分が空洞化して一見腺腔様や乳頭状にみえることがある．このように扁平上皮癌の変性と腺癌成分との鑑別が難しい場合は粘液染色が診断の補助となる（図11，12）．これに際し腺癌や腺扁平上皮癌では酸性粘液のみならず中性粘液も産生されることから，粘液検出にはジアスターゼ消化PAS（d-PAS）染色とAlcian blue染色の両方を行うことが望ましい（図13，14）．

扁平上皮癌成分の少なくとも70％以上の細胞質が空胞化や淡明化しているものは明細胞型腺扁平上皮癌 clear cell variant of adenosquamous carcinoma と呼ばれる．この細胞質の変化はグリコーゲン貯留を反映したものである．明細胞型腺扁平上皮癌は報告数が少ないながらも予後不良である[8,9]．

極めて稀ではあるが頸部にも3種の細胞形態を有する癌（表皮様，粘液産生および中間型細胞）として粘表皮癌が生じる．組織形態において粘表皮癌は明瞭な腺腔への分化をもたない点，腺扁平上皮癌では中間型細胞を欠く点で両者は鑑別される．分子病理学的には頸部粘表皮癌にも唾液腺症例同様 *CRTC1-MUML2* 融合遺伝子を伴う症例が多い一方で腺扁平上皮癌にはこの融合遺伝子はなく[13]，粘表皮癌は腺扁平上皮癌とは独立した概念とみなすべきである．

1）上皮内病変を含めた組織発生

発生母細胞としては予備細胞群が想定されている．この細胞群は腺系，扁平上皮系両者への分化能をも

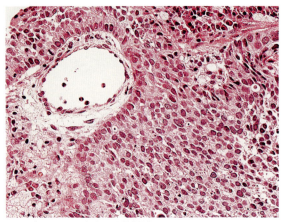

図 13 | 腺扁平上皮癌の生検材料
一見扁平上皮癌の胞巣にみえるが，腫瘍胞巣の辺縁には丈の高い細胞が配列し核が基底部に偏在する傾向を認める．

つ多能性細胞とされる．それを支持する根拠として腺扁平上皮癌における扁平上皮成分と腺成分のクローン解析ではモノクローナルであり，かつ HPV 感染の physical status も両成分間で共通していたことが報告されている[2]．その一方で WHO 分類では腺扁平上皮癌の前駆病変として扁平上皮内病変 squamous intraepithelial lesion（SIL）や上皮内腺癌 adenocarcinoma in situ（AIS）が想定されているが（図 15，16），これらは必ずしも遺伝子のクロナリティから共通の細胞を発生起源とするものではないことがわかっている[2]．この場合の腺扁平上皮癌では複数の多能性細胞が腺系，扁平上皮系成分にそれぞれ分化し個別に癌化した結果として，衝突癌的な意味合いととらえることもできる．また早期の腺扁平上皮癌症例において SIL と AIS とともに stratified mucin-producing intraepithelial lesion（SMILE）をみることがある．

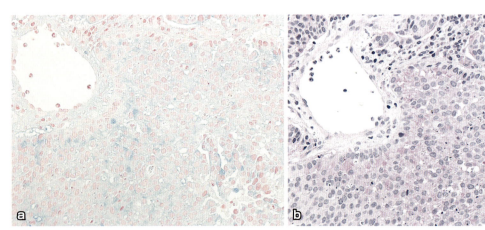

図 14 | 図 13 と同一症例
a：Alcian blue 染色．b：ジアスターゼ消化 PAS 染色．細胞質には粘液が検出された．

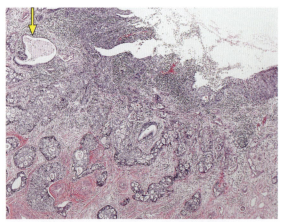

図 15 | 微小浸潤を示す腺扁平上皮癌（円錐切除例）
背景には HSIL，わずかに AIS（矢印）を認める．

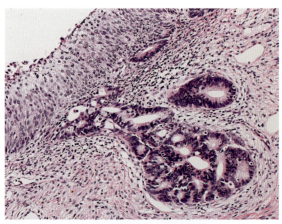

図 16 | HSIL と AIS の混在症例（円錐切除例）

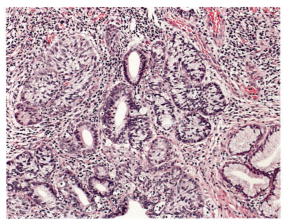

図17 | 図16と同一症例
AISとともにSMILEの形態も認められる．

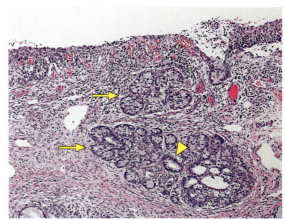

図18 | 図16と同一症例
HSIL，SMILE（矢印），AIS（矢頭）を認める．

SMILEはSILやAIS両者と併存し，互いに移行もみられる（**図17, 18**）．SMILEはかつて上皮内腺扁平上皮癌として位置づけられていたが，WHO分類 第4版ではAISの亜型variantとして定義づけられている．しかしながら，その形態学的特徴からは腺系と扁平上皮系，両方向への分化が不安定であることの指標に変わりはなく，特に生検などの観察範囲が限られる病変ではSMILEは腺扁平上皮癌が併存する可能性を考慮すべき所見の一つとして重要と思われる．このように発生起源については，腺系，扁平上皮系両者の分化傾向を有する多能性細胞の癌化が最も理にかなっており，前駆病変との関係も考えると腺扁平上皮癌という形態成立までには様々な分化傾向のパターンを有する結果，*de novo* 発生や前駆病変を伴う腺扁平上皮癌などとして形態学的に認識されているのかもしれない．

2）特殊型：すりガラス細胞癌

低分化型の腺扁平上皮癌と位置づけられるすりガラス細胞癌は細胞境界が明瞭で細胞質は広く淡好酸性～両染性，微細顆粒状をなすいわゆる"すりガラス状"を呈し，大型円形～卵円形の核に明瞭な核小体を有することが細胞の特徴である（**図19**）．多くの核分裂を伴い，通常上皮内病変を欠く．組織構築は不規則で境界不明瞭な充実性胞巣を形成し，間質には高度のリンパ球・形質細胞浸潤に加え好酸球浸潤を伴うことが特徴の一つであるが，この好酸球浸潤に関してはすりガラス細胞癌に特異的なものとは言い難く，あくまで診断の手がかりの一つとしての副所見にとどめるべきである．時に角化真珠，印環細

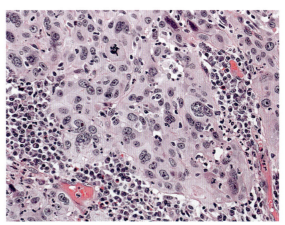

図19 | すりガラス細胞癌
淡好酸性から両染性の細胞質はいわゆる"すりガラス状"で，大型核には明瞭な核小体をみる細胞が特徴的で，明瞭な細胞境界を伴って不規則な胞巣状に増殖する．形質細胞に混じって好酸球も観察される．

胞や不整な管腔構築をみる箇所を含む[9]．このようにすりガラス細胞癌にはすりガラス細胞のみで構成される純型に限らず腺扁平上皮癌の部分像としてみられることも少なくない．腺扁平上皮癌とすりガラス細胞癌を区分する量的な基準は規定されておらず，臨床的にも純型のすりガラス細胞癌と部分像にとどまる症例を比較したデータもないのが現状である[11]．すりガラス細胞癌の特殊型としての定義を明らかにするためには低分化型腺扁平上皮癌の部分像にとどまると思われる症例でも with glassy cell feature などと記載して低分化成分の混在する腫瘍である旨を臨床医に伝え，今後データの集積を図っていくことが望まれる．

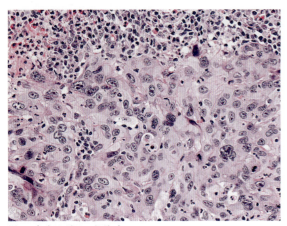

図20 | すりガラス細胞癌
大型卵円形で明調な核に極めて明瞭な核小体が出現している．

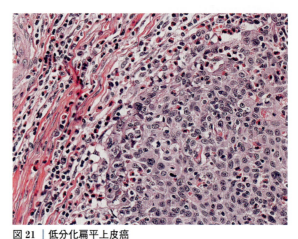

図21 | 低分化扁平上皮癌
核はクロマチンが増加して暗調を示し核小体はあってもすりガラス細胞癌ほどは目立たない．好酸球浸潤が目立つ症例であった．

6．鑑別疾患

1）細胞質内粘液を有する扁平上皮癌

頸部扁平上皮癌のうち，粘液染色を行うと20〜30％の例で細胞質内に陽性所見を呈する細胞が検出されることがある[12]．明らかな腺腔形成あるいは印環細胞型の明瞭な腺癌成分を欠いており，扁平上皮癌の範疇として扱い，腺扁平上皮癌からは区別される．

2）扁平上皮への分化を伴う類内膜癌

頸部原発の場合と，体部原発が頸部に進展した場合がある．後者では体部からの病変の進展や局在性などが鑑別に有用であることが多い．扁平上皮成分の異型が比較的軽度で，桑実胚様細胞巣 morule を伴う腺癌は腺扁平上皮癌には該当せず扁平上皮への分化を伴う類内膜癌である可能性を考える．

3）すりガラス細胞癌と非角化型扁平上皮癌

鑑別に有用なのは細胞所見である．すりガラス細胞癌では核小体が明瞭化した大型で明るい核と，両染性の広い細胞質を伴うことが特徴であるのに対し，低分化扁平上皮癌では核クロマチンが粗造で核小体の腫大の程度は弱く，細胞質は乏しく細胞境界は不明瞭である．すりガラス様細胞癌に該当する細胞はあっても部分的である（図20，21）．著明な好酸球浸潤はすりガラス細胞癌の特徴の一つではあるが，扁平上皮癌でも好酸球浸潤を伴うことは稀ではないため参考所見にとどめる．非角化型扁平上皮癌のみならず典型的な腺癌や腺扁平上皮癌の一部にもすりガラス細胞癌に類似する所見をみることがあり，すりガラス細胞癌の診断が診断者間でばらつきがでやすい理由の一つと推察される．

4）生検，細胞診における注意点

腺扁平上皮癌では腺癌成分と扁平上皮癌成分の出現様式が症例によって様々であることから，一部を採取する生検の性質上正診に至りにくく切除検体で診断確定に至ることが少なくない．また，前述のAISの亜型である SMILE が観察される場合は，粘表皮癌を含む腺扁平上皮癌の併存を念頭に置くとよい．

細胞診と生検結果で，腺癌と扁平上皮癌のように乖離がみられる場合は腺扁平上皮癌の可能性を考慮する．採取量が限られる生検材料では腺管構造や粘液細胞の存在がわかりにくいことが多いが，疑われる場合は d-PAS 染色，Alcian blue 染色などの粘液染色を行って粘液産生を確認する．

すりガラス細胞癌はその顕著な核小体と繊細なクロマチンパターンから細胞診では腺癌と推定されがちであるが，通常の腺癌に比して核の偏在傾向がはっきりせず，敷石状に配列する扁平上皮癌の要素も認められる（図22）．このような細胞像に加え，生検では低分化扁平上皮癌と診断されているような場合にはすりガラス細胞癌の可能性を考えてみる必要がある．

7. 発癌に関わる因子

頸部の扁平上皮癌，通常型腺癌同様にHPV16およびHPV18の関与が強く指摘されており，すりガラス細胞癌も含めて特にHPV18の頻度が高い[14,15]．

しかし通常型腺癌と同様に腺扁平上皮癌におけるハイリスクHPV DNA組み込み（integration）後の発癌機序は，扁平上皮癌にみるようなE6を介したTP53遺伝子，E7を介したRB遺伝子の不活化だけでは説明できず，よくわかっていない．腺扁平上皮癌には通常型腺癌とともに，癌抑制遺伝子であるARID1A（the adenine, thymine-rich interactive domain 1A）の発現消失率が有意に高い報告がある[16]．このARID1Aには下流にあるPI3K/AKT経路を調節する働きがあり，ARID1Aの発現消失によりPI3K/AKT経路の活性化を招き癌化への重要な制御を失って発癌すると考えられている．このARID1A発現消失は卵巣子宮内膜症より起こる明細胞癌の発癌早期にみられることでも知られる．腺扁平上皮癌や通常型腺癌もハイリスクHPV感染が発症の契機ではあるが，ハイリスクHPV DNA取り込み後は扁平上皮癌とは別の遺伝子を障害して様々な発癌機序を展開している可能性が示唆されている．

（真田咲子）

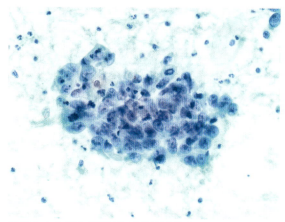

図22｜すりガラス細胞癌の細胞診所見（図19と同一症例）
核小体が明瞭で繊細なクロマチンパターンを示すが，核の偏在傾向はとぼしく，細胞は平面的に出現している．

文　献

1) Kurman RJ, Carcangiu ML, Herrington CS et al (eds)：WHO Classification of Tumours of Female Reproductive Organs. IARC Press, Lyon, 2014, pp194-195
2) Ueda Y, Miyatake T, Okazawa M et al：Clonality and HPV infection analysis of concurrent glandular and squamous lesions and adenosquamous carcinomas of the uterine cervix. Am J Clin Pathol 130：389-400, 2008
3) 婦人科腫瘍委員会報告 2014年度患者年報．日産婦会誌 68：1117-1115, 2016
4) Farley JH, O'Boyle JD, Carlson JW et al：Adenosquamous histology predicts a poor outcome for patients with advanced-stage, but not early-stage, cervical carcinoma. Cancer 97：2196-2202, 2003
5) Lai CH, Chou HH, Chang CJ et al：Clinical implications of human papillomavirus genotype in cervical adeno-adenosquamous carcinoma. Eur J Gynecol Cancer 49：633-641, 2013
6) Gray HJ, GarciaR, Tamimi HK et al：Glassy cell carcinoma of the cervix revisited. Gynecol Oncol 85：274-277, 2002
7) Hopkins MP, Morley GW：Glassy cell adenocarcinoma of the uterine cervix. Am J Obstet Gynecol 190：67-70, 2004
8) Garg MM, Arora VK：Clear cell adenosquamous carcinoma of the cervix：a case report with discussion of the differential diagnosis. Int J Gynecol Pathol 31：294-296, 2012
9) Fujiwara H, Mitchell MF, Arseneau J et al：Clear cell adenosquamous carcinoma of the cervix. An aggressive tumor associated with human papillomavirus-18. Cancer 76：1591-1600, 1995
10) Kurman RJ, Hendrick Ellenson L, Ronnet BM (eds)：Blaustein's Pathology of Female Geintal Tract, 6th ed. Springer, Baltimore, 2011, pp286-288
11) Costa MJ, Kenny MB, Hewan-Lowe K et al：Glassy cell features in adenosquamous carcinoma of the uterine cervix. Histologic, ultrastructural, Immunohistochemical and clinical finding. Am J Clin Pathol 96：520-528, 1991
12) Langlois NE, Ellul B, Miller ID：A study of the value and prognostic significance of mucin staining in squamous cell carcinoma of the uterine cervix. Histopathology 28：175-178, 1996
13) Lennerz JK, Perry A, Mills JC et al：Mucoepidermoid carcinoma of the cervix：another tumor with the t (11；19)-associated CRTC1-MAML2 gene fusion. Am J Surg Pathol 33：835-843, 2009
14) Kato N, Katayama Y, Kaimori M t al：Glassy Cell carcinoma of the uterine cervix：Histochemical, Immunohistochemical and molecular genetic observations. Int J Gynecol Pathol 21：134-140, 2002
15) Yoshida Y, Sano T, Oyama T et al：Prevalence, viral load, and physical status of HPV16 and 18 in cervical adenosquamous carcinoma. Virchows Arch 455：253-259, 2009
16) Katagiri A, Nakayama K, Rahman M et al：Frequent loss of tumor suppressor ARID1A protein expression in adenocarcinomas/adenosquamous carcinomas of the uterine cervix. Int J Gynecol Cancer 22：208-212, 2012

第2部　組織型と診断の実際

Ⅲ．その他の腫瘍

2 腺様基底細胞癌

1．定　義

腺様基底細胞癌 adenoid basal carcinoma（ABC）は，基底細胞様細胞の小型充実性胞巣で構成される低異型度の癌である[1]．

2．概　念

ABC は腺様嚢胞癌 adenoid cystic carcinoma（ACC）から分離された疾患概念で，1966 年に Baggish と Woodruff によって初めて提唱された[2]．その後も症例報告がなされたが，当時は組織学的診断基準が確立されておらず，ABC と ACC が長期にわたって混同されていた．しかし，1985 年に van Dinh と Woodruff[3]，1988 年に Ferry と Scully[4] らが大規模な症例解析を行った結果，この 2 つの腫瘍の臨床病理学的相違点が明らかにされ，明確に区別されるようになった．

ABC は後述するように扁平上皮癌をはじめとして様々な腫瘍と併存していることが多いが，純粋な ABC は ACC と異なり予後良好で，遠隔転移を示さず，死亡例はこれまで報告されていない[5]．そのため，腺様基底細胞上皮腫 adenoid basal epithelioma[6] や，腺様基底細胞腫瘍 adenoid basal tumor[5] などの名称も提案されてきたが，WHO 分類 第 4 版（2014年）では異型が軽度であるものも含めて adenoid basal carcinoma（ABC）の名称が採用されている[1]．また 1971 年には Baggish と Woodruff によって，腺様基底細胞過形成 adenoid basal hyperplasia（ABH）という概念も提唱されており，ABC とは区別されて

いる（後述）[7]．

3．臨床的事項

50 歳以上の女性に好発し，この腫瘍そのものに起因する症状はない．ハイリスク群のヒトパピローマウイルス human papillomavirus（HPV）の関与が示唆されており，しばしば HSIL/CIN 3 と併存する[1]．円錐切除材料や子宮全摘出検体で偶然認められることも少なくない[6]．扁平上皮癌や ACC，癌肉腫，小細胞神経内分泌癌などの浸潤癌に合併することもある[8,9]．

4．肉眼所見

他の腫瘍を合併しない限り，肉眼的には明らかな異常を示さない．

5．組織学的所見

子宮頸部（頸部）表層上皮直下から頸管腺領域をこえる深部間質にかけて，小胞巣状構造や索状構造，分葉状構造を示しながら核・細胞質（N/C）比の高い基底細胞様細胞が浸潤・増殖する（図 1）．通常は子宮頸管低位の移行帯付近の深部間質を主座としており，頸管粘膜表面に露出していることは稀である．前述のように HSIL/CIN 3 や他の組織型の腫瘍に合併していることが多い．浸潤部では通常，線維形成性の間質反応 desmoplastic stromal reaction を欠く．皮膚に発生する基底細胞癌でみられるような核の柵

2．腺様基底細胞癌

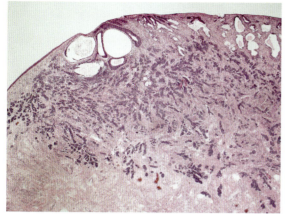

図1 | 腺様基底細胞癌（ABC）
小胞巣で構成される腫瘍が頸部表層から深部にかけて浸潤している．

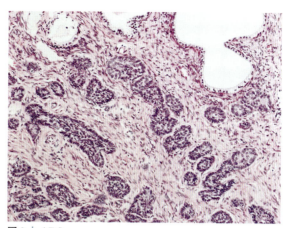

図2 | ABC
N/C比の高い基底細胞様細胞で構成される充実性小胞巣．

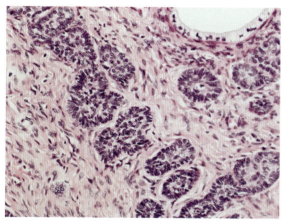

図3 | ABC
小胞巣の辺縁で核が柵状に配列している．核の大小不同，核形不整は軽微で，核小体も不明瞭である．

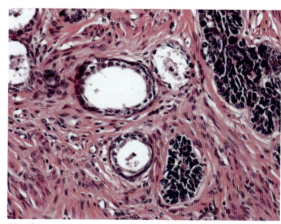

図4 | ABC
小囊胞状の拡張を示す腫瘍胞巣．真の腺管への分化はみられない．空隙内では角質物，細胞のデブリがみられる．

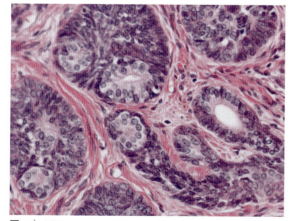

図5 | ABC
基底細胞様細胞で構成される胞巣内で立方状ないし円柱細胞からなる真の管腔形成がみられる．

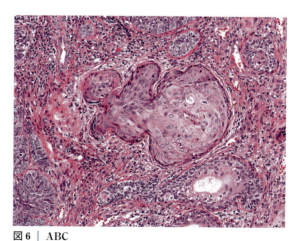

図6 | ABC
腫瘍胞巣中央部に扁平上皮への分化がみられる．腫瘍胞巣最辺縁では核が押しやられて扁平化している．

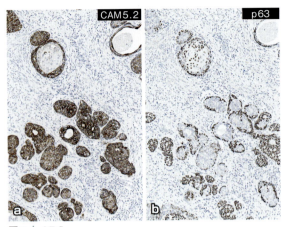

図7 ABC
免疫染色では CAM5.2 が広範囲に陽性で(a)，扁平上皮への分化がみられる領域や腫瘍胞巣の辺縁が p63 陽性を示す(b)．

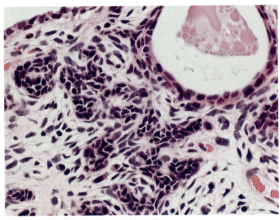

図8 腺様基底細胞過形成（ABH）
頸管内膜浅層において既存の頸管腺に連続して N/C 比の高い基底細胞様細胞が索状あるいは小胞巣を形成して存在している．

状配列が腫瘍胞巣最辺縁で認められる（図2, 3）．腫瘍胞巣の中心部では囊胞状変化や（図4），腺管への分化（図5），扁平上皮への分化（図6）がみられる．多くの例ではこれらの所見が混在してみられ，多彩な組織像を示す．腫瘍細胞は小型で，核の大小不同や核形不整は目立たず，核小体は不明瞭である．核分裂はごく少数認められるにすぎない．

6．特殊染色・免疫染色所見

基底細胞様の腫瘍細胞は扁平上皮の基底細胞と同様に核が p63 陽性だが，腺上皮や角化を伴う扁平上皮への分化を示す領域では発現が減弱する．腺上皮への分化の確認には Alcian blue・PAS 染色などの粘液染色や CAM5.2 の陽性所見が有用である．特に，CAM5.2 は扁平上皮への分化が顕著な ABC と扁平上皮癌を鑑別する場合に有用で，ABC の場合は扁平上皮への分化を示す領域以外は広範に CAM5.2 陽性となる[6]（図7）．HSIL/CIN 3 や扁平上皮癌と合併する症例では高頻度に p16^{INK4a} がびまん性に強陽性となる[8]．

7．細胞診所見

ABC の腫瘍細胞が頸部で検出されることはなく，併存する HSIL/CIN 3 などの扁平上皮系の異常細胞が認められることが多い．

8．鑑別診断

1）腺様囊胞癌（ACC）

ABC と ACC の鑑別点を表に示す（表1）．ACC は ABC と同様に高齢女性に好発し，ハイリスク HPV 感染が関与するとされている[10]．ACC が ABC と臨床的に大きく異なる点は，前者が性器出血などの症状を伴った明らかな頸部腫瘤を形成すること，高頻度に再発や転移をきたすことである．組織学的には ACC は ABC と同様に基底細胞に類似した腫瘍細胞で構成されるが，通常扁平上皮への分化は示さない．また，ABC より広範囲に頸部間質内で浸潤し，線維形成性の間質反応を伴い，壊死，脈管侵襲がしばしば認められる．頸管内膜浅層に浸潤し，腫瘍が頸管内腔面に露出していることも多い．腫瘍細胞の異型は ACC では比較的高度で，核分裂が高頻度にみられる．

ACC の特徴である laminin や IV 型 collagen 陽性の基底膜物質の沈着による円柱腫パターンは ABC では認められない．ACC では S100 蛋白や α-smooth muscle actin などの筋上皮マーカー，CD117（KIT）が陽性となることが多く，鑑別に有用であるとする報告がある[11]．

2）腺様基底細胞過形成（ABH）

ABH は ABC と同様に基底細胞様細胞で構成された小型胞巣が頸部間質に不規則に分布する病変だが，ABC とは異なり頸部間質表層に限局し，頸管腺領域をこえた深部間質には進展しない（図8）．WHO 分

表1｜腺様基底細胞癌（ABC）と腺様嚢胞癌（ACC）の鑑別点

	ABC	ACC
好発年齢	高齢者，閉経後	高齢者，閉経後
ハイリスク HPV 感染関与	高頻度	高頻度
CIN/SIL の合併	高頻度	高頻度
臨床症状	無症状*	性器出血など
肉眼所見	異常所見なし	腫瘤形成
組織構築	小胞巣状構造 索状構造 分葉状構造 腺上皮・扁平上皮への分化	円柱腫（偽腺管）構造 篩状構造 腺管構造
構成細胞	基底細胞様細胞	基底細胞様細胞
基底膜物質の産生	なし	あり
核所見	異型性に乏しい	多形性に富む
核分裂	少数	散見
免疫組織化学所見	CAM 5.2 陽性（広範囲） p63, CK5/6 陽性（基底細胞様細胞，扁平上皮分化した細胞）	laminin・Ⅳ型 collagen 陽性の基底膜物質 CD 117（KIT）陽性
脈管侵襲	稀	高頻度
再発，転移	稀	高頻度

＊：併存する癌腫により性器出血などの症状がみられることがある

類 第4版では ABC の鑑別疾患として記載されている．Kerdraon らは，ABH を頸部粘膜上皮基底膜から 1mm 未満に分布する病変として定義しており，頸管腺上皮と一部で連続していることが多く，ABC と異なりハイリスク HPV と関連はないと考えられている．扁平上皮分化を示すことは稀で，核分裂はほとんど認められない．p16^{INK4a} の過剰発現はみられず，Ki-67 標識率は 5% 未満である[12]．

3）類基底細胞癌

類基底細胞癌 basaloid carcinoma は，細胞質に乏しい基底細胞様の異型細胞で構成される扁平上皮癌の亜型で，高悪性度の腫瘍である．腫瘍は角化傾向に乏しく，角化真珠（癌真珠）はほとんどみられない．地図状あるいは面疱型壊死を伴うこともある．腫瘍細胞は HSIL/CIN 3 の細胞像に類似し，核は多形性に富み，多数の核分裂がみられる[13]．

（浅香志穂）

文　献

1) Colgan TJ, Kim KR, Hirschowitz L et al：Other epithelial tumours. in Kurman RJ, Carcangiu ML, Herrington CS et al（eds）："WHO Classification of Tumours of Female Reproductive Organs", 4th ed. IARC Press, Lyon, 2014, pp194-196
2) Baggish MS, Woodruff JD：Adenoid-basal carcinoma of the cervix. Obstet Gynecol 28：213-218, 1966
3) van Dinh T, Woodruff JD：Adenoid cystic and adenoid basal carcinomas of the cervix. Obstet Gynecol 65：705-709, 1985
4) Ferry JA, Scully RE："Adenoid cystic" carcinoma and adenoid basal carcinoma of the uterine cervix. A study of 28 cases. Am J Surg Pathol 12：134-144, 1988
5) Russell MJ, Fadare O：Adenoid basal lesions of the uterine cervix：evolving terminology and clinicopathological concepts. Diagn Pathol 1：18, 2006
6) Brainard JA, Hart WR：Adenoid basal epitheliomas of the uterine cervix-A reevaluation of distinctive cervical basaloid lesions currently classified as adenoid basal carcinoma and adenoid basal hyperplasia. Am J Surg Pathol 22：965-975, 1998
7) Baggish MS, Woodruff JD：Adenoid basal lesions of the cervix. Obstet Gynecol 37：807-819, 1971
8) Parwani AV, Sehdev AES, Kurman RJ et al：Cervical adenoid basal tumors comprised of adenoid basal epithelioma associated with various types of invasive carcinoma：Clinicopathologic features, human papillomavirus DNA detection, and P16 expression. Hum Pathol 36：82-90, 2005
9) Takeshima Y, Amatya VJ, Nakayori F et al：Co-existent carcinosarcoma and adenoid basal carcinoma of the uterine cervix and correlation with human papillomavirus infection. Int J Gynecol Pathol 21：186-190, 2002
10) Grayson W, Taylor L, Cooper K：Detection of integrated high risk human papillomavirus in adenoid cystic carcinoma of the uterine cervix. J Clin Pathol 49：805-809, 1996
11) Chen TD, Chuang HC, Lee LY：Adenoid basal carcinoma of the uterine cervix：clinicopathologic features of 12 cases with reference to CD117 expression. Int J Gynecol Pathol 31：25-32, 2012
12) Kerdraon O, Cornelius A, Farine M-O et al：Adenoid basal hyperplasia of the uterine cervix：a lesion of reserve cell type, distinct from adenoid basal carcinoma. Hum Pathol 43：2255-2265, 2012
13) Stoler M, Kim KR, Bergeron C et al：Squamous cell tumours and precursors. in Kurman RJ, Carcangiu ML, Herrington CS et al（eds）："WHO Classification of Tumours of Female Reproductive Organs", 4th ed. IARC Press, Lyon 2014, pp172-182

第2部　組織型と診断の実際

Ⅲ．その他の腫瘍

3　腺様囊胞癌

1．定義・概念

WHO分類 第4版（2014年）では子宮頸部（頸部）の腺様囊胞癌 adenoid cystic carcinoma は，唾液腺の腺様囊胞癌と類似した腫瘍と定義されている[1]．頸部腫瘍としては稀であり，子宮頸癌（頸癌）全体の1％未満にすぎない[2,3]．腫瘍の由来は頸部の予備細胞 reserve cell であるといわれている[3]．

腺様囊胞癌の中には単独で存在する唾液腺型腫瘍と，扁平上皮癌や腺様基底細胞癌などと併存する混合型腫瘍があり，後者はヒトパピローマウイルス human papillomavirus（HPV）との関連や遺伝子変異における相違点から，真の唾液腺型腺様囊胞癌とは別の疾患とされている[4]．混合型腫瘍は p16^{INK4a} がびまん性強陽性で，ハイリスク HPV が検出される．併存する腺様基底細胞癌においても p16^{INK4a} が陽性で，ハイリスク HPV 16，HPV 33 が検出されたという報告がある[5]．したがって，頸部の基底細胞様細胞からなる一連の腫瘍がハイリスク HPV 感染と関連していることが示唆される．頭頸部を含む他の領域においても，腺様囊胞癌類似の HPV 関連腫瘍が報告されている[6]．これに対して，唾液腺型腺様囊胞癌では p16^{INK4a} は部分的に陽性を示すのみで，ハイリスク HPV は検出されない．また，典型的な唾液腺型腺様囊胞癌では *MYB* 遺伝子の再構成が認められるが[7]，副鼻腔領域における腺様囊胞癌に類似した HPV 陽性腫瘍の検討では，検索できた全ての症例に *MYB* 遺伝子再構成が認められなかった[6]．以上の唾液腺型腺様囊胞癌および混合型腺様囊胞癌の特徴を**表1**にまとめる．頸部腺様囊胞癌における *MYB* 遺

伝子の検索を行った報告もあるが[8]，検討した3症例ともに扁平上皮癌との合併例であり，p16^{INK4a} 陽性，ハイリスク HPV 陽性，MYB 免疫組織化学陽性を示した．この結果からは，唾液腺型，混合型のいずれとも断定しがたく，正確な解釈のためにはさらに多くの症例の報告が待たれる．過去の報告では唾液腺型と混合型の腺様囊胞癌が区別されずに検討されてきたため，臨床病理学的特性や予後を正確にとらえるためにはこれらを区別して症例を蓄積し，検討する必要がある．

2．臨床的事項

閉経後の高齢者に好発し，初発症状は性器出血であることが多い．米国の報告では黒人に多いとされている[9]．

3．肉眼所見

腺様囊胞癌は，頸部に腫瘤を形成することが多い．

4．組織学的所見

主として中型の腫瘍細胞が大小の胞巣を形成して増殖する腫瘍で，胞巣周囲や腺腔様構造の中に，好酸性の基底膜様物質（**図1**）あるいは Alcian blue 染色陽性の間質性粘液（**図2**）を認める．これらは一見篩状構造に類似しているが，基質沈着部は間質に相当し，真の管腔ではない．この構築は皮膚の円柱腫に類似するため，円柱腫パターン cylindromatous pat-

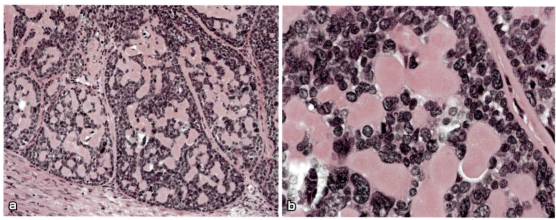

図1 | 腺様囊胞癌
a：基底膜様物質の沈着による円柱腫パターンを示す．b：腫瘍細胞は基底細胞に類似している．胞巣内では好酸性の基底膜様物質を認める．

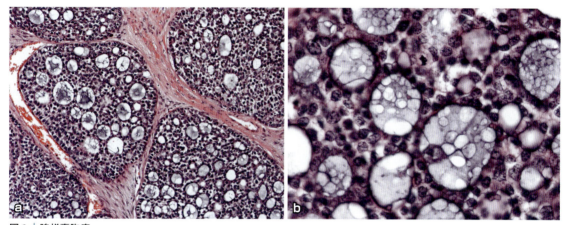

図2 | 腺様囊胞癌
a：間質性粘液の沈着による円柱腫パターンを示す．辺縁部では腫瘍細胞の柵状配列がみられる．b：胞巣内では間質性粘液を入れている．

表1 | 唾液腺型腺様囊胞癌と混合型腺様囊胞癌の違い

		$p16^{INK4a}$	ハイリスクHPV	MYB遺伝子再構成
腺様囊胞癌	唾液腺型	陰性〜一部陽性	陰性	あり
	混合型	びまん性強陽性	陽性	なし

tern と呼ばれる．しかし，時に立方状あるいは低円柱状の細胞で被覆された真の管腔形成がみられることもある（図3）．胞巣辺縁では腫瘍細胞の柵状配列がみられる．また，充実性成分が主体の組織型も存在する[10]．腫瘍細胞は基底細胞に類似しており比較的均一であるが，唾液腺など他の部位にできる腺様囊胞癌に比べて，頸部病変ではやや細胞の多形性や核分裂像が目立ち，壊死もしばしば認められるという報告がある[10]．

細胞診の典型像は唾液腺の腺様囊胞癌と類似しており，Giemsa染色で異染性を示す球状の基底膜様物質の周囲に，類円形核を有する腫瘍細胞を伴う．腫瘍細胞は核・細胞質（N/C）比が高く，核はクロマチン濃染性で核小体は目立たない．ただし表層に腫瘍が露出していない症例もあり，そのような場合には細胞診での検出は困難である．

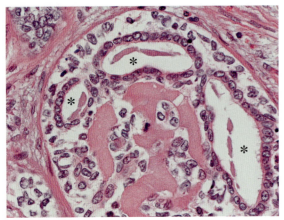

図3 | 腺様嚢胞癌
立方状の細胞で被覆された真の管腔が形成されている（*）.

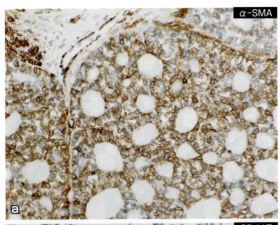

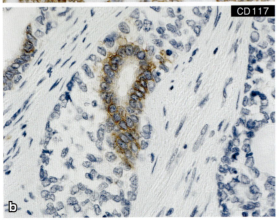

図4 | 腺様嚢胞癌
a：腫瘍細胞がα-SMA陽性である．b：真の管腔を形成する立方状の腫瘍細胞の細胞膜がCD117陽性である．

5. 免疫組織化学的・分子遺伝学的特徴

腫瘍細胞は，免疫組織化学で筋上皮マーカー（p63，CD10，α-smooth muscle actin（α-SMA），calponin）に陽性を示し（図4a），S100蛋白やHHF35に陽性となる症例もある[1,3]．また，CD117（c-Kit）の陽性所見が腺様基底細胞癌との鑑別に有用であるとの報告や[11]（図4b），p63の染色パターンにより基底細胞様扁平上皮癌との鑑別が可能であるという報告がある[12]．基底膜様物質はⅣ型collagenやlamininが陽性となる[3]．

また，真の唾液腺型腺様嚢胞癌では*MYB-NFIB*融合遺伝子が検出される．

6. 鑑別診断

1）腺様基底細胞癌

腺様基底細胞癌は臨床症状を呈することがほとんどなく，偶発的にみつかることが多い．腺様基底細胞癌は腺様嚢胞癌と同様，予備細胞由来の腫瘍とされており，腺様嚢胞癌との併存例も多く，同一のスペクトラムに属する病変と考えられている[1,3]．組織学的には腺様嚢胞癌と類似した基底細胞様の細胞からなる胞巣状構造が認められ，鑑別が困難なことがある．鑑別に重要なのは基底膜様物質の存在であり，腫瘍胞巣の周囲に明らかな基底膜様物質が認められた場合には腺様嚢胞癌を考える．これらの基底膜様物質にⅣ型collagenやlamininが陽性となることが鑑別に有用であるという報告もなされている[3]．核異型は一般的に腺様嚢胞癌のほうが高度である．免疫組織化学では腺様基底細胞癌はCD117陰性であるが，腺様嚢胞癌は陽性を示す[11]（図4b）．

2）基底細胞様扁平上皮癌

基底細胞に類似したN/C比の高い腫瘍細胞が胞巣を形成して増殖する侵襲性の高い腫瘍である．腫瘍細胞の形態が類似しており，胞巣辺縁の柵状配列がみられ，充実型の腺様嚢胞癌との鑑別が困難なことがあるが，基底膜様物質は認められない．また，基底細胞様扁平上皮癌はp63がびまん性に陽性となるが，腺様嚢胞癌では腫瘍胞巣の辺縁のみに陽性となり，胞巣中心部に陰性の細胞を認める[12]．

3）小細胞神経内分泌癌

他の領域に発生するものと同様，神経内分泌系への分化を示す高悪性度の腫瘍である．N/C 比の高い核小体の目立たない腫瘍細胞からなる点は類似しており，充実型腺様嚢胞癌との鑑別が問題となる．小細胞神経内分泌癌では基底膜様物質はみられず，また synaptophysin，chromogranin-A などにより，神経内分泌系への分化を確認することで鑑別可能である．

4）通常型腺癌

細胞質内粘液が僅少あるいはみられず，篩状構造を呈している場合は，腺様嚢胞癌に一見類似する．通常型腺癌のほうが細胞形態にバリエーションがあり核小体が目立つことも多いが，基底膜様物質の沈着はなく，その有無が最大の鑑別点であるといえる．

7. 予 後

局所再発や遠隔転移がしばしば認められ，比較的予後不良とされているが，前述のように唾液腺型と混合型との違いは明らかでない．

（堀 由美子）

文 献

1 ）Colgan TJ, Kim KR, Hirschowitz L et al：in Kurman RJ, Carcangiu ML, Herrington CS et al（eds）："WHO Classification of Tumours of Female Reproductive Organs", 4th ed. IARC Press, Lyon, 2014, pp194-196
2 ）Kurmann RJ, Ronnett BM, Sherman ME et al：AFIP Atlas of Tumor Pathology Series 4, Tumors of the Cervix, Vagina, and Vulva. ARP, Washington, 2010, pp202-203
3 ）Grayson W, Taylor LF, Cooper K：Adenoid cystic and adenoid basal carcinoma of the uterine cervix：comparative morphologic, mucin, and immunohistochemical profile of two rare neoplasms of putative 'reserve cell' origin. Am J Surg Pathol 23：448-458, 1999
4 ）Xing D, Schoolmeester JK, Ren Z et al：Lower Female Genital Tract Tumors With Adenoid Cystic Differentiation：P16 Expression and High-risk HPV Detection. Am J Surg Pathol 40：529-536, 2016
5 ）Parwani AV, Smith Sehdev AE, Kurman RJ et al：Cervical adenoid basal tumors comprised of adenoid basal epithelioma associated with various types of invasive carcinoma：clinicopathologic features, human papillomavirus DNA detection, and p16 expression. Hum Pathol 36：82-90, 2005
6 ）Bishop JA, Ogawa T, Stelow EB et al：Human papillomavirus-related carcinoma with adenoid cystic-like features：a peculiar variant of head and neck cancer restricted to the sinonasal tract. Am J Surg Pathol 37：836-844, 2013
7 ）Brill LB 2nd, Kanner WA, Fehr A et al：Analysis of MYB expression and MYB-NFIB gene fusions in adenoid cystic carcinoma and other salivary neoplasms. Mod Pathol 24：1169-1176, 2011
8 ）Shi X, Wu S, Huo Z et al：Co-existing of adenoid cystic carcinoma and invasive squamous cell carcinoma of the uterine cervix：a report of 3 cases with immunohistochemical study and evaluation of human papillomavirus status. Diagn Pathol 10：145, 2015
9 ）Ferry JA, Scully RE："Adenoid cystic" carcinoma and adenoid basal carcinoma of the uterine cervix. Am J Surg Pathol 12：134-144, 1988
10）Grayson W, Cooper K：A reappraisal of "basaloid carcinoma" of the cervix, and the differential diagnosis of basaloid cervical neoplasms. Adv Anat Pathol 9：290-300, 2002
11）Chen TD, Chuang HC, Lee LY：Adenoid basal carcinoma of the uterine cervix：clinicopathologic features of 12 cases with reference to CD117 expression. Int J Gynecol Pathol 31：25-32, 2012
12）Emanuel P, Wang B, Wu M et al：p63 Immunohistochemistry in the distinction of adenoid cystic carcinoma from basaloid squamous cell carcinoma. Mod Pathol 18：645-650, 2005

第2部　組織型と診断の実際

Ⅲ．その他の腫瘍

4 神経内分泌腫瘍

1．用語に関する問題

　子宮頸部（頸部）神経内分泌腫瘍の用語は 2014 年の WHO 分類（婦人科腫瘍）[1]と 2017 年の子宮頸癌取扱い規約 病理編 第 4 版[2]から胃腸管・膵神経内分泌腫瘍で用いられるものに準じることとなった．

　2010 年の WHO 分類（胃腸管・膵）[3]では神経内分泌腫瘍は neuroendocrine tumor（NET）G1，NET G2，神経内分泌癌 neuroendocrine carcinoma（NEC）に分けられている．NEC にはいわゆる小細胞癌 small cell carcinoma，大細胞神経内分泌癌 large cell neuroendocrine carcinoma（LCNEC）と呼ばれていたものも含まれる．

　これに従って頸部神経内分泌腫瘍は，NET G1，G2 を含む低異型度神経内分泌腫瘍 low-grade neuroendocrine tumor と small cell neuroendocrine carcinoma（小細胞神経内分泌癌），large cell neuroendocrine carcinoma（大細胞神経内分泌癌）を含む高異型度神経内分泌癌 high-grade neuroendocrine carcinoma に分けられることとなった[1,2]．また NET G1 はカルチノイド腫瘍 carcinoid tumor，NET G2 は非定型的カルチノイド腫瘍 atypical carcinoid tumor に相当すると記載されている[1]．

2．低異型度神経内分泌腫瘍

1）定義

　2014 年の WHO 分類（婦人科腫瘍）において頸部の低異型度神経内分泌腫瘍は，神経内分泌分化と類器官分化を呈する低異型度腫瘍と簡単に定義されてい

る[1]．用語の引用元である胃腸管・膵の neuroendocrine tumor（NET）について 2010 年の WHO 分類（胃腸管・膵）では，「chromogranin-A，synaptophysin に代表される神経内分泌マーカーが強くびまん性に発現するといった正常の腸管内分泌細胞に類似した形質をもつ腫瘍細胞からなり，よく分化した神経内分泌腫瘍で，核異型が軽度から中等度にとどまり，核分裂活性の低いもの」とより詳しく定義されている[3]．したがって頸部の低異型度神経内分泌腫瘍も同様に，中等度までにとどまる核異型，低い核分裂活性，明らかな神経内分泌分化で定義づけられると考えられる．

　Grading に関して頸部の low-grade neuroendocrine tumor では Grade 1 と Grade 2 に分けられる[1]．胃腸管膵においてはこの両者の区別は明確で，増殖活性の高低のみを基準としている[3]（表 1）．2014 年の WHO 分類（婦人科腫瘍）では，頸部低異型度神経内分泌腫瘍の grading にこの胃腸管膵の基準をそのまま当てはめる根拠は存在しないと記載されながら，明確な基準も示されていない[1]．また Grade 1（NET G1）はカルチノイド腫瘍，Grade 2（NET G2）は非定型的カルチノイド腫瘍に相当する，とも記載されており，少量の壊死の存在も grading の判断基準に加えられている（少量の壊死の存在は NET G2 の所見とされる）[1]．したがって頸部の低異型度神経内分泌腫瘍の grading は，表 1 に示す胃腸管・膵の基準，表 2 に示す従来頸部において示された文献の基準[4]を参考に，これを大きく逸脱しない程度で増殖活性を評価し，少量の壊死があれば Grade 2 を示唆する所見としてとらえて判断していくものと考えられる．

表1 | 胃腸管・膵神経内分泌腫瘍の分類

組織型	グレード	核分裂数 （10HPFあたり）	Ki-67指数（%）
NET	G1	<2	≤2
NET	G2	2〜20	3〜20
NEC	G3	>20	>20

表2 | 頸部の非小細胞性神経内分泌腫瘍の鑑別

組織型	核異型	核分裂数 （10HPFあたり）	壊死
carcinoid	0〜1+	稀	なし
atypical carcinoid	1+〜2+	≤10	局所的
LCNEC	2+〜3+	>10	地図状，広範

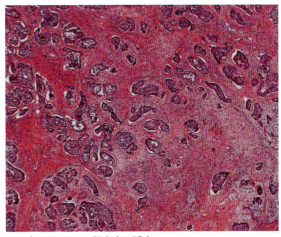

図1 | NET G1に相当する腫瘍
類器官構造を呈し，retraction artifactもみられる．本症例は腺癌の部分像としてみられる．

頸部において真のNET G1/2（カルチノイド，非定型的カルチノイド）は非常に稀であり，その存在自体に疑問をもつ病理医も少なくない．

米軍病理研究所 Armed Forces Institute of Pathology（AFIP）アトラスでは，頸部カルチノイドの本質は「カルチノイドに類似した成分をもつ腺癌」であるとし，肺や消化管にみられる真のカルチノイドとは異なるものであるとしていた[5]．

2）臨床的事項

NET G1，G2（いわゆるカルチノイド）は極めて稀であり臨床的特徴は明確でない．

非常に稀であるが，カルチノイド症候群を呈した非定型カルチノイドが報告されている[6]．

NET G1は緩徐な経過をとるとされるが，潜在的に転移する能力を有すると考えられている．

NET G2はNET G1よりも異型度が高く，高異型度神経内分泌癌と同様に予後不良とする報告がある[7]．

3）組織学的所見

頸部低異型度神経内分泌腫瘍は他臓器のそれと同様，特徴的な構造として島状，索状，コード状，リボン状，ロゼット配列が挙げられ（図1, 2），それらを総称して類器官構造，神経内分泌構造という．紡錘形細胞からなる束状配列もとりうる．retraction artifactもしばしば認められる（図2）．

低異型度神経内分泌腫瘍に特徴的な細胞所見として小型円形核，微細顆粒状クロマチン（ごま塩状），

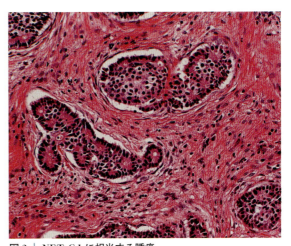

図2 | NET G1に相当する腫瘍
小型円形核，好酸性細胞質を有しロゼット配列を呈する．（病理診断プラクティス 婦人科腫瘍，中山書店，2015年より）

小型の核小体，淡好酸性顆粒状の豊富な細胞質が挙げられる（図2）．

4）免疫組織化学的特徴

synaptophysin，chromogranin-A，CD56，NSEがマーカーとして用いられる（図3）．CD56とNSEは特異性が低い．

5）HPV感染の有無と遺伝子異常

少数例での解析であるが非定型カルチノイドと診断されたものにハイリスクHPV感染，遺伝子異常として3p欠失，9p21欠失が報告されている[8]．

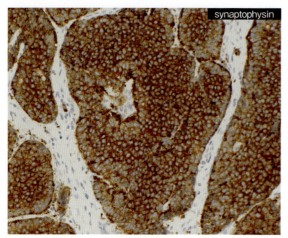

図3 | NET G2 に相当する腫瘍
synaptophysin が強陽性である.（病理診断プラクティス　婦人科腫瘍，中山書店，2015年より）

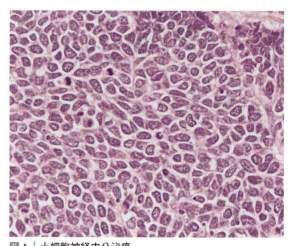

図4 | 小細胞神経内分泌癌
細胞質に乏しい小型癌細胞のびまん性増殖を呈する．核の相互圧排像，核分裂像が目立つ．

3. 高異型度神経内分泌癌

1) 定義

　高異型度神経内分泌癌は高異型度の細胞からなる神経内分泌腫瘍であり，小細胞型（小細胞神経内分泌癌）と大細胞型（大細胞神経内分泌癌）からなる．いずれも Grade 3 と考えられている．

2) 臨床的事項

　頸部神経内分泌腫瘍では小細胞神経内分泌癌が圧倒的に頻度が高い．

　小細胞神経内分泌癌の発症年齢は平均が30代後半～40代前半とする報告が多い[9-11]．大細胞神経内分泌癌の発症年齢は平均が34歳（21～62歳）と報告されている[4]．

　小細胞神経内分泌癌，大細胞神経内分泌癌は不正出血，細胞診異常で発見されることが多い[4,12]．小細胞神経内分泌癌では2/3の症例は不正出血を契機に発見され，1/3は検診による細胞診異常でみつかるという報告がある[12]．しかし細胞診で小細胞神経内分泌癌と診断がつくことは稀である[12-14]．

　小細胞神経内分泌癌において様々なペプチドホルモン peptide hormone の産生が報告されている[11,15]．

　小細胞神経内分泌癌と大細胞神経内分泌癌は進行例が多く予後不良であり[4,9,11,12,16,17]，両者の予後に差はない[4]．

3) 組織学的所見

a) 小細胞神経内分泌癌

　腫瘍細胞は小型リンパ球の3倍に満たない程度に小型である（図4～7）．卵円形，短紡錘形ないしは角ばった小型悪性細胞からなり，細胞質は乏しく核の木目込み像，相互圧排像（nuclear molding）が特徴的である（図4～7）．核クロマチンは繊細顆粒状かつ hyperchromatic で，核小体は目立たない（図4～7）．腫瘍細胞は単調に増殖し非常に細胞密度が高く，びまん性（図4, 5）ないしは島状（図8），索状（図9），ロゼット配列といった神経内分泌/類器官構造を呈する．

　多数の核分裂像（図4, 5）とアポトーシス像，広範な壊死（図6），脈管侵襲，神経周囲浸潤が目立つ．

　crush artifact をしばしば認める．

　小細胞神経内分泌癌の診断は HE 所見でなされ，必ずしも神経内分泌マーカー（chromogranin-A, synaptophysin）陽性所見を必要としない．

　扁平上皮癌（図10）や腺癌（図11）と合併することがある．

b) 大細胞神経内分泌癌

　腫瘍細胞は大型で小型リンパ球の3倍以上とされる（図12）．構成細胞は豊富な細胞質，大型の核，核小体の存在を特徴とする．腫瘍細胞は単調に増殖し，島状，索状，コード状，リボン状，ロゼット配列（図12）といった神経内分泌/類器官構造を呈する．

　多数の核分裂像と広範な壊死が目立つ．

　大細胞神経内分泌癌の診断は特徴的な組織構築と

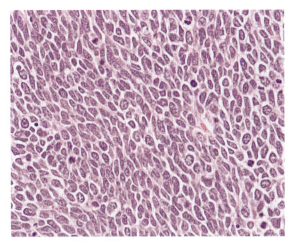

図 5 │ 小細胞神経内分泌癌
やや短紡錘形の癌細胞が充実性シート状に配列する。多数の核分裂像を認める。

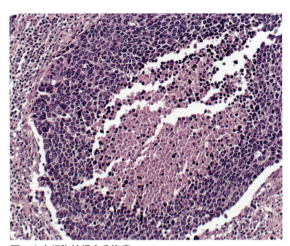

図 6 │ 小細胞神経内分泌癌
凝固壊死を認める。相互圧排像が目立つ。

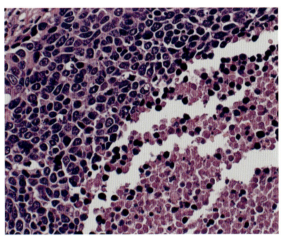

図 7 │ 小細胞神経内分泌癌
相互圧排像が認められる。

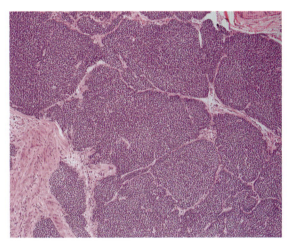

図 8 │ 小細胞神経内分泌癌
島状配列を呈する。

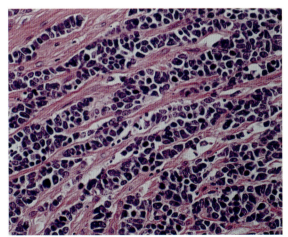

図 9 │ 小細胞神経内分泌癌
索状配列を呈する。

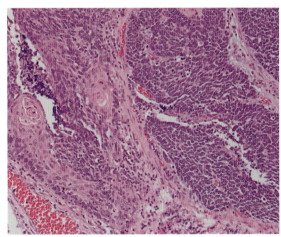

図 10 │ 扁平上皮癌を伴う小細胞神経内分泌癌
扁平上皮癌成分に角化を認める（左方）。

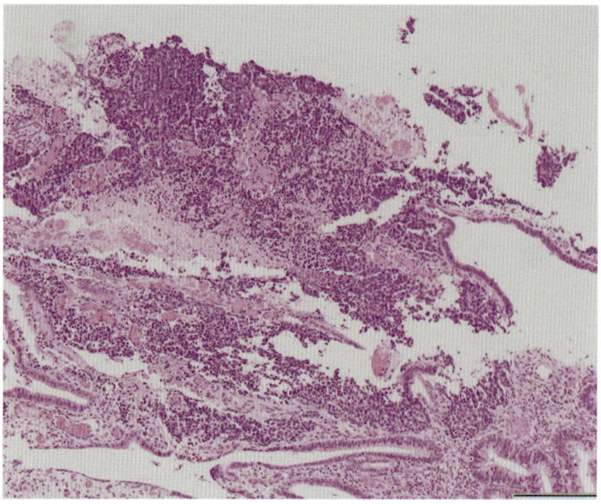

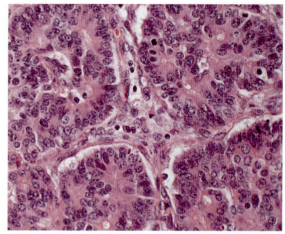

図11 腺癌を伴う小細胞神経内分泌癌
通常型腺癌を認める（下方）．

図12 大細胞神経内分泌癌
比較的大型で好酸性細胞質を有する癌細胞がロゼット形成を呈しながら増殖する．

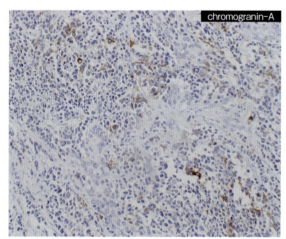

図13 小細胞神経内分泌癌
chromogranin-A に陽性である．

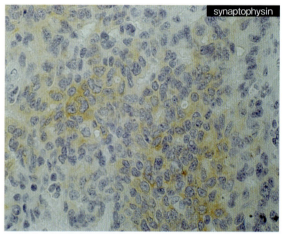

図14 大細胞神経内分泌癌
synaptophysin に陽性である．

細胞所見の存在を前提に，神経内分泌マーカー（chromogranin-A, synaptophysin）陽性所見を必要とする[18]．
しばしば腺癌と合併する．

4）免疫組織化学的特徴

小細胞神経内分泌癌，大細胞神経内分泌癌ともに，通常は神経内分泌マーカー（chromogranin-A, synaptophysin）が陽性である[18]（図13, 14）．

小細胞神経内分泌癌の中には神経内分泌マーカー（chromogranin-A, synaptophysin）が陰性のものがある[18]．

CD56 と synaptophysin は小細胞神経内分泌癌の感度の高いマーカーであるが，CD56 の特異性は低い[18]．

小細胞神経内分泌癌，大細胞神経内分泌癌ともにはしばしば TTF1 が陽性である[18]．

扁平上皮癌のマーカーとして知られる p63 は小細胞神経内分泌癌，大細胞神経内分泌癌ともに陽性となりうる[18]．びまん性に陽性のこともある[18]．

CD99 は小細胞神経内分泌癌，大細胞神経内分泌癌ともに頻度は高くないが陽性となりうる[18]．

小細胞神経内分泌癌，大細胞神経内分泌癌ともに通常は AE1/AE3 陽性であるが時に陰性例がある[18]．

大腸や膵の小細胞神経内分泌癌では Rb 蛋白発現消失が特徴的である[19,20]が，頸部小細胞神経内分泌癌は必ずしも陰性ではない（図15）．

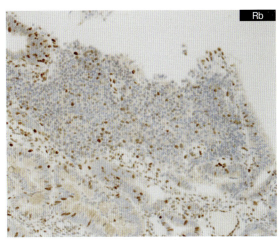

図15 | 腺癌を伴う小細胞神経内分泌癌
Rb陽性細胞を散在性に認める．

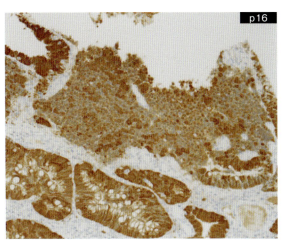

図16 | 腺癌を伴う小細胞神経内分泌癌
p16^{INK4a}陽性細胞をびまん性に認める．

5) HPV感染の有無と遺伝子異常

ハイリスクHPVとりわけHPV 18感染の頻度が高い[11,17,21]（図16）．

遺伝子異常として3p欠失が小細胞神経内分泌癌，大細胞神経内分泌癌両者ともに報告されている[8]．大細胞神経内分泌癌では3q増幅を認めた症例が1例報告されている[22]．

4. 鑑別診断

1) NET G2と大細胞神経内分泌癌，腺癌

高度の核異型と増殖活性，広範な壊死の存在は大細胞神経内分泌癌を示唆する．その境界はあいまいであるが，表1, 2の基準を参考にする．大細胞神経内分泌癌の部分像として比較的異型が軽度である場合があり注意を要する．頸部においてはNET G1, G2の診断は厳密に行い，大細胞神経内分泌癌の可能性を除外しておく必要がある．NET G1, G2は腺癌を伴うことが多く，その本質は「カルチノイドに類似した成分をもつ腺癌」であり，肺や消化管にみられる真のカルチノイドとは異なるものである可能性がある[5]．

2) 小細胞神経内分泌癌と大細胞神経内分泌癌の鑑別

小細胞神経内分泌癌と大細胞神経内分泌癌はその名のとおり，リンパ球の3倍の大きさをめどにそれより小型のものと大型のものとして区別される．一方で核所見を重視して両者を鑑別する考え方がある[23,24]．小細胞神経内分泌癌にしては細胞質が豊富で比較的大型の細胞から構成されていても，核所見が相互圧排像，繊細顆粒状クロマチン，核小体が目立たない，を呈するときは小細胞神経内分泌癌と診断する立場である[23,24]．

3) 大細胞神経内分泌癌と腺癌・扁平上皮癌

神経内分泌構造，類器官構造と大細胞神経内分泌癌の特徴的な細胞所見（豊富な細胞質，大型の核，核小体の存在）を注意深く同定し，神経内分泌マーカーであるchromogranin-A, synaptophysin陽性所見が得られた場合に大細胞神経内分泌癌と診断する．

腺管形成，角化，細胞間橋などの腺や扁平上皮への分化の有無を注意深く観察する．

神経内分泌分化を示唆する形態所見のない通常の腺癌や扁平上皮癌に神経内分泌マーカーの発現を認める場合もあるが，その免疫組織化学所見のみを根拠に神経内分泌癌と診断してはならない．

4) 小細胞神経内分泌癌と小型細胞からなる扁平上皮癌

小細胞神経内分泌癌の核所見を注意深く評価しながら，p63, chromogranin-A, synaptophysinの免疫組織化学を加えて評価する．p63は一般には扁平上皮癌のマーカーであるが小細胞神経内分泌癌にも陽性になりうることを認識しておく必要がある．近年，より特異性の高い扁平上皮マーカーとしてp40が用いられており，有用であると思われる（図17～19）．

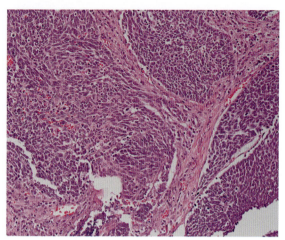

図17 | 扁平上皮癌を伴う小細胞神経内分泌癌
両者の明確な区別が難しい．

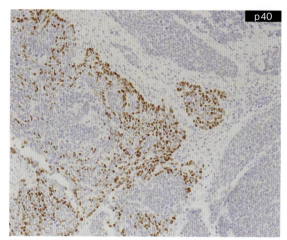

図18 | 扁平上皮癌を伴う小細胞神経内分泌癌
p40陽性の扁平上皮癌成分が明瞭に認められる．

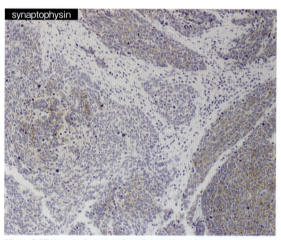

図19 | 扁平上皮癌を伴う小細胞神経内分泌癌
synaptophysin陽性の小細胞神経内分泌癌が明瞭に認められる．

5）小細胞神経内分泌癌とEwing（ユーイング）肉腫ファミリー腫瘍（原始神経外胚葉性腫瘍）

頸部にもEwing肉腫ファミリー腫瘍（原始神経外胚葉性腫瘍 primitive neuroectodermal tumor：PNET）が稀ながら発生することがあり[25]，小細胞神経内分泌癌と鑑別を要することがある．Ewing肉腫ファミリー腫瘍はCD99がびまん性に陽性，cytokeratin陰性である．小細胞神経内分泌癌でもcytokeratin陰性例やCD99陽性例があるので，鑑別が難しい場合はEWSとETS family（FLI1，ERG，ETV1など）との融合遺伝子の有無まで確認することが望ましい．

6）小細胞神経内分泌癌と悪性リンパ腫

小細胞神経内分泌癌と悪性リンパ腫の鑑別が必要なときは上皮系マーカーのcytokeratin，神経内分泌マーカーであるchromogranin-A，synaptophysin，およびリンパ球系マーカーの免疫組織化学が有用である．

〈大石善丈〉

文　献

1）Kurman RJ, Carcangiu ML, Herrington CS et al (eds)：WHO Classification of Tumours of Female Reproductive Organs. IARC Press, Lyon, 2014
2）日本産科婦人科学会，日本病理学会（編）：子宮頸癌取扱い規約 病理編．第4版．金原出版，2017
3）Bosman FT, Carneiro F, Hruban R et al (eds)：WHO Classification of Tumours of the Digestive System. IARC Press, Lyon, 2010
4）Gilks CB, Young RH, Gersell DJ et al：Large cell neuroendocrine carcinoma of the uterine cervix：a clinicopathologic study of 12 cases. Am J Surg Pathol 21：905-914, 1997
5）Kurman RJ, Norris HJ, Wilkinson EJ (eds)：AFIP Atlas of Tumor Pathology Series 4, Tumors of the Cervix, Vagina, and Vulva. ARP Washington, DC, 1992
6）Koch CA, Azumi N, Furlong MA et al：Carcinoid syndrome caused by an atypical carcinoid of the uterine cervix. J Clin Endocrinol Metab 84：4209-4213, 1999
7）Soga J, Osaka M, Yakuwa Y：Gut-endocrinomas (carcinoids and related endocrine variants) of the uterine cervix：an analysis of 205 reported cases. J Exp Clin Cancer Res 20：327-334, 2001
8）Wistuba II, Thomas B, Behrens C et al：Molecular abnormalities associated with endocrine tumors of the uterine cervix. Gynecol Oncol 72：3-9, 1999
9）Straughn JM Jr, Richter HE, Conner MG et al：Predictors of outcome in small cell carcinoma of the cervix—a case series. Gynecol Oncol 83：216-220, 2001

10) Gersell DJ, Mazoujian G, Mutch DG et al : Small-cell undifferentiated carcinoma of the cervix. A clinicopathologic, ultrastructural, and immunocytochemical study of 15 cases. Am J Surg Pathol 12 : 684-698, 1988

11) Abeler VM, Holm R, Nesland JM et al : Small cell carcinoma of the cervix. A clinicopathologic study of 26 patients. Cancer 73 : 672-677, 1994

12) Park HJ, Choi YM, Chung CK et al : Pap smear screening for small cell carcinoma of the uterine cervix : a case series and review of the literature. J Gynecol Oncol 22 : 39-43, 2011

13) Moss EL, Pearmain P, Askew S et al : Neuroendocrine carcinoma of the cervix : a review of clinical management and survival. Int J Gynecol Cancer 21 (Suppl 3), 2011

14) Wang PH, Liu YC, Lai CR et al : Small cell carcinoma of the cervix : analysis of clinical and pathological findings. Eur J Gynaecol Oncol 19 : 189-192, 1998

15) Seckl MJ, Mulholland PJ, Bishop AE et al : Hypoglycemia due to an insulin-secreting small-cell carcinoma of the cervix. N Engl J Med 341 : 733-736, 1999

16) Bermúdez A, Vighi S, García A et al : Neuroendocrine cervical carcinoma : a diagnostic and therapeutic challenge. Gynecol Oncol 82 : 32-39, 2001

17) Mannion C, Park WS, Man YG et al : Endocrine tumors of the cervix : morphologic assessment, expression of human papillomavirus, and evaluation for loss of heterozygosity on 1p, 3p, 11q, and 17p. Cancer 83 : 1391-1400, 1998

18) McCluggage WG, Kennedy K, Busam KJ : An immunohistochemical study of cervical neuroendocrine carcinomas : Neoplasms that are commonly TTF1 positive and which may express CK20 and P63. Am J Surg Pathol 34 : 525-532, 2010

19) Takizawa N, Ohishi Y, Hirahashi M et al : Molecular characteristics of colorectal neuroendocrine carcinoma ; similarities with adenocarcinoma rather than neuroendocrine tumor. Hum Pathol 46 : 1890-1900, 2015

20) Yachida S, Vakiani E, White CM et al : Small cell and large cell neuroendocrine carcinomas of the pancreas are genetically similar and distinct from well-differentiated pancreatic neuroendocrine tumors. Am J Surg Pathol 36 : 173-184, 2012

21) Stoler MH, Mills SE, Gersell DJ et al : Small-cell neuroendocrine carcinoma of the cervix. A human papillomavirus type 18-associated cancer. Am J Surg Pathol 15 : 28-32, 1991

22) Kawauchi S, Okuda S, Morioka H et al : Large cell neuroendocrine carcinoma of the uterine cervix with cytogenetic analysis by comparative genomic hybridization : a case study. Hum Pathol 36 : 1096-1100, 2005

23) 大場岳彦, 石川雄一 : 肺神経内分泌腫瘍の分類と組織診断. 病理と臨床 28 : 151-155, 2010

24) 元井紀子, 石川雄一 : 肺に発生する神経内分泌腫瘍. 病理と臨床 29 : 444-450, 2011

25) Masoura S, Kourtis A, Kalogiannidis I et al : Primary primitive neuroectodermal tumor of the cervix confirmed with molecular analysis in a 23-year-old woman : A case report. Pathol Res Pract 208 : 245-249, 2012

第2部　組織型と診断の実際

Ⅲ．その他の腫瘍

5　未分化癌

1．定　義

未分化癌 undifferentiated carcinoma は，特定の分化を示さない上皮性悪性腫瘍をいう[1]．

2．子宮頸部未分化癌の位置づけと組織像

子宮頸部（頸部）未分化癌は，WHO 分類において，other epithelial tumours の中の1型に分類されているが，組織写真の掲載もなく，その記述はわずかである．未分化癌は，扁平上皮や腺上皮への分化傾向がない腫瘍細胞からなり，頸部においては極めて稀な腫瘍である．実際，自験例がなかった筆者が婦人科病理専門の先生方に問い合わせても頸部原発の未分化癌の症例を経験している先生は皆無だった．WHO 分類においてもその組織学的特徴は，分化傾向のない腫瘍であるということに終始しており，それ以外の明確な組織学的特徴も詳細には記載されていないのが現状である．よって，頸部未分化癌の診断は，後述する鑑別疾患を十分に除外した上で下されるべきであると考える．

英文報告も単独で未分化癌を扱ったものはほとんどなく，むしろ他の子宮頸部腫瘍との鑑別疾患の一つとして挙げられているものが多い．小細胞性未分化癌 small cell undifferentiated carcinoma の報告例があるが，これは現在の小細胞神経内分泌癌を示しており，本項で扱っている未分化癌とは異なる．

3．子宮「体部」原発の未分化癌

子宮体部（体部）における未分化癌のほうが，頸部原発の未分化癌よりも頻度が高い．よって形態や免疫組織化学の結果によって，未分化癌の可能性が高くなった場合には，体部に発生した未分化癌の頸部浸潤を考慮に入れるべきである．

体部原発の未分化癌の自験例を示す．組織像は，円形で比較的均一な腫瘍細胞がびまん性に増生している．HE 所見は，悪性リンパ腫に類似しており，免疫組織化学を用いた診断が必須である（**図1**）．

体部の未分化癌は，全体が未分化癌で構成される monomorphic undifferentiated carcinoma と，一部に通常の G1 あるいは G2 の類内膜癌が併存する dedifferentiated carcinoma の症例がある[2,3]．頸部浸潤した場合に，仮に類内膜癌の併存が確認されれば，体部が原発であることの一つの根拠になりうる．

体部の未分化癌は，ポリープ状の発育を示し，巨大化することも多く，頸部からの生検で診断が下されることも少なくない．実際，自験例の体部未分化癌では，初発時既に頸部に癌が浸潤しており，頸部生検で診断がなされた．

頸部が原発であることの証明として，p16^{INK4a} の免疫組織化学あるいはヒトパピローマウイルス human papillomavirus（HPV）の *in situ* hybridization が有用であるとの報告もある一方で，頸部の未分化癌の場合に，HPV 感染が未分化癌に関与しているのか否か，仮に関与しているのであれば陽性率がどの程度あるのか等の詳細な報告例はない．また一方で，子宮内膜発生の未分化癌にも p16^{INK4a} が陽性になる

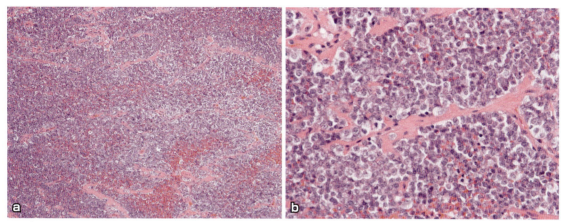

図1 | 体部未分化癌の頸部浸潤
a：一見リンパ腫と思われるような円形均一な腫瘍細胞がびまん性に増生する．b：HE染色ではリンパ腫との鑑別が困難で，免疫組織化学による確認が必要である．

との報告があり[4]，免疫組織化学の結果のみで原発が頸部であるか体部であるか診断することは困難と考えられる．

このように，頸部の未分化癌と診断するには，常に体部発生の腫瘍をまず鑑別に入れて慎重に診断することが必要であり，画像診断も併せて総合的に判断しながら，原発巣を検討すべきである．

4. 鑑別診断

頸部が原発であることが確定した後は，未分化癌は，あらゆる分化の可能性を十分に除外した上で下される必要があり，以下に挙げる腫瘍は全て鑑別するべきである．HE染色による詳細な形態の観察とともに免疫組織化学による診断が重要である[2]．

鑑別診断には，低分化扁平上皮癌，腺癌あるいは腺扁平上皮癌とともにいわゆる malignant small round cell tumor の形態を示す疾患（神経内分泌細胞癌，悪性リンパ腫，悪性黒色腫），着床部トロホブラスト腫瘍 placental site trophoblastic tumor（PSTT）あるいは類上皮トロホブラスト腫瘍 epithelioid trophoblastic tumor（ETT）および Ewing（ユーイング）肉腫等が挙げられる．各々の組織型に対しての詳細な記載は別項を参照いただきたいが，本項では未分化癌との鑑別ポイントを中心に説明する．

1）低分化扁平上皮癌や低分化腺癌

扁平上皮癌においても腺癌においても低分化になれば，未分化癌との鑑別が必要となるが，丹念に標本を観察し，細胞間橋が明瞭で敷石状のパターンを呈する扁平上皮癌様の部分，あるいはわずかな粘液産生や腺腔形成等の腺癌様の特徴を見出すことが鑑別のポイントとなる．HE染色で粘液の確認が困難な場合は，Alcian blue 染色やジアスターゼ消化 PAS 反応を行うと診断の補助となる．

2）低分化腺扁平上皮癌

腺扁平上皮癌の中でも低分化，かつ特殊型であるすりガラス細胞癌は未分化癌との鑑別の一つとなりうる．腫瘍細胞は，著明な核小体を有した円形の核と豊富で淡い細胞質を有する多辺形の細胞からなり，わずかな細胞間橋や腺腔様形成が確認されることもある（図2）．背景間質には著明な好酸球浸潤を伴うことが多い．特に核の所見が特徴的であり，基本的に未分化癌との鑑別はそれほど難しくないと考えられる．

3）神経内分泌細胞癌

頸部発生の神経内分泌細胞癌は，WHO分類では neuroendocrine tumors として独立した疾患群として位置づけられ，頸部未分化癌と鑑別しなければならない重要な疾患である．神経内分泌癌特有の核所見やロゼット形成等の形態的特徴をしっかりとらえるとともに，神経内分泌マーカーによる確認が重要である[5]（図3）．

4）悪性リンパ腫

悪性リンパ腫の場合は，全身のリンパ節腫脹，発

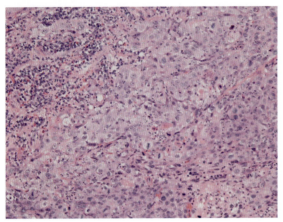

図2 | すりガラス細胞癌
やや好酸性の豊富な細胞質と核小体の明瞭な大型核が特徴である．背景に好酸球浸潤が目立つ．

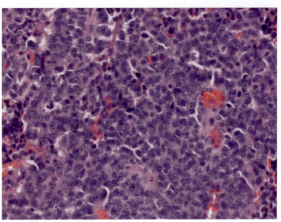

図3 | 神経内分泌細胞癌
N/C比の高い腫瘍細胞で，ざらついた核所見やロゼット構造を丹念に観察し，神経内分泌マーカーと併せて最終診断することが重要である．

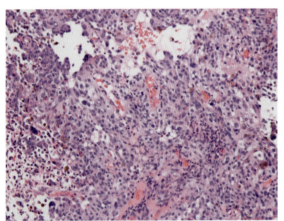

図4 | 悪性黒色腫
円形で核小体の明瞭な腫瘍細胞が密に増生する．メラニン色素を確認できれば未分化癌との鑑別は比較的容易である．

熱や血小板減少，あるいは可溶性IL-2受容体の異常高値等，特異的な臨床所見が認められることも多く臨床的に鑑別に挙げてくる場合も少なくない．子宮発生の悪性リンパ腫も免疫組織化学の各種リンパ球マーカーの併用で，未分化癌との鑑別は難しくないと考える．

5）悪性黒色腫

頸部に限らず，悪性黒色腫は，malignant small round cell tumorの形態をとる悪性腫瘍において常に鑑別に挙げなければならない腫瘍である．特に色素が乏しい悪性黒色腫は，時に形態のみでは他の低分化癌や未分化癌との鑑別が困難となる．まずは，HE標本で丹念にメラニン色素を確認することが必要であり（図4），最終的には免疫組織化学での確認が必須である．段階的に免疫組織化学を行うのであれば，感度の高いS100蛋白を行うことをお勧めする．陽性であった場合，特異度のより高いHMB-45やMelan A等の免疫組織化学を追加して行う[6]．

6）着床部トロホブラスト腫瘍（PSTT）と類上皮トロホブラスト腫瘍（ETT）

PSTTは，着床部の中間型トロホブラストの性格を有する腫瘍細胞からなり，ETTは，絨毛膜を構成するトロホブラスト様の細胞からなる．特にETTは，症例の約半数は，頸部から発生し，上皮性悪性腫瘍との鑑別が必要となる．比較的均一な円形腫瘍細胞が地図状壊死を背景に小胞巣を形成しながら認められる（図5）．頸部に腫瘍が広がるとあたかも高度異形成のような形態を示すこともある．一方，PSTTは，円形や紡錘形の腫瘍細胞が混在し，比較的シート状に増生する（図6）．免疫組織化学では，PSTTは，hPLがびまん性に陽性となり，鑑別に有用である．一方，ETTは，hPLの陽性所見は一部であるが，inhibin-αやp63等がびまん性に陽性となる．これらの免疫組織化学と併せて，先行妊娠の有無や軽度の血清hCGの増加等の臨床所見や血清学的所見を確認するとよい[7]．

7）Ewing肉腫

非常に稀であるが，Ewing肉腫が頸部に発生することがある．今までに19例の報告例がある．稀であ

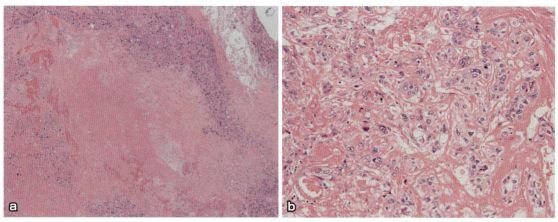

図5 │ 類上皮トロホブラスト腫瘍（ETT）
a：地図状の壊死を呈し，それを囲むような腫瘍細胞が確認できる．b：比較的円形の腫瘍細胞が小胞巣を形成して増生する．（新百合ヶ丘総合病院病理診断科　福永眞治先生のご厚意による）

るために，神経内分泌細胞癌と誤診される症例が少なくないことが示唆されている[8]．一応，Ewing肉腫の可能性も頭の片隅に置いておくことも必要であろう．むしろ未分化癌よりも神経内分泌癌をより強く疑うような形態にもかかわらず，神経内分泌マーカーが陽性にならないような症例では，CD99の免疫組織化学を施行し，陽性であった場合は，*EWS-FLI1*，*EWS-ERG*を含むキメラ遺伝子を確認する．

まとめ

頸部未分化癌は，極めて稀な腫瘍であり，ほぼ除外診断に尽きるといえる．特に上述した鑑別疾患の多くは，化学療法のレジメンを含め，全く異なる治療方針が立てられるため，安易に頸部未分化癌と診断しないことが肝要である．

〔小倉加奈子，松本俊治〕

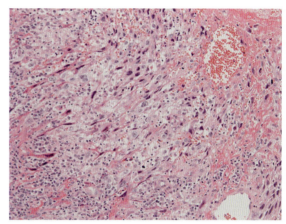

図6 │ 着床部トロホブラスト腫瘍（PSTT）
円形と紡錘形の腫瘍細胞が混在しながら密に増生する．（新百合ヶ丘総合病院病理診断科　福永眞治先生のご厚意による）

文　献

1）Kurman RJ, Carcangiu ML, Herrington CS et al（eds）：WHO Classification of Tumours of Female Reproductive Organs, 4th ed. IARC Press, Lyon, 2014, pp194-196
2）Euscher E, Malpica A：Use of immunohistochemistry in the diagnosis of miscellaneous and metastatic tumors of the uterine corpus and cervix. Semin Diagn Pathol 31：233-257, 2014
3）Kurman RJ, Carcangiu ML, Herrington CS et al（eds）：WHO Classification of Tumours of Female Reproductive Organs, 4th ed., IARC Press, Lyon, 2014, pp132-133
4）Saad RS, Mashhour M, Noftech-Mozes S et al：P16INK4a expression in undifferentiated carcinoma of the uterus does not exclude its endometrial origin. Inf J Gynecol Pathol 31：57-65, 2012
5）Rekhi B, Patil B, Deodhar KK et al：Spectrum of neuroendocrine carcinomas of the uterine cervix including histopathologic features, terminology, immunohistochemical profile, and clinical outcomes in a series of 50 cases from a single institution in India. Ann Diagn Pathol 17：1-9, 2013
6）Duggal R, Srinivasan R：Primary amelanotic melanoma of the cervix：case report with reiew of literature. J Gynecol Oncol 21：199-202, 2010
7）Coulson LE, Kong CS, Zaloudek C：Epithelioid trophoblastic tumor of the uterus in a postmenopausal woman a case report and review of the literature. Am J Surg Pathol 24：1558-1562, 2000
8）Mashriqi N, Gujjarlapudi JK, Sidhu J et al：Ewing's sarcoma of the cervix, a diagnostic dilemma：a case report and review of the literature. J Med Case Rep 9：255, 2015

第2部　組織型と診断の実際

Ⅲ．その他の腫瘍

6 間葉系腫瘍

はじめに

　子宮頸部（頸部）の間葉系腫瘍は比較的稀であり，組織診断に稀ならず難渋する．ブドウ肉腫など部位特異性の高い腫瘍，好発腫瘍を十分理解し，適切な治療方針の決定に寄与することが肝要である．本項では頸部に発生する間葉系腫瘍，腫瘍様病変の組織発生，臨床病理的特徴，鑑別診断，組織学的診断の問題点について解説する．

1．平滑筋肉腫

1）定義・臨床的事項

　平滑筋肉腫 leiomyosarcoma は，概念的には平滑筋への分化を示す悪性腫瘍であり，頸部に分布する平滑筋細胞に由来するとされている．頸部原発悪性腫瘍の1%以下であるが，肉腫では最も頻度が高い[1]．臨床的に充実性隆起性病変や筋腫分娩として認めることが多い．

2）病理所見

　肉眼的には頸部の充実性腫大病変や頸管腔内のポリープ状病変として認める．既存上皮は平坦化し時に潰瘍を伴う．割面では境界が不明瞭な白色，黄白色の充実性腫瘍で浸潤性発育を示し，壊死変性，出血を伴うことが多い．粘液腫瘍様変化を示すこともある．

　組織学的には，平滑筋細胞に類似する異型紡錘形，不整形細胞の束状，錯綜状の増殖よりなる．上皮様（類上皮型），粘液腫様（粘液腫型）のパターンを

示す症例も時にみられる．一般的に核は紡錘形でしばしば葉巻タバコ状であり，細胞質は比較的豊富で，弱好酸性ないし淡明である．多数の核分裂像，異型核分裂像，腫瘍の凝固壊死がみられる（**図1, 2**）．平滑筋腫瘍の良性，悪性の診断基準は体部原発に準じる．免疫組織化学的にはα-smooth muscle actin（α-SMA），HHF35，desmin，h-caldesmon が陽性となるが，複数のマーカーを用い総合的に判定する必要がある．

3）鑑別診断

　鑑別診断として平滑筋腫，間質細胞肉腫，類上皮血管周囲細胞腫（後述）が挙げられる．平滑筋腫との鑑別では通常細胞異型，核分裂像（平滑筋肉腫では>10/10HPFs），壊死の有無により判断する．2つ以上の所見があれは平滑筋肉腫と診断される．粘液腫型では，通常細胞密度が低く，核分裂像ついては上記の定義は適用されない[2]．通常の平滑筋肉腫の像を示す領域が一部に稀ならず存在し，多数のサンプリングが肝要である．高度の異型，多形性を示す平滑筋肉腫では高悪性度子宮内膜間質肉腫との鑑別が問題となり，平滑筋細胞マーカー，CD10，cyclin D1等の免疫組織化学が有用である．

4）予後

　頸部原発平滑筋肉腫の予後は不良であるが，体部原発例との差異については不明である．

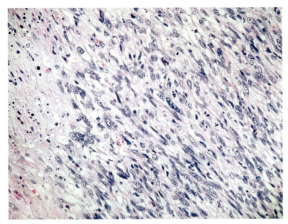

図1 | 頸部平滑筋肉腫
異型紡錘形細胞の束状の増殖，多数の核分裂像と凝固を認める．

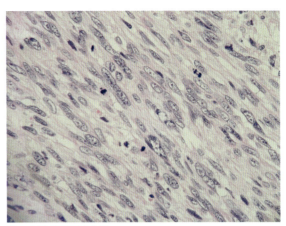

図2 | 頸部平滑筋肉腫
葉巻状の核，弱好酸性の細胞質を有する異型細胞の束状の増殖と多数の核分裂像を認める．

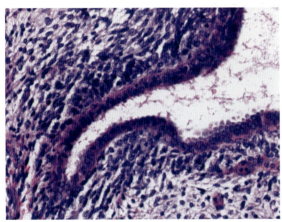

図3 | 胎児型横紋筋肉腫（ブドウ状肉腫）
腺上皮下の cambium layer を示す．未熟な類円形ないし短紡錘形細胞の密な増殖を示す．その下層は細胞が疎である．

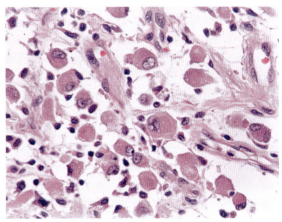

図4 | 胎児型横紋筋肉腫（ブドウ状肉腫）
偏在性の類円形の核，好酸性の豊富な細胞質を有する横紋筋芽細胞の増殖を示す．

2．横紋筋肉腫

1）定義・臨床的事項

横紋筋肉腫 rhabdomyosarcoma は，横紋筋細胞への分化を示す悪性腫瘍である．子宮では若年者（10代，20代，平均18歳）の頸部に好発する．小児では腟原発が多い．ともに胎児型の横紋筋肉腫が最も多い[3,4]．臨床的にはブドウ状の頸部ポリープや腟出血を示す．よってブドウ状肉腫 sarcoma botryoides とも呼ばれる．

2）病理所見

軟らかいブドウ状の隆起病変，頸管ポリープ状病変を呈し，割面は瑞々しく粘液腫状である．3ないし4cm大のことが多く，しばしば出血を伴う．

胎児型横紋筋肉腫では，組織学的に cambium layer が特徴的である．上皮下において密な腫瘍細胞の増殖が層状にみられる．腫瘍細胞は hyperchromatic な小型の類円形，短紡錘形の核と乏しい細胞質を有する（図3）．種々の程度の横紋筋細胞への分化（横紋筋芽細胞 rhabdomyoblast）がみられ，時に横紋構造が観察される（図4）．間質は粘液腫状である．約半数の症例で結節状の軟骨細胞成分を認める．深部への浸潤は比較的稀である．

免疫組織化学的には desmin，α-SMA，MyoD1，myogenin が陽性である．遺伝子学的には t(2;13) と t(1;13) の2種の相互転座がみられる[5]．

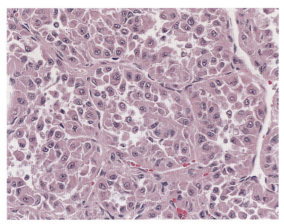

図5│胞巣状軟部肉腫
胞巣状ないし充実性の増殖を特徴とし，腫瘍細胞は類円形，不整形の核，豊富な好酸性，顆粒状の細胞質を有する．

3）鑑別診断

　胞巣型横紋筋腫，頸管ポリープ，横紋筋腫，腺肉腫 adenosarcoma 等との鑑別を要する．胞巣型横紋筋腫は中年以降に多く，腫瘍細胞はびまん性増殖する傾向があり cambium layer を欠く．異型性を示すが，細胞は比較的均等である．頸管ポリープは若年者には稀であり，cambium layer や横紋筋芽細胞はみられない．横紋筋腫は成熟した横紋筋細胞の増殖であり，核分裂像，浸潤像，cambium layer はみられない．腺肉腫では軽度ないし中等度の異型を示す腺の増生と間質での異型細胞の増殖がみられる．弱拡像では類似することもあり，また胎児型横紋筋腫では既存の内頸管腺の残存があることがあり，腺肉腫との鑑別に注意を要する．

4）予後

　保存的療法と化学療法により予後良好である．生存率は80％以上であるが，深部浸潤例は予後不良である[6]．腟原発の例よりも良好である．

3．胞巣状軟部肉腫

1）定義・臨床的事項

　胞巣状軟部肉腫 alveolar soft part sarcoma は，顆粒状，好酸性の細胞質を有する大型細胞の胞巣状，充実性増殖を特徴とする悪性腫瘍である．起源は不明である．子宮では頸部ないし lower uterine segment に好発し，主に表層部に発生する，十数例の報告がある．30代ないし40代に多く，臨床的には出血を伴う体下部ないし頸部の結節が観察される[7]．

2）病理所見

　肉眼的にはポリープ状ないし境界明瞭な壁在性の結節で，割面は黄色ないし灰白色で，しばしば出血，壊死を伴う．

　組織学的には，軟部組織発生例と同様に比較的単調な胞巣状ないし充実性の増殖を特徴とする（図5）．腫瘍細胞は類円形，不整形の核，大型の核小体，豊富な好酸性，顆粒状の細胞質を有し，細胞相互の接着性が弱い．細胞質は PAS 染色陽性で，ジアスターゼ抵抗性である．PAS 染色陽性の桿状結晶も診断に有用である．間質は乏しく，胞巣状間を走行する小血管ないし類洞様血管よりなる．

　免疫組織化学的には，TFE3の発現が核にみられる点が特徴的で診断学的価値が高い[8]．α-SMA，desmin 等の筋原性マーカーが陽性で，S100蛋白陽性の症例もある．遺伝子学的には，*ASPL-TFE3* 融合遺伝子による t(X;17) が報告されている[9]．

3）鑑別診断

　腎細胞癌，明細胞癌などの転移性癌，傍神経節細胞腫との鑑別を要する．通常の腎細胞癌では，細胞異型は軽度であり，桿状結晶はみられず，筋原性マーカーは陰性である．明細胞癌ではホブネイル細胞 hobnail cell が特徴的であり，乳頭状，桿状，充実性など増殖パターンが多彩である．桿状結晶はみられず，免疫組織化学的にも異なる．傍神経節細胞腫では，胞巣構造はより小型であり，細胞異型は乏しい．synaptophysin，chromogranin-A などの内分泌マーカーが陽性であり，S100蛋白陽性の sustentacular 細胞が特徴的である．

4）予後

　頸部発生17例の経過観察では，軟部発生例よりもいずれも予後良好である[10]．

4．類上皮血管周囲細胞腫（PEComa）

1）定義・臨床的事項

　類上皮血管周囲細胞腫 perivascular epithelioid cell tumor（PEComa）は，組織学的，免疫組織化学的に特有な血管周囲の上皮様細胞の増殖よりなる腫瘍と定義されるが，実際上その母組織は不明である．肺

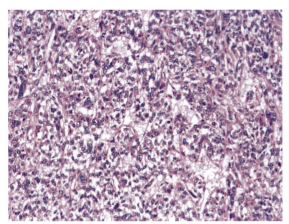

図6 │ 類上皮血管周囲細胞腫
淡明ないし弱好酸性の豊富な胞体を有する細胞の上皮様，シート状の増殖と薄壁性，類洞様の豊富な間質血管を示す．

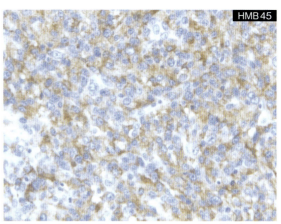

図7 │ 類上皮血管周囲細胞腫のHMB45免疫組織化学
びまん性の陽性像を認める．

に発生するリンパ管筋腫症 lymphangiomyomatosis，clear cell "sugar" tumor，腎，肝，後腹膜などの血管筋脂肪腫 angiomyolipoma（AML），鎌状靱帯/円靱帯明細胞性筋メラニン細胞性腫瘍 clear cell myo-melanocytic tumor of the falciform ligament/ligamentum teres などと同様に血管周囲類上皮細胞に由来するとされる腫瘍群を PEComa family と総称する[11]．女性に多く，平均年齢は51歳で，子宮（体部，頸部），後腹膜に好発する．結節性硬化症 tuberous sclerosis 患者に発生しやすい．多くの症例は良性であるが，一部は悪性の経過を示す[11-15]．

2）病理所見

肉眼的には境界明瞭な白黄色の充実性腫瘍である．
組織学的には淡明ないし弱好酸性の豊富な細胞質を有する細胞が薄壁性の血管周囲に上皮様，シート状の増殖を示す（図6）．間質は線維性で血管が豊富である．間質の硬化，硝子化が顕著な例は硬化型，メラニン産生を伴う例はメラニン産生型と呼ばれる．浸潤性発育，高度の細胞密度，核の腫大，クロマチンの増加，多数の核分裂像（>1/50HPFs），異型核分裂像，凝固壊死，腫瘍径が5cm大以上の所見のうち，2個以上観察される症例は再発，転移のリスクが高く悪性と考えられる[11,12]．
免疫組織化学的には desmin，α-SMA，h-caldesmon 等の平滑筋マーカーおよび HMB45，Melan A 等の黒色腫 melanoma マーカーが陽性である（図7）．

3）鑑別診断

平滑筋腫，特に上皮型平滑筋腫と AML の鑑別が問題となる．平滑筋腫では血管周囲性増殖は稀であり，間質血管は比較的乏しい．上皮型平滑筋腫では時に黒色腫マーカーが陽性となるので注意を要する[16]．AML では明らかな血管成分，筋成分，脂肪成分が観察される．

4）予後

子宮原発の PEComa に限局すると核分裂像が1/10HPFs 以上，凝固壊死の所見を示す症例は悪性の経過を示すとの報告もある[15]．

5．筋線維芽細胞腫

1）定義・臨床的事項

筋線維芽細胞腫 myofibroblastoma は，主に腟，時に頸部，外陰に発生する良性の間葉性腫瘍である．内頸管より腟の上皮下に存在するホルモン受容体陽性の間葉系細胞に由来すると想定されている[17]．superficial cervicovaginal myofibroblastoma として初めて報告された病変である[18]．外陰部発生の乳腺型筋線維芽細胞腫とは異なる．臨床的には更年期前後の婦人に多くポリープ状腫瘤，時に"囊胞"を呈する[17-19]．

2）病理所見

肉眼的には5cm大以下で充実性ポリープ病変である．

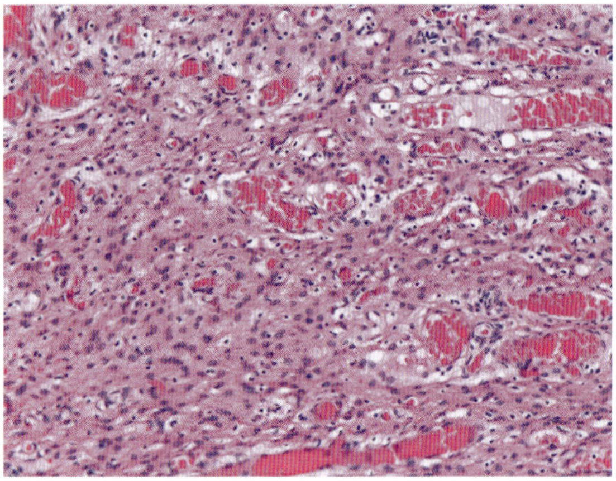

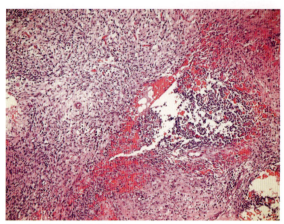

図9 | 間質性子宮内膜症
中央部右に紡錘形細胞の密な増生，豊富な毛細血管，拡張血管と出血を認める．

図8 | 筋線維芽細胞腫
異型のない紡錘形細胞，類円形細胞のゆるい束状，波状の増生と線維性，浮腫状の間質よりなる．

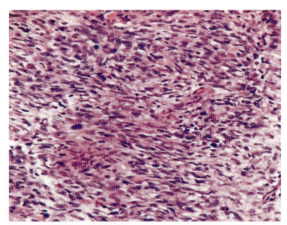

図10 | 間質性子宮内膜症
異型の乏しい紡錘形細胞の密な増生と赤血球の遊出をみる．

組織学的には，重層扁平上皮下の病変で境界明瞭であるが，被膜の形成はない．Grenz zone（境界帯）がみられる．異型のない紡錘形細胞，類円形細胞のゆるい束状，波状の増生と線維性，浮腫状の間質よりなる（図8）．核分裂像は稀である．

免疫組織化学的に特徴はなく，vimentin, desmin, estrogen receptor（ER），progesterone receptor（PgR），CD34，α-SMAが陽性のことが多い[17,19]．

3）鑑別診断

通常の頸管ポリープと侵襲性血管粘液腫 aggressive angiomyoma との鑑別を要する．頸管ポリープでは間質の紡錘形，類円形細胞の monotonous な増生はみられない．侵襲性血管粘液腫は肉眼的に境界不明瞭で，ゼラチン様である．組織学的には間質の粘液腫様変化が極めて高度であり，大小の血管や紡錘形細胞の疎な増生，血管周囲での平滑筋細胞様細胞の増生を特徴とする．

4）予後

良好である．不完全切除例では時に再発するが，遠隔転移の報告はない[17-19]．

6. 間質性子宮内膜症

1）定義・臨床的事項

間質性子宮内膜症 stromal endometriosis は，子宮内膜症の亜型で，内膜腺を欠くあるいは極めて少なく，ほとんどが間質細胞よりなる子宮内膜症である．頸部や卵巣に好発する[20]．臨床的には不正子宮出血，頸部の腫大を主訴とすることが多い．

2）病理所見

通常は表層に近い間質でみられる顕微鏡的変化である．組織学的に異型の乏しい紡錘形，類円形細胞の密な増生，豊富な毛細血管，動脈瘤様血管，赤血球の遊出，出血を特徴とする（図9, 10）．出血が広汎な症例では子宮内膜間質細胞の同定が困難となる[20,21]．唐突にみられる斑状の出血性所見ではこの病変の可能性を考慮する．

免疫組織化学的には，CD10，ER，PgR 陽性で，CD34 は陰性のことが多い．

3）鑑別診断

　低悪性度子宮内膜間質肉腫，平滑筋肉腫との鑑別を要する．病変が小型である，細胞異型が乏しい，脈管浸潤を欠く，毛細血管が豊富で出血を伴うことより低悪性度子宮内膜間質肉腫と区別される．平滑筋肉腫でみられる異型細胞の束状，錯綜状の増殖はみられない．

7. その他の間葉系腫瘍，腫瘍類似病変

　悪性腫瘍では，低悪性度，高悪性度の子宮内膜間質肉腫，未分化子宮肉腫，血管肉腫，悪性末梢神経鞘腫瘍の報告がある．また卵巣性索腫瘍類似子宮腫瘍 uterine tumor resembling ovarian sex cord tumor，胃腸管間質腫瘍 gastrointestinal stromal tumor（腟上部より頸部に発生）も稀にみられる．体部発生と同様に悪性度不明な平滑筋腫瘍 smooth muscle tumor of uncertain malignant potential，種々の平滑筋腫も稀ならず頸部に発生する．反応性病変として postoperative spindle cell nodule が挙げられる．術後数ヵ月に術部に結節の形成をみる．筋平滑筋様細胞，平滑筋様細胞の密な束状，錯綜の増殖が特徴で平滑筋肉腫との鑑別が重要となる．

（福永眞治）

文　献

1 ）Nucci MR, Carcangiu ML, Nielsen GP et al：Mesenchymal tumours and tumour-like lesions. in Kurman RJ, Carcangiu M, Herrington CS et al（eds）："WHO Classification of Tumours of Female Reproductive Organs", 4th ed. IARC Press, Lyon, 2014, pp198-202
2 ）Wilkinson N, Rollason TP：Recent advance in the pathology of smooth muscle tumor of the uterus. Histopathology 39：331-341, 2001
3 ）Daya DA, Scully RE：Sarcoma botryoides of the uterine cervix in young women：a clinicopathological study of 13 cases. Gynecol Oncol 29：290-304, 1988
4 ）Zeisler H, Mayerhofer K, Joura EA et al：Embryonal rhabdomyosarcoma of the uterine cervix：case report and review of the literature. Gynecol Oncol 69：78-83, 1998
5 ）Ordonez JL, Osuna D, Garcia-Dominguez DJ et al：The clinical relevance of molecular genetics in soft tissue sarcomas. Adv Anat Pathol 17：162-181, 2010
6 ）Dehner LP, Jarzembowski JA, Hill DA：Embryonal rhabdomyosarcoma of the uterine cervix. A report of 14 cases and a discussion of its unusual clinicopathological association. Mod Pathol 25：602-614, 2012
7 ）Hasegawa K, Ichikawa R, Ishii R et al：A case of primary alveolar soft part sarcoma of the uterine cervix and a review of the literature. In J Clin Oncol 16：751-758, 2011
8 ）Roma AA, Yang B, Senior ME et al：TTF3 immunoreactivity in alveolar soft part sarcoma of the uterine cervix：case report. Int J Gynecol 24：131-135. 2005
9 ）Ladanyi M, Lui MY, Antonescu CR et al：The der（17）t（X：17）（p11：q25）of human alveolar soft part sarcoma fuses the TFE3 transcription factor gene to ASPL, a novel gene at 17q25. Oncogene 20：48-57, 2001
10）Radig K, Buhtz P, Rossner A：Alveolar soft part sarcoma of the uterine corpus：report of two cases and review of the literature. Pathol Res Paract 194：59-63, 1998
11）Folpe AL：Neoplasms with perivascular epithelioid cell differentiation（PEComas）. in Fletcher CDM, Unni KK, Mertens F（eds）："WHO Classification of Tumours of Soft Tissue and Bone". IARC Press, Lyon, 2002, pp221-222
12）Folpe AL, Mentzel T, Lehr HA et al：Perivascular epithelioid cell neoplasms of soft tissue and gynecologic origin. A clinicopathologic study of 26 cases and review of the literature, Am J Surg Pathol 29：1575-1585, 2005
13）Schoolmeester JK, Howitt BE, Hirsch MS et al：Perivascular epithelioid cell neoplasm（PEComa）of the gynecologic tract：clinicopathologic and immunohistochemical characterization of 16 cases. Am J Surg Pathol 38：176-188, 2014
14）Fukunaga M：Perivascular epithelioid cell tumor of the uterus：report of four cases. Int J Gynecol Pathol 24：341-346, 2005
15）Fadare O：Perivascular epithelioid cell tumor（PEComa）of the uterus：an outcome-based clinicopathologic analysis of 41 reported cases. Adv Anat Pathol 15：63-67, 2008
16）Silva EG, Deavers MT, Bodurka DC et al：Uterine epithelioid leiomyosarcomas with clear cells：reactivity with HMB-45 and the concept of PEComa. Am J Surg Pathol 28：244-249, 2004
17）Kaskin WS, Fetsch, JF, Tavassoli FA：Superficial cervicovaginal myofibroblastoma：fourteen cases of distinctive mesenchymal tumor arising from the specialized subepithelial stromal of the lower female genital tract. Hum Pathol 32：215-225, 2001
18）Ganesan R, McCluggage WG, Hirschowitz L et al：Superficial myofibroblastoma of the lower female genital tract：report of a series including tumours with a vulval location. Histopathology 46：137-143, 2005
19）Nucci MR, McCullage, Nielsen GP et al：Mesenchymal tumours and tumour-like lesions, in Kurman RJ, Carcangiu M, Herrington CS et al（eds）："WHO Classification of Tumours of Female Reproductive Organs", 4th ed. IARC Press, Lyon, 2014, pp218-221
20）Clement PB, Young RH, Scully RE：Stromal endometriosis of the uterine cervix：a variant of endometriosis that may simulate a sarcoma. Am J Surg Pathol 14：449-455, 1990
21）Fukunaga M：Catamenial pneumothorax caused by diaphragmatic stromal endometriosis. APMIS 107：635-638, 1999

第2部　組織型と診断の実際

Ⅲ．その他の腫瘍

7 上皮・間葉系混合腫瘍

1. 腺筋腫

1）定義

腺筋腫 adenomyoma は，異型の乏しい子宮頸管腺上皮成分と平滑筋への分化を示す紡錘形細胞で構成される良性の上皮・間葉性混合腫瘍である．

2）臨床的事項

20〜50 代での報告が多い[1-3]．多くは無症状であるが，頸管内へ外向性に大きな腫瘤を形成する例では不正性器出血などの症状を訴える例もみられる．

3）肉眼所見

肉眼的に病変は灰白色〜黄褐色調の境界明瞭な充実性腫瘤として観察される．通常大きさは 1〜10cm 程度であるが，10cm をこえる例の報告もある[4]．腫瘤内に粘液含有嚢胞が多発する例も認められる．

4）組織学的所見

組織学的には，紡錘形平滑筋系細胞とともに，大小様々な不規則腺管群あるいは嚢胞性変化を伴う拡張腺管群が増殖する．上皮直下には線維性間質の薄い層が広がり，そのまわりを平滑筋成分が囲んでいる．部分的に乳頭状構造や葉状構築が観察される例も認める．平滑筋細胞も上皮成分も，ともに異型は乏しく核分裂像はほとんど認めない．腺管群は内頸部型の粘液産生円柱上皮細胞の単層性配列よりなるが，稀ながら中腎管由来の上皮を認める例もある[3]．診断時には，上皮成分があたかも平滑筋内に浸潤するかのような像から，悪性病変，特に最小偏倚腺癌

（悪性腺腫 adenoma malignum）との鑑別が重要となる．腺癌が筋層内を浸潤性に広がる境界不明瞭な病変を形成する点とは対照的に，腺筋腫は境界明瞭で，上皮成分の破壊性間質浸潤像を欠き，明らかな異型を認めない点が鑑別のポイントである[1,3]．上皮成分が分葉状構築を示す例では，上皮成分を取り巻く平滑筋系紡錘形細胞成分の有無が，分葉状頸管腺過形成 lobular endocervical glandular hyperplasia（LEGH）との鑑別点となる．免疫組織化学的に最小偏倚腺癌，LEGH は胃幽門腺上皮マーカーが陽性，estrogen receptor（ER）は陰性であるが，腺筋腫の上皮成分は胃型形質を欠き ER は通常びまん性陽性像を示す[3]．

2. 腺肉腫

1）定義

腺肉腫 adenosarcoma は，良性の腺系上皮成分と，肉腫成分で構成される上皮・間葉性混合腫瘍である．

2）臨床的事項

子宮頸部（頸部）発生の腺肉腫は稀で，婦人科領域の臓器に発生する腺肉腫のおよそ 2％とされる[5]．幅広い年齢層で報告があるが，子宮体部（体部）発生腺肉腫に比べ若い傾向にあり，Jones らの報告では 13〜67 歳（平均 37 歳）とされている[6]．

主たる症状として不正性器出血，腹痛，などが挙げられているが，再発を繰り返す頸管ポリープが結果的に腺肉腫ということもある．予後は比較的良好とされるが，筋層内浸潤や子宮外進展例，また組織

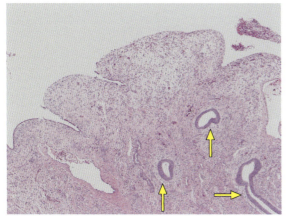

図1 | 頸部腺肉腫
葉状パターンを呈する腺肉腫の弱拡大像．写真右下方向には核重積傾向を伴う内膜腺類似の管状腺管を認める（矢印）．（山形大学 本山悌一先生のご厚意による）

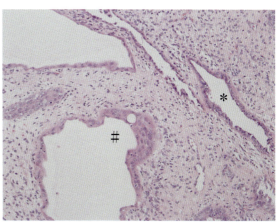

図2 | 頸部腺肉腫
扁平上皮細胞層で裏打ちされた拡張嚢胞構造（#）や，内腔面に伸びる線毛構造を伴う単層性上皮細胞の配列像（*）を認める．（山形大学 本山悌一先生のご厚意による）

学的に腫瘍の25％以上を占める高異型度の肉腫成分過剰増殖（sarcomatous overgrowth：SO）を示す症例では予後不良とされている．頻度が低いこともあり，標準治療は確立されていない．

3）肉眼所見

頸部から腟腔内に突出するポリープ状病変あるいは結節状の頸部腫瘤を形成する．多くの場合，外表は光沢感を伴い平滑で，切れ込みあるいは裂隙様の分葉構造や乳頭状構造を呈する．

4）組織学的所見

腫瘍の構成細胞は，異型の乏しい，あるいは反応性異型の範疇とみなされる軽度の異型を示す上皮成分と，紡錘形間葉系細胞の両者よりなるが，通常，後者の間葉系細胞の増殖性がより顕著に認められ，ポリープ状あるいは葉状増殖形態を示す（**図1**）．上皮成分は頸管腺に似る腺系上皮細胞で構成されるが，卵管上皮化生や扁平上皮化生，時に内膜腺類似の形態を示す（**図2**）．上皮細胞の核腫大，核・細胞質（N/C）比の増大が指摘されるが，核形不整や大小不同，核クロマチン増量傾向は乏しく，明確な腺癌の形態を指摘しがたい．腺周囲の間質細胞の配列密度が特に増加し，腺管周囲を間質細胞が取り巻くように層状配列を示す像（periglandular cuffingまたはcambium layer）は本腫瘍の組織像に典型的とされる（**図3**）．本腫瘍は間葉系成分の特徴をもって，同所性homologous，異所性heterologousの2つに大別

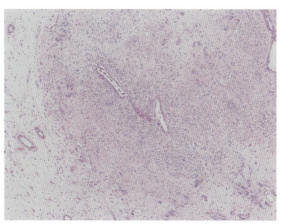

図3 | 頸部腺肉腫
上皮成分のまわりに腫大核の目立つ間葉系異型細胞が高密度に配列する（periglandular cuffing）．（山形大学 本山悌一先生のご厚意による）

される．同所性とは，本来子宮に認められる成分，あるいは特定の分化傾向を示さない肉腫の像を示すものを指し，線維肉腫 fibrosarcoma，子宮内膜間質肉腫 endometrial stromal sarcoma，平滑筋肉腫 leiomyosarcoma が含まれる．異所性とは，本来子宮に存在しない間葉系組織への分化傾向を示す成分を指し，横紋筋肉腫 rhabdomyosarcoma，軟骨肉腫 chondrosarcoma，骨肉腫 osteosarcoma，脂肪肉腫 liposarcoma などの所見を示す．低異型度肉腫相当の所見にとどまる同所性腫瘍の頻度が高い（**図4**）が，異所性の成分を伴う場合は横紋筋肉腫をみることが

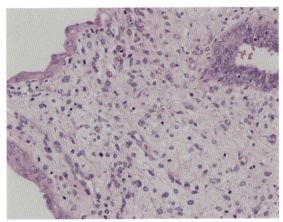

図4 | 頸部腺肉腫
上皮細胞において核腫大，核小体の明瞭化が目立つが，核クロマチン増量傾向は乏しい．上皮下には異型度の低い肉腫領域が広がる．（山形大学 本山悌一先生のご厚意による）

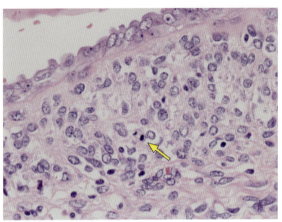

図5 | 頸部腺肉腫
単層性に配列する上皮細胞は明瞭な核小体を伴う腫大核をもつ．上皮下に間葉系細胞の核分裂像を認める（矢印）．（山形大学 本山悌一先生のご厚意による）

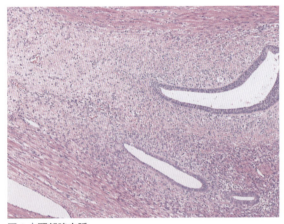

図6 | 頸部腺肉腫
腺肉腫の筋層内浸潤像．（山形大学 本山悌一先生のご厚意による）

多い．時に肉腫領域には性索様分化像 sex cord-like differentiation[7] や高度異型成分が出現する．診断の際には，間葉系細胞の核分裂像（図5）は10高倍視野あたり2個以上が目安とされるが[8]，それ以上の核分裂像をみる例が少なくない．一方，McCluggage は先に述べたような腺肉腫の特徴的 HE 像がみられる場合は，核分裂像が少ない場合でも腺肉腫の診断が可能であるとしている[7]．

免疫組織化学的には，SO を伴う症例では p53 や Ki-67/MIB1 の核陽性細胞数の上昇，CD10 および progesterone receptor（PgR）の染色性の減弱・消失傾向がみられる．ただし SO を伴わない症例はその限りではなく，免疫染色態度はどちらかといえば腺線維腫などの良性病変の染色パターンに似る．このことから，Gallardo らは，腺線維腫と診断されていた腫瘍の，少なくとも一部は高分化型腺肉腫の臨床病理学的性格をもつと指摘している[9]．また Hodgson らは，形態学的に高異型度の子宮腺肉腫において TP53 変異が高頻度にみられ，p53 免疫組織化学もびまん性に強陽性ないし null パターンであることを示し，高異型度成分を有する腺肉腫は TP53 経路の変化を伴う亜型であると指摘している[10]．また SO を欠く症例でも p53 免疫組織化学を使用して高異型度の存在を指摘することは診断上重要であると指摘している[10]．

鑑別疾患には頸部に発生する過形成性の各種良性病変，腺筋腫，癌肉腫などが挙げられる．特に過形成性病変はその頻度が高いため，上皮下の間葉系細胞の異型を見逃さないことが重要である．腺筋腫は周囲筋層との境界は明瞭であるが，腺肉腫では，周囲平滑筋細胞と腫瘍細胞の境界は不明瞭である（図6）．癌肉腫との鑑別では，腺肉腫の上皮成分の異型を過剰に評価しないことが重要である．

なお頻度はかなり低いが，頸部に発生する胎児型横紋筋肉腫と，特に横紋筋分化を伴う腺肉腫 SO 例との鑑別は，しばしば困難をきたす．軟骨の存在そのものは，胎児型横紋筋肉腫でもみられることから，それだけで鑑別点にはならない．また免疫組織化学的に desmin 陽性像を示す腺肉腫は少なからず存在し[11]，胎児型横紋筋肉腫でも腫瘍細胞が myogenin，

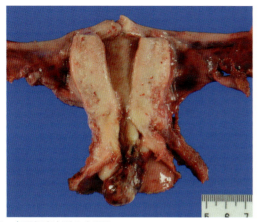

図7 | 頸部癌肉腫の肉眼像
頸部からポリープ状に下垂する，表面暗赤色調の腫瘤を認める．

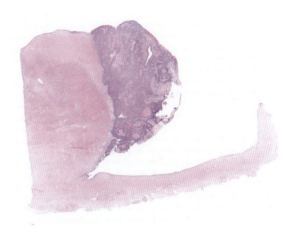

図8 | 頸部癌肉腫のルーペ像
頸部にドーム状の突出像を呈する腫瘍を認める．

MyoD1にくまなく陽性像を呈するわけではない．また頸部胎児性横紋筋肉腫は腟原発に比べ年齢が高い傾向がみられる（9ヵ月〜32歳，平均12.4歳）[12]．したがって，生検材料で両者の鑑別に苦慮した場合は，安易に免疫組織化学に頼ることは慎むべきであり，丹念に葉状増殖様式や periglandular cuffing 等の腺肉腫に特徴的なHE像を探し，場合によっては切除材料での検討に委ねることも必要とされる．なお胸膜肺芽腫や腺腫様甲状腺腫が併せてみられる例では，*DICER1* 変異に関連する胎児性横紋筋肉腫の可能性が考慮される[13]．

5）腫瘍発生について

頸部悪性腫瘍症例の多くがハイリスク・ヒトパピローマウイルス high-risk human papillomavirus（ハイリスクHPV）に関連するが，腺肉腫においては，PCR法や *in situ* hybridization（ISH）法によるMumbaらの検討では，上皮・間葉系領域ともにHPVは検出されず[14]，腺肉腫発生におけるHPVの関与は乏しいと考えられている．腫瘍発生説として，既存の子宮内膜症成分に由来するとの考え方がある[15]．頸部発生の腺肉腫症例自体が少ないため，分子生物学的検討は体部・卵巣発生例も含めた解析がほとんどであるが，それらによると，癌肉腫に比べ腺肉腫の *TP53* 変異の頻度は比較的低いこと，また *MDM2*, *CDK4*, *HMGA2* の増幅など，複数の遺伝子異常が間葉系細胞において示されている[16-18]．またミトコンドリアDNA配列の違いから，上皮細胞群と間葉構成細胞群がクローン的に無関係であることも示されている[18]．以上から，分子生物学的には，腺肉腫の真の腫瘍性性格は間葉系腫瘍に限定しているとの見方が示されている．なお乳腺の，線維腺腫，葉状腫瘍を含む線維上皮性腫瘍や，子宮平滑筋腫で知られている *MED12* 変異は，Yuanらの検討においては，少なくとも典型的な組織像を示す腺肉腫においては関連性が低いようである[19]．

3．癌肉腫

1）定義

癌肉腫 carcinosarcoma は，異型を伴う上皮性および間葉系細胞が種々の割合で混在する悪性腫瘍である．化生癌 metaplastic carcinoma と同義である．子宮においては，発生学的に，上皮と間葉系細胞の両方向への分化能をもつ中胚葉Müller（ミュラー）管組織に由来するとの理解から，悪性中胚葉性混合腫瘍 malignant mesodermal mixed tumor あるいは悪性Müller管混合腫瘍 malignant müllerian mixed tumor とも呼ばれてきた．現在では，各種検討結果から，癌肉腫の肉腫成分は癌腫細胞の形質転換に由来するとの考え方が広まっている．

2）臨床的事項

頸部癌肉腫は体部発生癌肉腫症例に比べ頻度は非常に低い．閉経後女性に好発するとされるが，報告例では発症年齢は20代〜90代まで幅広く認めら

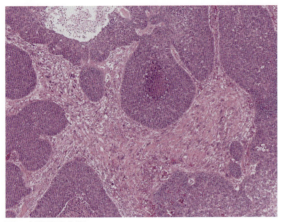

図9｜頸部癌肉腫
核・細胞質（N/C）比の高い腫瘍細胞が密に増殖する癌腫胞巣と，その間に広がる肉腫成分を認める．

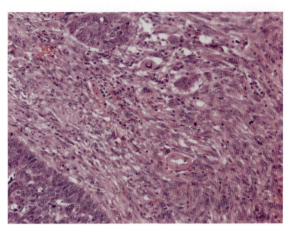

図10｜頸部癌肉腫
癌腫巣の周囲には，大小不同を呈する異型紡錘形肉腫細胞が増殖する．

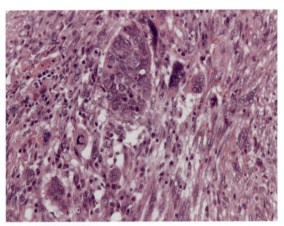

図11｜頸部癌肉腫
異型上皮胞巣の周囲に多形性の強い星芒状の大型異型細胞が観察される．

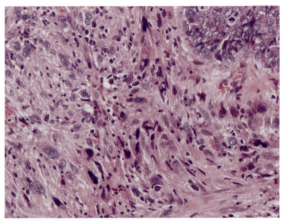

図12｜頸部癌肉腫
核クロマチン濃染像を示す異型紡錘形細胞が増殖する肉腫領域が広がる．

れ[20-22]，不正性器出血や下腹痛などを契機に診断される．癌肉腫は悪性度の高い，極めて予後不良の腫瘍とされるが，早期の段階で手術あるいはそれに続く補助療法により長期生存が望める症例も報告されている[20,23]．ただし症例数が少ないため，臨床試験によって化学療法，放射線療法の治療効果のエビデンスは得られておらず，標準治療は確立していない．臨床病理学的には，リンパ行性転移が多いなど，癌腫に近い性格がみられる．

3）肉眼所見

外向性発育を示す頸部腫瘤を形成する．易出血性で軟らかく，壊死を伴うこともしばしばである（図7, 8）．

4）組織学的所見

明らかな異型を示す癌腫成分と，腫瘍性性格が明確な肉腫成分が混在する2相性の腫瘍である（図9〜12）．腺肉腫同様，間葉系細胞の形態により線維肉腫，内膜間質肉腫，平滑筋肉腫などの同所性と，横紋筋肉腫，軟骨肉腫，骨肉腫（図13）などの異所性の2つに大別されるが，同所性成分のみで構成されていることが多い．ただし腺肉腫と異なり，癌腫のまわりには高異型度肉腫の存在を同定することが診断上重要である．上皮成分は，体部癌肉腫では漿液性癌や類内膜癌の形態を示す腺癌成分が観察されるこ

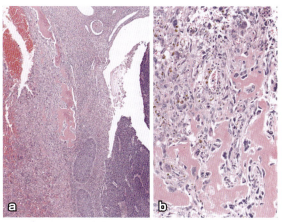

図13 | 頸部異所性癌肉腫
a：肉腫領域に類骨形成像を呈する骨肉腫成分を認める．b：核腫大の目立つ異型細胞が類骨を形成する．

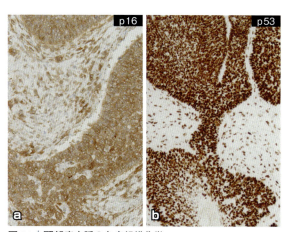

図14 | 頸部癌肉腫の免疫組織化学
a：癌腫，肉腫成分はともに p16^{INK4a} 陽性像を示す．b：癌腫・肉腫成分の両者に p53 の核陽性像を認める．

とが多いが，頸部においては，通常認められる扁平上皮癌のほか，類基底細胞様扁平上皮癌，腺様囊胞癌，腺様基底細胞癌などの形態を示す癌腫成分をみることがある[21]．

5）免疫組織化学的特徴・分子病理学的所見

頸部癌肉腫においても，ハイリスク HPV 感染との関連性が指摘されている．Grayson らの8例の検討では，ハイリスク HPV 16型を標的とした ISH 法で3例に癌腫・肉腫成分両者の腫瘍細胞核に陽性シグナルが検出され[21]，残り5例でも全例に HPV の主要キャプシド蛋白 L1 を標的とした PCR 法による HPV DNA 陽性所見が示されている．このことから，HPV 16型を含む，複数のタイプの HPV が癌肉腫と関与していることが推測される．免疫組織化学的にも，多くの例で癌腫・肉腫細胞の両方に p16^{INK4a} 陽性像が認められる（図14a）．また図示した例では p53 も癌腫・肉腫の両方に陽性像が観察される（図14b）．なお頸部に限らず，婦人科領域の癌肉腫では AE1/3 などの上皮マーカーが癌腫・肉腫の両者に，また vimentin などの間葉系マーカーも癌腫・肉腫の両者に陽性像を示すことが知られていた．電顕的にも上皮・非上皮の中間型の形態を示すことが報告されている[23]．このような所見から，腫瘍発生論として癌腫，肉腫の両者が単一幹細胞より発生する combined theory（あるいは一方が他方の化生から生じると考える化生説）が提唱・支持されてきた．近年では分子生物学的手法による検討から，子宮癌肉腫の癌腫成分と肉腫成分で遺伝子変異パターンが一致することと[24]，また上皮間葉移行 epithelial-to-mesenchymal transition（EMT）に関連する遺伝子が子宮癌肉腫において促進的に働いていることが示唆されている[25]．このような解析結果からも，癌肉腫は単一細胞に由来し，上皮性成分からの形質転換により形成されるとの考え方が広まりつつある．さらに最近では，子宮癌肉腫について複数の遺伝子の体細胞変異およびコピー数変化が同定されてきている．この中には治療標的分子として着目されている *PARP*，*EZH2* や細胞周期，PI3K 経路に関与する遺伝子，また *CHD4* や *ARID1A* を含むクロマチンリモデリング遺伝子の突然変異が含まれている[26]．

（渡邊麗子）

文　献

1）Gilks CB, Young RH, Clement PB et al：Adenomyomas of the uterine cervix of endocervical type：a report of ten cases of a benign cervical tumor that may be confused with adenoma malignum［corrected］. Mod Pathol 9：220-224, 1996
2）Mikami Y, Maehata K, Fujiwara K et al：Endocervical adenomyoma. a case report with histochemical and immunohistochemical studies. APMIS 109：546-550, 2001
3）Casey S, McCluggage WG：Adenomyomas of the uterine cervix：report of a cohort including endocervical and novel variants. Hisopathology 66：420-429, 2015
4）Matsuzaki S, Matsuzaki S, Tanaka Y et al：Large uterine cervical adenomyoma excised by vaginal approach：case report, images, and literature review. J Minim Invasive Gynecol 21：954-958, 2014
5）Vershraegen CF, Vasuratna A, Eawards C et al：Clinicopathologic analysis of mullerian adenosarcoma：the M.D. Anderson Cancer Center experience. Oncol Rep 5：939-944, 1998
6）Jones MW, Lefkowitz M：Adenosarcoma of the uterine

cervix : a clinicopathological study of 12 cases. Int J Gynecol Pathol 14 : 223-229, 1995

7) McCluggage : Mullerian adenosarcoma of the female genital tract. Adv Anat Pathol 17 : 122-129, 2010

8) Clement PB, Scully ER : Mullerian adenosarcoma of the uterus : a clinicopathologic analysis of 100 cases with a review of the literature. Hum Pathol 21 : 363-381, 1990

9) Gallardo A, Prat J : Mulerian adenosarcoma : a clinicopathologic and immunohistochemical study of 55 cases challenging the existence of adenofibroma. Am J Surg Pathol 33 : 278-288, 2009

10) Hodgson A, Amemiya Y, Seth A et al : High-grade Müllerian adenosarcoma : genomic and clinicopathologic characterization of a distinct neoplasm with prevalent TP53 pathway alterations and aggressive behavior. Am J Surg Pathol 41 : 1513-1522, 2017

11) Soslow RA, Ali A, Oliva E : Müllerianadenosarcomas : an immunophenotypic analysis of 35 cases. Am J Surg Pathol 32 : 1013-1021, 2008

12) Dehner LP, Jarzembowski JA, Hill DA : Embryonal rhabdomyosarcoma of the uterine cervix : a report of 14 cases and a discussion of its unusual clinicopathological associations. Mod Pathol 25 : 602-614, 2012

13) Foulkes WD, Bahubeshi A, Hamel N et al : Extending the phenotypes associated with DICER1 mutations. Hum Mutat 32 : 1381-1384, 2011

14) Mumba E, Ali H, Turton D et al : Human papillomaviruses do not play an aetiological role in Müllerian adenosarcomas of the uterine cervix. J Clin Pathol 61 : 1041-1044, 2008

15) Nucci MR, Oliva E, Carcangiu ML et al : Mixed epithelial and mesenchymal tumours. in Kurman RJ, Carcangiu ML, Herrington CS (eds) : "WHO Classification of Tumours of Female Reproductive Organs". IARC Press, Lyon, 2014, pp202-203

16) Howitt BE, Sholl LM, Dal Cin P et al : Targeted genomic analysis of Müllerian adenosarcoma. J Pathol 235 : 37-49, 2015

17) Lee JC, Lu TP, Changou CA et al : Genomewide copy number analysis of Müllerian adenosarcoma identified chromosomal instability in the aggressive subgroup. Mod Pathol 29 : 1070-1082, 2016

18) Piscuoglio S, Burke KA, Ng CK et al : Uterine adenosarcomas are mesenchymal neoplasms. J Pathol 238 : 381-388, 2016

19) Yuan CT, Huang WC, Lee CH et al : Comprehensive screening for MED12 mutations in gynaecological mesenchymal tumours identified morphologically distinctive mixed epithelial and stromal tumours. Histopathology 70 : 954-965, 2017

20) Clement PB, Zubovits JT, Young RH et al : Malignant mullerian mixed tumors of the uterine cervix : a report of nine cases of a neoplasm with morphology often different from its counterpart in the corpus. Int J Gynecol Pathol 17 : 211-222, 1998

21) Grayson W, Taylor LF, Cooper K. : Carcinosarcoma of the uterine cervix : a report of eight cases with immunohistochemical analysis and evaluation of human papillomavirus status. Am J Surg Pathol 25 : 338-347, 2001

22) Sharma NK, Sorosky JI, Bender D et al. Malignant mixed mullerian tumor (MMMT) of the cervix. Gynecol Oncol 97 : 442-445, 2005

23) de Brito PA, Silverberg SG, Orenstein JM : Carcinoma (malignant mixed müullerian (mesodermal) tumor) of the female genital tract : immunohitochemical and ultrastructural analysis of 28 cases. Human Pathol 24 : 132-142, 1993

24) McConechy MK, Hoang LN, Chui MH et al : In-depth molecular profiling of the biphasic components of uterine carcinosarcoma. J Pathol Clin Res 9 : 173-185, 2015

25) Chiyoda T, Tsuda H, Tanaka H et al : Expression profiles of carcinosarcoma of the uterine corpus-are these similar to carcinoma or sarcoma? Genes Chromosomes Cancer 51 : 229-239, 2012

26) Chemiack AD, Shen H, Walter V et al : Integrate molecular characterization of uterine carcinosarcoma. Cancer Cell 31 : 411-423, 2017

第2部　組織型と診断の実際

Ⅲ．その他の腫瘍

8　色素性病変

1．青色母斑

　皮膚において「青色母斑 blue nevus」といった場合は，真皮内に境界明瞭な腫瘤を形成し，紡錘形ないし樹枝状で細胞質内に大量にメラニンを有するメラノサイトとメラノファージとが密に増殖し，間質に厚い膠原線維が介在する病態を指す．一方，子宮頸部（頸部）における「青色母斑」は皮膚とは異なり，重層扁平上皮あるいは円柱上皮によって被覆された子宮頸管内膜の上皮下に皮膚と同様のメラノサイトが出現するものの，ごく少数で細胞密度は低く，結節を形成することはない（**図1**）．したがって青色母斑というよりは，「メラノサイトーシス melanocytosis」あるいは，「ストローマルメラノサイト stromal melanocytes」という表現が適している．メラノサイトは浅層に存在することが多く，メラノファージの浸潤や線維化を伴うことはない．核異型や核分裂像はない．S100蛋白でハイライトされるが，HMB-45やMART-1（Melan A）では陰性である．

　本邦女性の頸部における青色母斑の頻度は平均8.6％で，40代では17.4％であるという[1]．

　由来については，神経堤から頸部に迷入したメラノサイトであるという説と，メラニンの産生能を獲得した神経細胞（神経周囲細胞）であるという説があり，前者が広く支持されている[2]．

　なお，頸部には母斑細胞性母斑（色素細胞性母斑）nevocellular nevus の発生はない．

2．悪性黒色腫

　悪性黒色腫 malignant melanoma の3〜7％は女性生殖器に発生するが，外陰部と腟に多く，頸部はわずかに9〜13％程度で，これまで世界で約80例の報告がある[3]．ただし，実際に頸部に原発する例は，非常に稀と考えられている．発見された時点で半数例は頸部をこえた病変があったり，検索を進めると大多数の症例（80％）で腟や外陰部にも病巣がみつかるため，最終的には転移性病変と判断されることが多い．したがって，頸部において悪性黒色腫を発見した場合には，まずは転移を疑い，皮膚や眼を含めた他部位の原発巣を探す必要がある．青色母斑（melanocytosis/stromal melanocytes）から発生したという報告があるが，例外的とみなすべきであろう[4]．

　女性の3.5％で頸部の上皮内にメラノサイトが存在することから，発生母地とみなされている[5]．

　頸部の悪性黒色腫は成人のみに発症し，平均年齢は56歳である．潰瘍をきたして不正性器出血がない限りは無症状であることが多い[6]．コルポスコピーでは，数ミリ〜9cmまでの腫瘤を形成し，青みを帯びた褐色ないし黒色調を呈するが，特徴的なことに，約半数が無色素性悪性黒色腫 amelanotic melanoma である．

　組織学的には，皮膚に発生する悪性黒色腫と相同で，紡錘形や上皮様など様々な形態を示し，明瞭な核小体，クロマチンの濃縮，多数の核分裂像がみられる．約半数の例では被覆上皮内に病変があり（junctional activity）原発巣と判断されるが，表皮向性を示す転移性病変（epidermotropic metastatic melanoma）

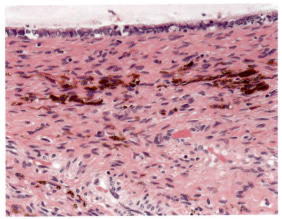

図1 | 青色母斑
子宮頸管腺の上皮直下に，波状ないし樹枝状で細胞質内に豊富にメラニンを有するメラノサイトが，散在性ないし小集簇性に出現している．

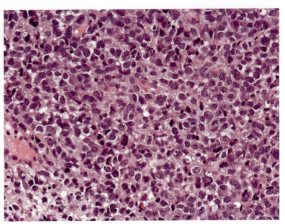

図2 | 悪性黒色腫
異型細胞は上皮様を呈し，明瞭な核小体やクロマチンの濃縮は皮膚の悪性黒色腫と同様である．頸部では半数の症例で，メラニンの産生が乏しい．

の可能性は否定できない．

　免疫組織化学的発現系は皮膚と同じで，腫瘍細胞はS100蛋白，HMB-45，MART-1（Melan A）などで陽性を示す．電子顕微鏡レベルでは，メラノソームやメラニン顆粒が確認される．

　治療は通常，広汎子宮全摘出術と骨盤リンパ節や大動脈周囲リンパ節の郭清が実施されるがスタンダードな治療法は確立されておらず，化学療法，放射線療法，免疫療法なども実施される．しかし，早期に所属リンパ節や肺に転移し，予後は他の粘膜（眼，鼻腔，口腔内，食道，腟，外陰部）に発生する悪性黒色腫と同様に，非常に悪い．StageⅠでも5年生存率は40％で，それ以上のstageではわずか14％である．術後生存期間は6ヵ月〜14年間で多くは3年以内に死亡する[7]．

（泉　美貴）

文　献

1) Uehara T, Takayama S, Takemura T et al：Foci of stromal melanocytes（so-called blue naevus）of the uterine cervix in Japanese women. Virchows Arch A Pathol Anat Histopathol 418：327-331, 1991
2) Saikia UN, Dey P, Saikia B et al：Melanin containing cells of the uterine cervix and a possible histogenesis. a case report. Indian J Pathol Microbiol 47：22-23, 2004
3) Venyo LKG, Fatola CO, Venyo AKG：Melanoma of the Uterus：A Review of the Literature. IJWHR 3：2-12, 2015
4) Singh N, Tripathi R, Mala YM：Primary malignant melanoma of uterine cervix with probable origin from benign cervical melanosis. BMJ Case Reports 2013；doi：10.1136/bcr-2013-010042
5) Cid JM：Melanoid pigmentation of the endocervix：a neurogenic visceral argument. Ann Anat Pathol 4：617-628, 1959
6) Hall DJ, Schneider V, Goplerud DR：Primary malignant melanoma of the uterine cervix. Obstet Gynecol 56：525-529, 1980
7) Clark KC1, Butz WR, Hapke MR：Primary malignant melanoma of the uterine cervix：case report with world literature review. Int J Gynecol Pathol 18：265-273, 1999

第3部

鑑別ポイント

第3部　鑑別ポイント

I．SIL/CIN と鑑別を要する病変

はじめに

　子宮頸部（頸部）は，ホルモン環境による生理的変化，感染や物理的刺激によって様々な化生性変化を呈する．良性病変と LSIL/CIN 1，および良性病変と HSIL/CIN 2-3 の鑑別が必要なことも日常的に経験される．頸部の腫瘍性・非腫瘍性病変の鑑別を行う際には，移行帯 transformation zone についての理解が重要である．思春期になると外子宮口付近に位置していた扁平円柱上皮境界 squamo-columnar junction（SCJ）が，子宮の増大によって外方に露出される．腟と同一の環境に曝された円柱上皮領域は扁平上皮化生や予備細胞増生などが起こり，新たな SCJ を形成する．本来の SCJ と新たな SCJ を含む領域は移行帯と呼ばれ，ヒトパピローマウイルス human papillomavirus（HPV）感染によって SIL/CIN が発生しやすい部位であり，SIL/CIN 以外にも様々な腺系を含む非腫瘍性・腫瘍性病変の発生母地となる．子宮の増大による SCJ の外方移動は思春期や妊娠中にみられ，縮小による内方移動は妊娠終了後や閉経後にみられる[1]．そのため，年齢や妊娠・分娩歴などを確認することは診断の精度を高めることにもつながる．また頸部の生検方法は主にコルポスコピー下狙い組織診と頸管内膜キュレットであるが，いずれにおいても断片化や遊離した組織片に遭遇し，上皮自体の質的評価や間質との関係を判断することが困難なことがある．本項では，日常で遭遇する SIL/CIN との鑑別に悩む病変を挙げ，陥りがちな過小・過大評価を避けるための要点を説明する．

1．ホルモン環境による変化

　エストロゲンの低下した閉経後女性の扁平上皮は，表層の成熟や分化が不明瞭となり，核・細胞質（N/C）比の高い細胞から構成されるため，細胞診や組織診で一見 HSIL/CIN 2-3 に類似する（図 1a, b）．このような萎縮性の変化は核クロマチンが比較的均一で，核分裂が目立たず，基底膜直上の配列に乱れが乏しく，細胞間橋が不明瞭なことが多い．それに対して HSIL/CIN 2-3 は，核の多形性や核分裂が観察される（図 1c）．

　LSIL/CIN 1 と鑑別が必要な生理的変化として，エストロゲンの低下に伴う成熟不全によってコイロサイトーシスに類似する，偽コイロサイトーシス pseudokoilocytosis がある．偽コイロサイトーシスは，軽度ながら核腫大やクロマチンの増量，核周囲細胞質の淡明化を伴うことでコイロサイトーシスに似るが，核の多形性やクロマチンの粗造化，核分裂，基底膜直上の配列の乱れ，二核〜多核細胞，核の偏在など SIL/CIN でみられる所見を欠く（図 2a〜d）．性成熟期のエストロゲンによってもたらされる変化でコイロサイトーシスとの鑑別が必要な所見として，斜子織り模様 basket-weave pattern がある．斜子織り模様は一見，厚い上皮と核周囲細胞質の淡明化によってコイロサイトーシスに似るが，核は小型均一で異型はみられない（図 2e, f）．

2．扁平上皮化生

　SIL/CIN との鑑別を要する代表的な所見として扁

I．SIL/CIN と鑑別を要する病変　151

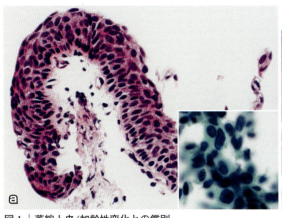
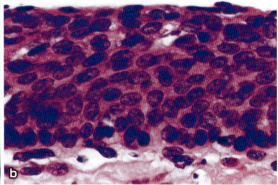
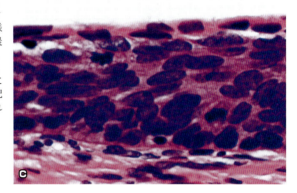

図1｜萎縮上皮/加齢性変化との鑑別
a：萎縮上皮．N/C 比が高く，濃縮クロマチンがみられ，HSIL/CIN 2 に似るが，基底膜直上の配列に乱れがなく，クロマチンも均一で，核分裂は目立たない．細胞診でも同様の所見がみられる（inset）．b：萎縮上皮．N/C 比が高く，濃縮クロマチンを伴う細胞が重層扁平上皮の全層にみられ，HSIL/CIN 3 に似る．しかし，核形やクロマチンが均一で，核分裂が目立たない．c：HSIL/CIN 2．通常の SIL/CIN に比して，10 層以下の薄い上皮からなるが，基底層直上の配列が乱れ，粗造なクロマチンと中層付近に核分裂がみられる．

平上皮化生がある．扁平上皮化生 squamous metaplasia とは既存の円柱上皮部分が重層扁平上皮に置き換わる過程である．扁平上皮化生は，分化した腺上皮が扁平上皮へと分化するのではなく，SCJ 付近に存在する予備細胞 reserve cell の変化によるものと考えられている．すなわち，予備細胞の増生による未熟な段階から，成熟した扁平上皮へと分化する過程からなり，同一の検体に様々な時期の変化がしばしば混在する．

1）予備細胞増生

予備細胞 reserved cell は，SCJ 付近に存在する幹細胞であり，扁平上皮化生の過程において中心的な役割を担うだけでなく，SIL/CIN や扁平上皮癌の起源とも考えられている[2]．扁平上皮化生の最初の形態学的変化として，基底膜と円柱上皮の間に存在する未熟な立方細胞である予備細胞が，単層性に配列する像が観察される（図3a）．次第に予備細胞は，円柱上皮を残しつつ重層化し，扁平上皮としての分化が始まる（図3b）．予備細胞は，核は円形〜類円形で，N/C 比が高く，核クロマチンの増量はみられない．N/C 比の高い未熟な細胞が扁平上皮の全層にみられることは，HSIL/CIN 3 にも類似するが，予備細胞増生では核は均一で，多形性が目立たず，核分裂はほとんど観察されない（図3c, d）．

2）未熟扁平上皮化生

扁平上皮化生細胞が完全に成熟していない段階を指す．未熟扁平上皮化生では，細胞質が広く，核は類円形で多形性は目立たず，均一なクロマチンを示す．単個の明瞭な核小体を伴う細胞が多層化し，表層に円柱上皮（粘液性上皮）が残存することもある．増殖の主体となる多層化した化生上皮は，配列に乱れはなく，細胞境界が明瞭で，核分裂は目立たない（図4a）．また免疫組織化学的に p16^{INK4a} は，SIL/CIN でびまん性や層状に，核内と細胞質内で強い陽性所見がみられるが，化生・炎症性・反応性の病変では斑状/モザイク状を呈し，細胞質のみの弱い陽性所見にとどまる．Ki-67 では，SIL/CIN でびまん性や層状に陽性細胞がみられるが，化生・炎症性・反

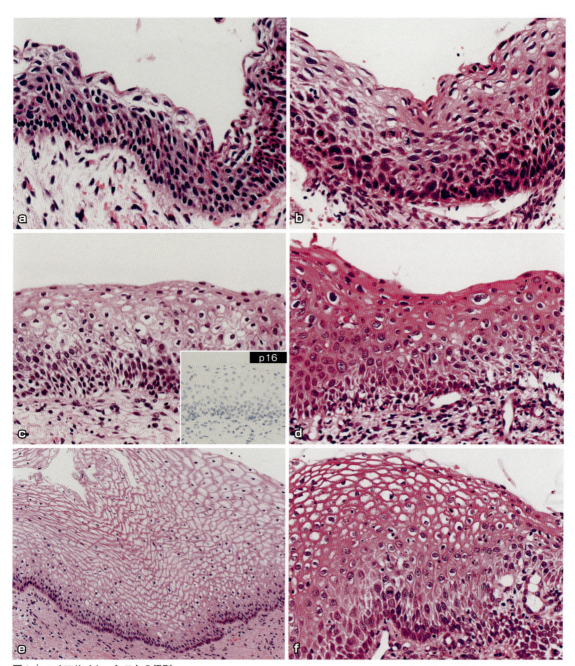

図 2 | コイロサイトーシスとの鑑別
a, b：萎縮上皮（**a**）と HSIL/CIN 2（**b**）．どちらも基底側 1/3 では N/C 比が高く，表層では核周囲細胞質の淡明化がみられる点が共通している．しかし，萎縮上皮（**a**）は核の多形性，クロマチンの粗造化，核分裂を欠き，基底膜直上の配列が保たれている．HSIL/CIN 2（**b**）では基底膜直上の核配列の乱れ，核の多形性，中層付近での核分裂が観察される．**c**：偽コイロサイトーシス．濃縮クロマチンと核周囲明庭がみられ，コイロサイトーシスに似るが，二核細胞や核分裂を欠く．p16^{INK4a} は陰性である（inset）．**d**：LSIL/CIN 1．核形不整や二核細胞がみられ，コイロサイトーシスと考えられる．**e**：斜子（ななこ）織り模様 basket weave pattern．厚い上皮を形成し，核周囲細胞質は淡明であるが，核は小型均一で多形性はみられない．**f**：LSIL/CIN 1．表層が網目状となっているが，斜子織り模様（**e**）に比して，核腫大や核形不整が目立ち，コイロサイトーシスと判断される．

I. SIL/CIN と鑑別を要する病変　153

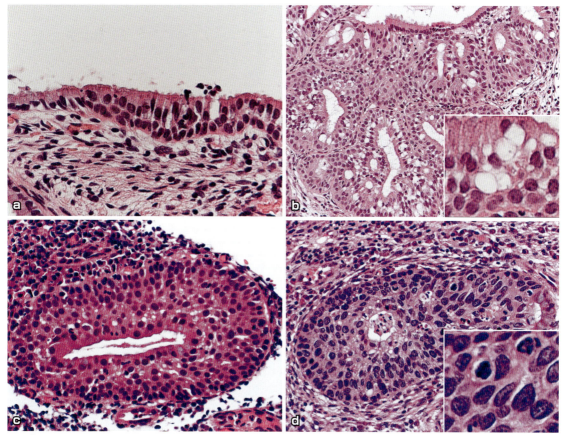

図3｜予備細胞増生との鑑別
a：予備細胞．正常腺上皮の基底膜と円柱上皮の間に，N/C 比の高い未熟な立方上皮として観察される．b：予備細胞増生．予備細胞が多層化しており，表層には高円柱上皮を残している．細胞異型はみられない (inset)．c, d：予備細胞増生 (c) と HSIL/CIN 3 (d) の鑑別．頸管腺を置き換えるような構築と，N/C 比の高い類基底細胞が全層を占める点で類似している．予備細胞増生 (c) は核形やクロマチンが均一であり，核分裂が目立たず，HSIL/CIN 3 (d) は核形不整や粗糙なクロマチン，核分裂がみられ，腺侵襲をみていると判断される．

応性の病変では陽性細胞は基底付近にとどまる，もしくは斑状/モザイク状に観察される程度である．ただし，これらの免疫組織化学は，有意な陽性所見とするか否かに難渋することも多く，免疫組織化学のみを根拠として安易に SIL/CIN とせずに，細胞異型や核分裂などの形態学的な所見との整合性を確かめる必要がある（**図 4b〜d，表 1**）．前述した予備細胞増生とは一連の過程であり，未熟扁平上皮化生との明確な境界を引くことは難しい．筆者らは N/C 比が高く分化の乏しい細胞が主体の場合には予備細胞増生とし，好酸性の細胞質が豊かで，細胞間橋がうかがわれる場合には未熟扁平上皮化生としている．

3）異型未熟化生

未熟扁平上皮化生に異型を伴うものは異型未熟化生 atypical immature metaplasia と呼ばれる．扁平上皮の全層で N/C 比の高い基底細胞が増生し，軽度の核腫大や核小体の肥大を伴うが，核分裂は少数で HSIL/CIN 2-3 の診断基準を満たさないものを指す．前癌病変としての意義が薄いとする報告や[3]，ローリスクあるいはハイリスク HPV 感染による LSIL と扱うことが望ましいとする報告があり[4]，疾患概念が明確とはいえない．診断者間および診断者内の再現性が低く，異型未熟化生は，SIL/CIN と診断されることも少なくない．

異型未熟化生は，コイロサイトーシスを欠き，HSIL/CIN 2-3 に比して核クロマチンが均一で，核の大小不同が目立たない．また HSIL/CIN 2-3 が，中層や表層で核分裂が容易に同定され，$p16^{INK4a}$ や Ki-67 陽性細胞がびまん性に観察されるのに対し，

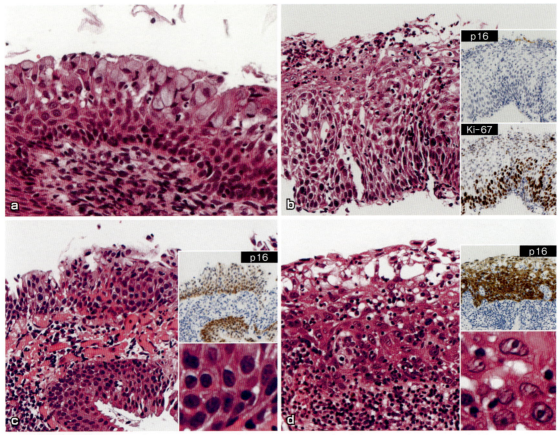

図4 | 未熟扁平上皮化生との鑑別
a：未熟扁平上皮化生．基底膜直上の核配列に乱れがなく，予備細胞の多層化がみられ，表層は粘液産生細胞に被覆されている．b：炎症性変化．炎症細胞浸潤がみられ，軽度の核腫大やクロマチンの増量がみられるが，炎症性変化の範疇と考えられる．核分裂も目立たない．p16^{INK4a} は陰性で，Ki-67 陽性細胞は基底側に限局している（inset）．c：未熟扁平上皮化生．p16^{INK4a} 陽性であるが，細胞異型は明らかではない（inset）．d：SIL/CIN．軽度の核腫大や核小体の肥大がみられ，高度の炎症性変化を伴っている．p16^{INK4a} で基底層や中層で強い陽性所見がみられ，HPV 感染による SIL/CIN の可能性が示唆される（inset）．ただし，grading は困難である．

表1 | 未熟化生と SIL/CIN の鑑別点

特徴	未熟化生	SIL/CIN
核	円形	多形性
クロマチン	均一	粗造，凝集
核小体	単個，明瞭	不明瞭 存在する場合は大型，多数
核分裂	基底膜に少数	基底膜をこえて散見
円柱上皮	表層に残存 必発ではない	ほとんどみられない
細胞境界	明瞭化あり	明瞭化なし
Ki-67	まばら	びまん性（grade による）
p16^{INK4a}	陰性 局所的な陽性	びまん性（grade による）

異型未熟化生は，核分裂を欠くかごく少数観察されるにとどまり，p16^{INK4a} や Ki-67 陽性細胞も散在する程度である（図5）．一時点での判断に悩む場合には，婦人科医に経過観察を促し，経時的な変化を確認することで，反応性か腫瘍性かを見極めることが重要である．

4）成熟扁平上皮化生

成熟扁平上皮化生 mature squamous metaplasia は，既存の粘液性の円柱上皮が成熟した重層扁平上皮に置き換わった状態である．既存の扁平上皮に比して，下床部に凹凸や腺上皮の残存がみられ，腺上皮を置き換えたことを反映している（図6a, b）．細胞質は好酸性を呈して豊かで，弱拡大では化生部が濃く描出されるために LSIL/CIN 1 と見紛うが，細胞

I. SIL/CIN と鑑別を要する病変　155

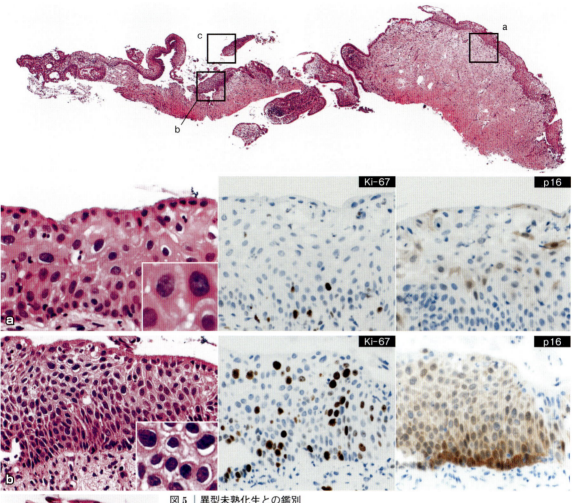

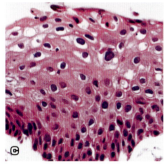

図5｜異型未熟化生との鑑別
同一検体の中に，未熟扁平上皮化生（a），異型未熟化生（b），LSIL/CIN 1（c）が併存・移行している．未熟扁平上皮化生（a）では，核腫大や核形不整がみられ，表層は円柱上皮で覆われている．炎症細胞浸潤を伴い，細胞間橋が観察され，クロマチンは均一である．p16^{INK4a}は淡い陽性細胞が散在するのみで，Ki-67は基底付近にわずかに陽性細胞がみられる．異型未熟化生（b）では，核腫大，核形不整，濃縮クロマチンを伴ったN/C比の高い細胞が表層付近までみられる．表層には円柱上皮が残存し，細胞間橋がみられ，核分裂はほとんど観察されない．p16^{INK4a}は基底層のみで核および細胞質に強い陽性所見がみられるが，傍基底領域〜表層までは細胞質に弱い陽性を呈するにとどまる．細胞異型はみられるが，SIL/CINの診断には至らず，異型未熟化生とした．LSIL/CIN 1（c）では，コイロサイトーシスや核分裂を認める．

異型や核分裂，コイロサイトーシスを欠くことで鑑別される．ただし，種々の成熟段階にある扁平上皮化生とLSIL/CIN 1が移行・混在することもしばしばみられ，扁平上皮化生と判断した際も周囲との違いやfrontの有無を注意深く観察することが必要である（図6c）．化生上皮に置き換えられた場合は，腺侵襲を伴うLSIL/CIN 1と紛らわしいことがある（図6d）．

3. 尖圭コンジローマ

尖圭コンジローマ condyloma acuminatum は乳頭状発育を示す良性腫瘍で，外陰や腟に発生する頻度が高く，多くは6型，11型などのローリスクHPVが関与している．子宮頸癌取扱い規約 病理編 第4版やWHO分類 第4版（2014年）では，LSIL/CIN 1とは別のカテゴリーである良性扁平上皮病変 benign

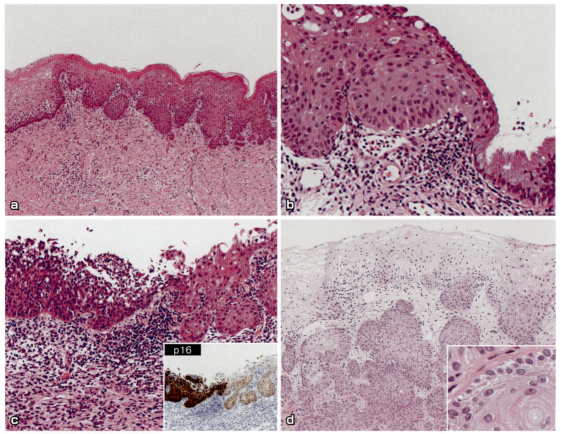

図6 | 成熟扁平上皮化生との鑑別
a：成熟扁平上皮化生．基底膜と間質の境界が平坦な既存の扁平上皮（左）に比して，化生部位では凹凸がみられる（右）．頸管腺を置き換えた名残と考えられる．b：扁平上皮化生（左）と頸管腺（右）の移行部．c：扁平上皮化生と SIL/CIN．扁平上皮化生部位（右）に比して，左側ではクロマチンの増量や極性の乱れを伴っており，SIL/CIN と判断される．p16^{INK4a} によって，両者は front を形成して，明瞭に区別される（inset）．d：頸管腺が扁平上皮化生細胞に置き換えられて，LSIL/CIN 1 の腺侵襲に一見みえる．細胞異型を欠き，胞巣辺縁が平滑であることで鑑別される．

squamous cell lesions に含まれているが，LSIL/CIN 1 の亜型とみなされている．通常の LSIL/CIN 1 は，平坦型コンジローマ flat type condyloma とも呼ばれる．鶏冠状の隆起性病変を呈し，線維血管性の芯を重層扁平上皮が覆い，乳頭状に増生し，明瞭な表層分化やコイロサイトーシスを特徴とする（図7）．LSIL/CIN 1 の診断の際には，病変が扁平か隆起性か，検体自体が鶏冠状やポリープ状をなしているか否かを念頭に入れておく必要がある．

4. 移行上皮化生

移行上皮化生 transitional cell metaplasia は，尿路上皮に似た形態を有する化生性の変化である．周閉経期や閉経後の女性で偶然発見されることが多く，腟〜内頸部まで種々の部位に認められる．化生細胞は細胞質が明るく，核は紡錘形で核溝を有しており，それらが基底膜に垂直に 6〜30 層に重層化する（図8）．成熟・分化傾向が不明瞭となるため，HSIL/CIN 2-3 と鑑別を要することがあるが，移行上皮化生は N/C 比が低く，核異型や核分裂は目立たない．

5. 類基底細胞過形成

類基底細胞過形成 basaloid cell hyperplasia は，HSIL/CIN 2-3 に類似した所見を呈する．類基底細胞過形成は，基底細胞や傍基底細胞が多層化し，重層扁平上皮の中層付近までを占めるが，表層では明瞭な境界をなして通常の重層扁平上皮のような分化がみられる（図9）．類基底細胞過形成は，核の多形

I．SIL/CINと鑑別を要する病変　157

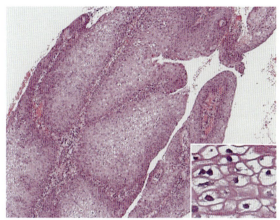

図7｜尖圭コンジローマ
線維血管性の芯を重層扁平上皮が覆い，乳頭状に増殖し，明瞭な表層分化やコイロサイトーシスがみられる（inset）．

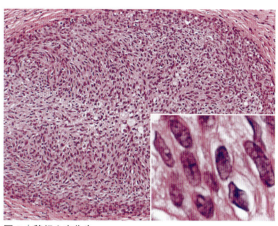

図8｜移行上皮化生
核が長楕円形で，表層への分化が不明瞭である．核溝が散見され，異型や核分裂は目立たない（inset）．

性やクロマチンの粗造化を欠くことで，HSIL/CIN 2と鑑別される．免疫組織化学的にp16^{INK4a}やKi-67でびまん性の陽性を示さないことも鑑別の一助となる．

6．扁平上皮癌

　HSIL/CIN 2-3は病勢が増すにつれて，頸管腺/腺窩への進展が旺盛となるため，腺侵襲を浸潤性増殖と誤認しないように留意する（図10a, b）．腺侵襲は上皮内に限局した病変であり，腫瘍胞巣の輪郭が平滑で，間質反応を欠き，既存の腺構造/輪郭に似通っていることを確認する．浸潤癌とするには異型に乏しいこと，胞巣の一部に既存の頸管腺上皮が残存していることも，HSIL/CIN 2-3の腺侵襲と判断する一助となり，過剰診断を防ぐことが可能である．また島状/孤在性に異型重層扁平上皮胞巣がみられる際には，追加の標本（deep cut）を作製して，既存の腺上皮との関連を確認することに努める（図10c, d）．扁平上皮癌の詳細については他項を参照されたい．

7．重層性粘液産生上皮内病変（SMILE）

　重層性粘液産生上皮内病変 stratified mucin-producing intraepithelial lesion（SMILE）は，HSIL/CIN 3と上皮内腺癌の特徴を兼ね備えた上皮内腫瘍である．上皮内腺癌の亜型と位置づけられ，HSIL/CIN 3や通常型の上皮内腺癌，腺扁平上皮癌などの浸潤癌

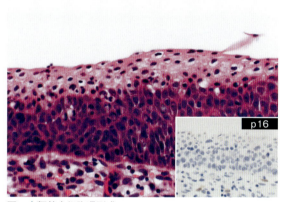

図9｜類基底細胞過形成
N/C比が高い基底細胞，傍基底細胞が重層扁平上皮の中層付近までみられ，明瞭な境界をなして表層では分化がみられる．p16^{INK4a}陰性である（inset）．

と併存して観察されることが多い．SMILEは異型細胞が多層化/重積するために，一見HSIL/CIN 3に似るが，粘液をもった細胞質の明るい細胞が混じることから，HSIL/CIN 3とは鑑別される（図11a, b）．細胞内粘液の確認には，ジアスターゼ消化PAS染色やAlcian blue染色，扁平上皮への分化の確認にはp63やp40の免疫組織化学が有用である．

8．人工的な要素

　頸部の生検や円錐切除検体を診断するにあたり，人工的な要素/要因（artifact）も診断に影響を与える．

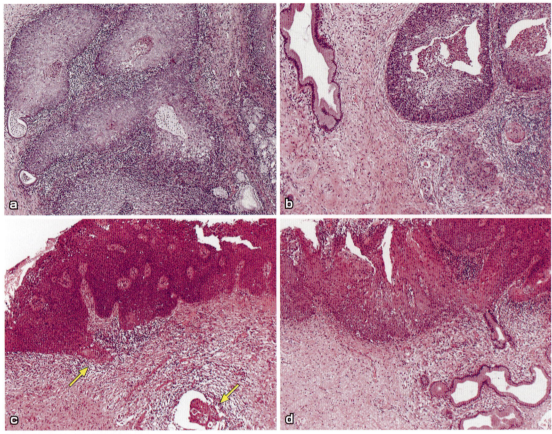

図10 扁平上皮癌との鑑別
a：HSIL/CIN 3．大型の異型扁平上皮胞巣がみられ，間質には炎症細胞浸潤を伴っているが，胞巣縁は平滑で一部に既存の腺上皮が認められる．間質浸潤ではなく，腺侵襲と考えられる．b：扁平上皮癌．右上は既存の頸管腺を置換した HSIL/CIN 3 と考えられるが，右下は胞巣辺縁が不整で，間質反応がみられ，間質浸潤と判断される．浸潤部では腫瘍細胞が好酸性に観察されることも多い．c, d：HSIL/CIN 3．島状/孤在性の腫瘍胞巣や不整な突出がみられ，間質浸潤との鑑別が必要であるが（矢印），追加標本（deep cut, d）を作製すると，胞巣部周囲に既存の頸管腺がみられ，腺侵襲と判断できる．

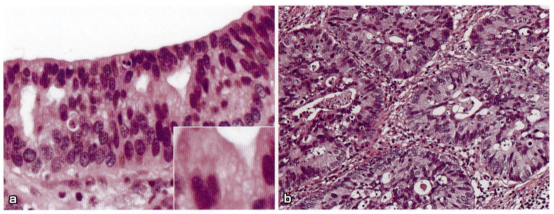

図11 重層性粘液産生上皮内病変（SMILE）
a：異型細胞が重積し，一見 HSIL/CIN 3 に似るが，粘液をもった細胞質の明るい細胞が散在する（inset）．b：腺侵襲を伴い，胞巣状にみられることもある．

I．SIL/CIN と鑑別を要する病変　　159

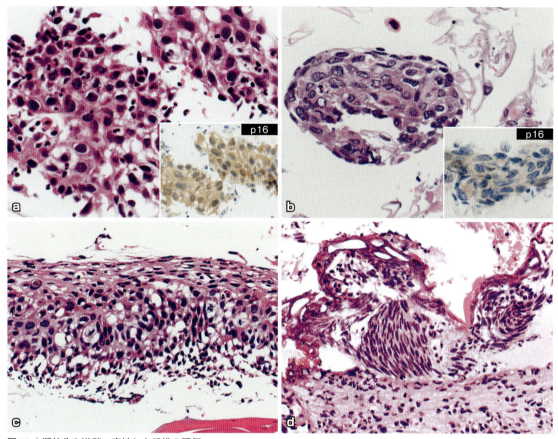

図12 ｜ 断片化や遊離，変性した組織の評価
a：SIL/CIN．クロマチンの濃縮した扁平上皮の断片がみられるが，垂直方向が描出されていない．核分裂やアポトーシスが散見され，p16^{INK4a}が細胞質および核に陽性であることから，SIL/CINを考える．b：非腫瘍性の上皮．粗造なクロマチンを伴うが，核分裂やアポトーシスは目立たず，p16^{INK4a}も陰性である．SIL/CINとは判断されない．c：HSIL/CIN 2．間質より遊離した扁平上皮は，基底側に変性がみられる．中層付近に異型細胞や核分裂が観察される．HSIL/CIN 2と判断される．d：判断は困難である．熱変性によって組織が挫滅し，核クロマチンの濃縮や核が腫大したようにみえるが，SIL/CINの判断部位には適さない．

生検では前述のように，断片化や遊離した組織片への評価に難渋することが少なくない．垂直方向への評価が困難な場合には，細胞異型や核分裂の有無，p16^{INK4a}やKi-67の発現を手がかりに，過剰な診断を防ぐことが肝要である．なかんずく腫瘍性か否か，LSILかHSILかの推察にとどめて確定診断を避け，必要に応じて婦人科医に再検や慎重なフォローアップを促す（**図12a, b**）．また，細胞診の所見を参照することも診断の手がかりとなる．円錐切除検体では，特にloop electrosurgical excision procedure (LEEP)など電気や超音波機器の使用により，種々の程度の熱変性が避けられない．変性部位では，クロマチンの増量や核の腫大，極性の不明瞭化がみられるが，細胞異型や核分裂を丁寧に観察して判断する（**図12c, d**）．評価が不能または困難とせざるをえない程度の変性がみられる際は，その旨を報告書に記載する．

おわりに

本項で挙げたSIL/CINと紛らわしい病変の中で，扁平上皮化生が日常的に問題となることが最も多い．扁平上皮化生とSIL/CINの移行・混在や，線引きが難しい曖昧な病変も存在するが，判断が難しい際には診断名を明記せず，"忠実に"所見を記載して，婦人科医に"的確に"意図を伝えるよう，心がけたい．免疫組織化学やHPV感染の情報を診断の手がかりとすることは定着しつつあるが，それらを形態診断へとフィードバックすることこそが肝要であると強調しておきたい．

（矢野光剛，安田政実）

文　献

1) Mutter GL, Prat J : Pathology of the Female Reproductive Tract. Churchill Livingstone Elsevier Chapter 8, Cervical Benign and Non-Neoplastic Conditions, 2014
2) Herfs M, Yamamoto Y, Laury A et al : A discrete population of squamocolumnar junction cells implicated in the pathogenesis of cervical cancer. Proc Natl Acad Sci U S A 109 : 10516-10521, 2012
3) Crum CP, Egawa K, Fu YS et al : Atypical immature meta-plasia (AIM). A subset of human papilloma virus infection of the cervix. Cancer 51 : 2214-2219, 1983
4) Duggan MA, Akbari M, Magliocco AM : Atypical immature cervical metaplasia : immunoprofiling and longitudinal outcome. Hum Pathol 37 : 1473-1481, 2006
5) Park JJ, Sun D, Quade BJ et al : Stratified mucin-producing intraepithelial lesions of the cervix : adenosquamous or columnar cell neoplasia? Am J Surg Pathol 24 : 1414-1419, 2000

Ⅱ. コイロサイトーシス

はじめに

コイロサイトーシス koilocytosis とは，ヒトパピローマウイルス human papillomavirus（HPV）に感染することによって生じる扁平上皮の変化である．その細胞の最も重要な形態学的特徴は，核の周囲が明るく空洞状に抜けてみえることである．コイロサイト koilocyte は 1949 年に Ayre らにより，腟スメアに出現する"炎症と悪性腫瘍の中間的形態"を示す細胞，すなわち"precancer cell complex"の特徴の一つとして最初に記載された[1]．その後，Koss らは同様の細胞について，ギリシャ語で"空洞"を意味する"koilos"に因んで"koilocytotic atypia"と記載した[2]．koilocyte がウイルス感染によって生じる変化であることが明らかとなったのは，最初の記載から約 20 年を経過してからのことである[3]．

HPV 感染には核内の染色体外でウイルスが活発に増殖している感染様式（episomal pattern）と，宿主の DNA の中にウイルス DNA が組み込まれている感染様式（integrated pattern）の 2 つの様式があるが，コイロサイトーシスは episomal pattern の上皮にみられる．よってローリスク HPV，ハイリスク HPV いずれの感染でも生じる変化である．コイロサイトを電子顕微鏡でみると，その核の中に多数のウイルス粒子が存在し，核クロマチンは核膜辺縁に押しやられている．核周囲の領域では細胞質が空胞変性を起こしており，細胞質内小器官が極めて乏しくなっている．このため，光学顕微鏡では核周囲が空洞状に抜けてみえるのである．HPV から豊富に産生される E1-E4 融合蛋白が細胞質のケラチンと結合し，ケラ

チンネットワークを破壊することによって細胞質の空胞変性が生じると考えられている[4]．

1. コイロサイトーシスと子宮頸部 上皮内病変

コイロサイトーシスが認められる子宮頸部（頸部）の病変には，コンジローマ condyloma を含む軽度扁平上皮内病変 low-grade squamous intraepithelial lesion（LSIL）と高度扁平上皮内病変 high-grade squamous intraepithelial lesion（HSIL）がある（図 1〜3）．コンジローマには乳頭状増殖を示す尖圭コンジローマ condyloma acuminatum（図 1）と乳頭状増殖を示さない平坦型コンジローマ flat condyloma があるが，頸部では前者は稀で，ほとんどが平坦型コンジローマである．平坦型コンジローマは，基底側の細胞に腫瘍性の異型がみられない点で mild dysplasia/CIN 1 と区別されるが，いずれも HPV の感染により生じる病変であること，両者の形態的鑑別診断の再現性が乏しいことから現在ではいわゆるコンジローマも LSIL のカテゴリーに含まれている[5,6]．一方，HSIL でも表層分化傾向の保たれている症例では，表層部にコイロサイトーシスが認められることがある（図 3）．HSIL の腫瘍細胞では，そのほとんどで HPV DNA が核内に組み込まれた integrated pattern をとっているが，episomal pattern と混在していることがあり，表層におけるコイロサイトーシスの存在もこのような感染様式を反映しているものと考えられる[7]．

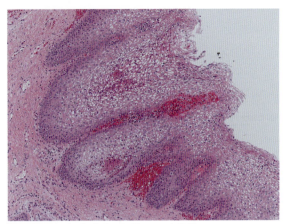

図1 | LSIL（いわゆるコンジローマ）の例
頸部ではこのような乳頭状の増殖を呈するコンジローマは稀である．

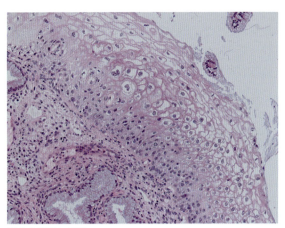

図2 | LSIL の例
中層〜表層にかけてコイロサイトーシスがみられる．

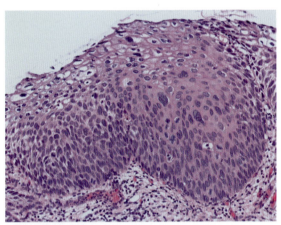

図3 | HSIL の例
上皮基底側 2/3 レベルまで N/C 比の高い異型上皮が密に増殖しているが，表層分化傾向があり，表層 1/3 レベルでは核周囲の空胞化の目立つコイロサイトがみられる．

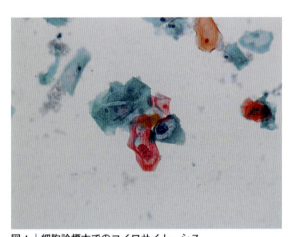

図4 | 細胞診標本でのコイロサイトーシス
核周囲に明瞭な明庭を有し，腫大した核をもつ細胞と 2 核の細胞がみられる．いずれも明庭に接する細胞質は濃厚で，明庭の境界が明瞭である．

2．細胞所見

　コイロサイトーシスは，ベセスダシステムではHPV 感染を示唆する細胞変化として重視されている．子宮癌検診において全体の 4 ％程度まで認められるとの記載があり，日常の細胞診業務の中で比較的よくみられる異常所見である．LSIL では中層〜表層細胞において認められるが，特に中層細胞で最も明瞭である（図4）．核周囲の細胞質に明るく抜けた空洞，すなわち核周囲明庭 halo がみられる．核周囲明庭によって既存の細胞質が辺縁に押しやられるため，明庭の周囲には濃厚細胞質が存在し，明庭の境界は明瞭である [8, 9]．Koss らが "koilocytotic atypia" と呼んだように，核には種々の程度の異型が認められる．核は正常に比べて腫大し，核クロマチンが増量している．核縁の不整や多核化を認めることもある．コイロサイトーシスは LSIL のみならず，HSIL の細胞診標本上でも約 1/3 の例で認められる．細胞診標本でコイロサイトーシスと鑑別を有する疾患には，トリコモナス感染があり，核周囲明庭をもつ扁平上皮細胞が出現する．トリコモナス感染における核周囲明庭は狭く，その辺縁はコイロサイトほど明瞭ではない．また細胞質のオレンジ G 好性が目立ち，明瞭な核異型を欠く（図5a）．萎縮性変化を伴う高齢者の頸部スメアでもコイロサイトに類似した核周囲に明るい領域を有する細胞が認められることがある（図

Ⅱ．コイロサイトーシス

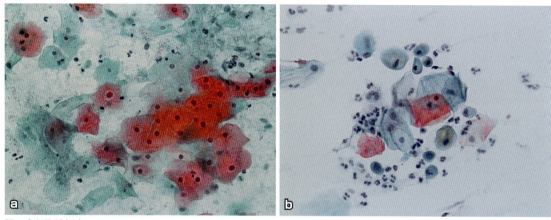

図5 | 細胞診標本でコイロサイトーシスとの鑑別が問題となる例
a：トリコモナス感染症．背景に多数のトリコモナス原虫がみられる．細胞質がオレンジG好性で，核周囲に狭い明庭を有する上皮がみられる．コイロサイトーシスと異なり，核異型はなく，明庭周囲の細胞質は濃厚ではない．b：70歳女性の頸部スメア．中央やや下寄りに核周囲が明るく抜けた細胞がみられる．明るく抜けた領域の辺縁は不明瞭で，核異型は目立たない．

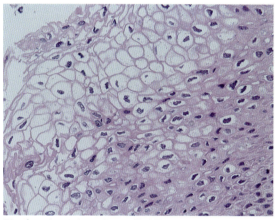

図6 | コイロサイトーシスの核所見
レーズン様，またはしわの寄った核と形容される核形不整を示す．クロマチンの不規則な凝集を示す核や，全体が無構造に濃く染まる核が混在している．

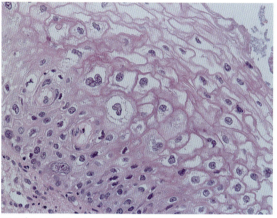

図7 | コイロサイトーシスの核所見
多核または分葉状を呈する核．

5b)．核・細胞質（N/C）比の増大や核形の不整も伴うことがある．核周囲明庭の辺縁の明瞭さや核異型の程度に注目して鑑別を行うが，コイロサイトとの鑑別が難しく，ASCUS（atypical squamous cells of undetermined significance）のカテゴリーに入れざるをえないことも経験される．

3．組織学的所見

組織標本上，主に扁平上皮の中層〜表層にかけてみられ，中層においてその特徴が最も明瞭である（図1，2）．核周囲に空洞状の明るい細胞質が存在し，細胞境界が明瞭である．核周囲の空洞の広さは細胞ごとに様々で，不揃いである．強拡大でよく観察すると，空洞内にはもやもやとした細胞質の断片がみえることが多い（図6〜8）．核は正常中層細胞の3〜4倍程度に腫大し，クロマチンが増量している．クロマチンが不規則に凝集し，核膜周囲に集積することもあれば，核全体が濃染してクロマチンが無構造にみえることもある．核には大小不同があり，核縁は不整で，"レーズン様のraisinoid"とか"しわくちゃのwrinkled"と形容される（図6）．核が2核化，多核化，ないしは分葉状を呈する細胞もみられる（図7）．このようなコイロサイトーシスの形態的特徴の出現様式は，症例ごとに，あるいは同一症例内でも量的，質的に様々である[10]．極端に目立つ例では淡明な細

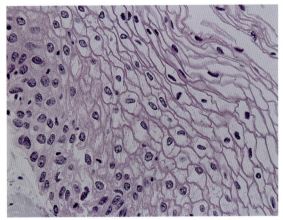
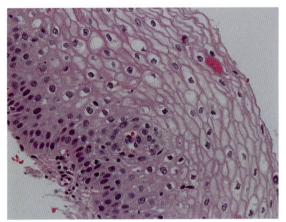

図8 | コイロサイトーシスが著明でわかりやすい例
基底側〜表層側までほぼ全層性にコイロサイトーシスがみられる．核周囲の空洞が巨大で，隣接する細胞を圧排するように膨れ上がっている細胞が散見される．

図9 | 軽微なコイロサイトーシスの例
核異型があまり目立たず，軽度の核縁不整がみられる程度である．このような例ではコイロサイトーシスかどうかについて病理医間で意見が分かれる可能性がある．

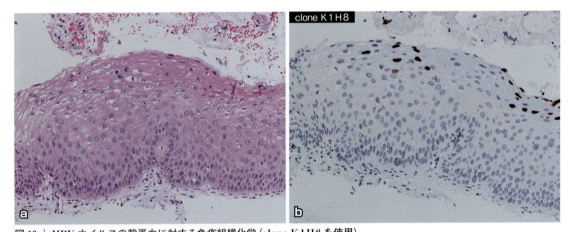

図10 | HPV ウイルスの殻蛋白に対する免疫組織化学（clone K1H8 を使用）
a：HE 染色．b：免疫組織化学．表層部のコイロサイトの一部の核に陽性を示す．コイロサイトーシスにおいて常にこのような陽性所見を呈するとは限らない．

胞が上皮基底側〜表層までほぼ全層性に出現する．核周囲明庭が巨大で，個々の細胞の境界をはみ出すほど大きな空洞をもつ細胞が混在する（図8）．一方，軽微な症例では，核周囲明庭や核異型が目立たず，コイロサイトーシスかどうか悩ましいことがある（図9）．一方，HPV 感染細胞の形態的特徴には，コイロサイトーシスのほかに異常角化 dyskeratosis が挙げられる．異常角化には表層部での錯角化 parakeratosis と個細胞角化 individual cell keratinization がある．コイロサイトーシスかどうか迷う症例で，異常角化が病巣部やその近傍にみられた場合，コイロサイトーシスを支持する参考所見となる．

コイロサイトーシスは，HPV が活発に増殖している状態であるから，理論的にはウイルス殻蛋白に対する免疫組織化学で，表層部の細胞を主体として核に陽性所見を呈することが期待されるが（図10），必ずしも常に陽性であるとは限らない．これには核内に含まれるウイルスの量や感染してからの時間経過，抗体が認識するウイルスのタイプなど，様々な要因が関与している．現段階では，コイロサイトーシスを認識する感度，特異度の高い免疫組織化学的マーカーがなく，その形態的診断には限界がある．

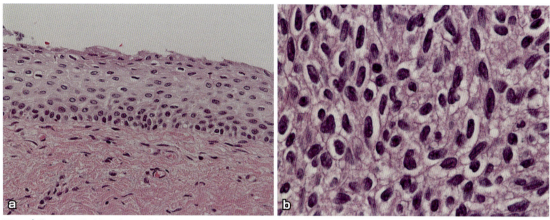

図 11 | 偽コイロサイトーシスの例
a：69 歳．不正出血の精査で採取された細胞診にて ASCUS．細長い核を有する淡明な細胞が中層〜表層にみられる．b：83 歳．良性卵巣腫瘍にて子宮摘出された標本で偶然認められた．扁平上皮化生を起こした頸管腺内の変化で，やや細長い核をもつ淡明な細胞がみられる．N/C 比の高い細胞が認められる．

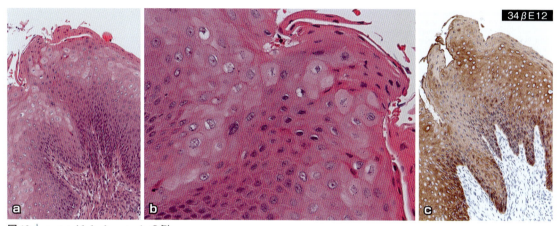

図 12 | pagetoid dyskeratosis の例
70 代の子宮摘出標本の頸部で偶然認められた．a, b：HE 染色．中層〜表層にかけて周囲の細胞より明るくみえる細胞が斑状に混在し，核周囲に狭い明庭が認められる．c：高分子 keratin（34βE12）免疫組織化学では，これらの明るい細胞は，周囲の細胞に比べて高分子 keratin が濃く染まる．

4．鑑別診断

1）偽コイロサイトーシス

閉経後の萎縮傾向を示す頸部扁平上皮では，核周囲に明るい細胞質を有し，核にも異常を伴ってコイロサイトーシスによく似た形態を示す細胞が出現することがある[11]（図 11）．偽コイロサイトーシス pseudokoilocytosis と呼ばれ，HPV 感染とは無関係な変化である．核には軽度の異型があり，細長い核が出現することが多い．正常細胞の核の 2〜3 倍程度までの核腫大や核の大小不同が出現しうる．軽度のクロマチン増量や細胞配列の乱れを伴うこともある．

核の腫大やクロマチン増量の程度が典型的なコイロサイトーシスに比べて弱く，表層の細胞に異型が乏しいことが鑑別の手がかりとなる．核は均一な明庭の中心部に位置し，明庭周囲の細胞質がコイロサイトほど濃厚ではない．50 歳以上の頸部ではコイロサイトーシスは比較的稀であり，頸部の標本をみる上で年齢は常に考慮する必要がある．偽コイロサイトーシスは萎縮に伴う上皮の成熟異常の一種で，背景に通常の萎縮性変化や移行上皮化生が混在してみられることも稀ではない（図 11b, c）．

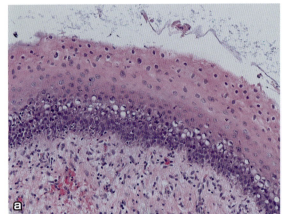
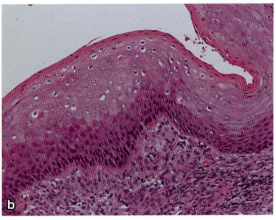
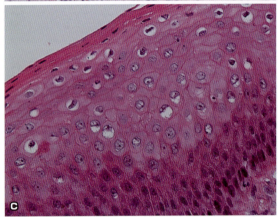

図13 | アーチファクトによる細胞質内空胞形成の例
a：上皮基底側 1/3 のレベルの細胞の多くは，核が空胞に押されて偏在し，印環細胞様にみえる．b, c：74 歳，子宮脱で摘出された子宮．表層～中層に空胞を有する細胞がみられる．一部の核は核縁不整を示すため，コイロサイトーシスに似るが，空胞を有する細胞の核クロマチン所見には周囲の上皮と比べて有意な差がない．

2) Paget 様異角化症

Paget 様異角化症 pagetoid dyskeratosis は，子宮脱の頸部扁平上皮で高頻度に出現する変化であるが，頸部の生検や円錐切除標本でも時々みられる[12]．細胞質の明るい Paget 細胞に類似した細胞が個細胞性ないしは少数個の塊でみられる．核周囲明庭がみられ，濃縮した核所見を呈する（図12）．細胞間橋が認められる．本体は角化異常で，高分子 keratin の免疫組織化学では周囲の上皮より濃く染まる．細胞質は mucicarmine，PAS 陰性である．本組織所見の病的意義はない．コイロサイトーシスとの鑑別点は，核異型がみられないこと，明るい細胞質の辺縁に濃縮傾向がないことである．

3) アーチファクトで生じる淡明細胞

ホルマリン固定の過程で生じるアーチファクトで，扁平上皮内に淡明な細胞が出現するもので，日常よくみられる変化である．核周囲に空洞が形成されるが，核が偏在する傾向があり，しばしば核は三日月状で，印環細胞に似た形態をとる（図13）．

4) 細胞質内グリコーゲンの豊富な正常上皮

正常増殖期後期のような血中エストロゲン濃度の高い状況下では，重層扁平上皮の細胞質内グリコーゲンが豊富になり，"斜子織り模様 basket-weave pattern" を呈する（図 14a～c）．細胞の配列は規則的で，核異型はみられない．上述のごとく，核異型の軽度なコイロサイトーシスとの鑑別が悩ましいことがある（図9）．細胞間橋を伴い細胞境界が明瞭であることが，細胞質内グリコーゲンの豊富な正常上皮との鑑別に有用であるとの報告がある[10]．

（森谷鈴子）

文 献

1) Ayre JE：The vaginal smear；precancer cell studies using a modified technique. Am J Obstet Gynecol 58：1205-1219, 1949
2) Koss LG, Durfee GR：Unusual patterns of squamous epithelium of the uterine cervix：cytologic and pathologic study of koilocytotic atypia. Ann NY Acd Sci 63：1245-1261, 1956
3) Della Torre G, Pilotti S, de Palo G et al：Viral particles in cervical condylomatous lesions. Tumori 64：549-553, 1978

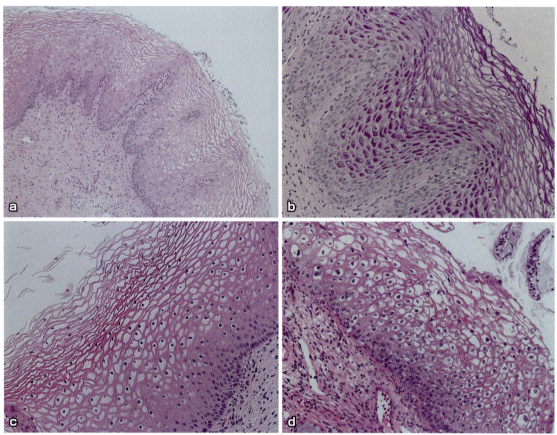

図14 | 細胞質内グリコーゲンの豊富な正常重層扁平上皮（斜子織り模様）の例
a〜c：本例は，コイロサイトーシスと診断されていた．斜子織り模様を呈し，正常の重層扁平上皮の表層分化がみられる．基底側の細胞は，正常扁平上皮と同様で，規則正しく配列し，中層〜表層の細胞にコイロサイトーシスに特徴的な核異型は認められない．b：PAS染色．淡明な細胞質はグリコーゲンによるものである．d：真のコイロサイトーシスの例（核所見の比較のために提示）．

4) Herrington CS, Baak JPA, Mutter GL：Cervical squamous intraepithelial lesions. in Mutter GL, Prat JMD (eds)："Pathology of the Female Reproductive Tract", 3rd ed. Churchill Livingstone/Elsevier, Philadelphia, 2014, pp200-231
5) Darragh TM, Colgan TJ, Cox JT et al：The Lower Anogenital Squamous Terminology Standardization Project for HPV-Associated Lesions：background and consensus recommendations from the College of American Pathologists and the American Society for Colposcopy and Cervical Pathology. Arch Pahol Lob Med 136：1266-1297, 2012
6) Stoler M, Kim KR, Bergeron C et al：Squamous cell tumours and precursors. in Kurman RJ, Carcangiu ML, Herrington CS et al (eds)："WHO Classification of Tumours of Female Reproductive Organs", 4th ed. IARC Press, Lyon, 2014, pp172-182
7) Hudelist G, Manavi M, Pischinger KI et al：Physical state and expression of HPV DNA in benign and dysplastic cervical tissue：different levels of viral integration are correlated with lesion grade. Gynecol Oncol 92：873-880, 2004
8) Meisels A, Fortin R：Condylomatous lesions of the cervix and vagina. I. Cytologic patterns. Acta Cytol 20：505-509, 1976
9) Meisels A, Fortin R, Roy M：Condylomatous lesions of the cervix. II. Cytologic, colposcopic and histopathologic study. Acta Cytol 21：379-390, 1977
10) Dyson JL, Walker PG, Singer A：Human papillomavirus infection of the uterine cervix：histological appearances in 28 cases identified by immunohistochemical techniques. J Clin Pathol 37：126-130, 1984
11) Jovanovic AS, McLachlin CM, Shen L et al：Postmenopausal squamous atypia：a spectrum including "pseudo-koilocytosis". Mod Pathol 8：408-412, 1995
12) Val-Bernal JF, Pinto J, Garijo MF et al：Pagetoid dyskeratosis of the cervix：an incidental histologic finding in uterine prolapse. Am J Surg Pathol 24：1518-1523, 2000

Ⅲ. 低分化型扁平上皮癌・腺癌の鑑別

第3部　鑑別ポイント

はじめに

　子宮頸部（頸部）では，扁平上皮癌，腺癌のいずれにも低分化型癌という組織分類項目は正式には設定されていない[1,2]．頸部領域においては，扁平上皮系，腺系それぞれについて分化度よりも組織亜型の分類が重視されている．例えば胃型腺癌のように，組織学的には高分化であっても，ヒトパピローマウイルス human papillomavirus（HPV）非依存性で予後不良な組織型が存在することなどは，組織亜型の分類が重要視されるゆえんである．しかし，実臨床においては，明瞭な角化などの扁平上皮への分化や腺管構造を形成しない高異型度癌では，腺癌か扁平上皮癌かの鑑別困難な症例があり，特に生検標本などの採取された病変が少ない検体では問題になることを経験する．ここでは，分化度の明らかではない高異型度癌を低分化型癌とし，各組織亜型を含め鑑別すべきポイントについて述べる．

1．低分化な扁平上皮系病変

　低分化型扁平上皮癌の特徴は，（1）角化や細胞間橋など扁平上皮への分化が明らかではない，（2）構成する腫瘍細胞の細胞異型・核異型が強い，（3）クロマチンの増量した小型で核・細胞質（N/C）比が高く，小細胞神経内分泌癌 small cell neuroendocrine carcinoma（SCNEC）類似で神経内分泌マーカー陰性，（4）腫瘍胞巣内での層状構造の乱れ，（5）極性の乱れが強いもの，（6）腫瘍細胞が紡錘形になり，肉腫様の変化がみられるもの[3]，などが挙げられる（図

1〜3）．

　腺癌との鑑別としては，扁平上皮への分化，ないしは管状または腺管，腺腔や粘液産生など腺癌の特徴の有無を確認することが第一である．しかし，扁平上皮癌においても胞巣内での壊死や，細胞の疎密により偽腺腔様の像がみられ（図4），低分化型腺癌との鑑別が難しい場合もあり，p63，p40やCK5/6などの免疫組織化学で扁平上皮への分化の有無を検討する必要がある．

　低分化型扁平上皮癌との鑑別が問題となる腺癌以外の組織型は，小細胞神経内分泌癌，大細胞神経内分泌癌 large cell neuroendocrine carcinoma（LCNEC），リンパ上皮腫様癌，稀ではあるが類上皮トロホブラスト腫瘍 epithelioid trophoblastic tumor（ETT）が挙げられる．

　小型細胞を主体とした非角化型扁平上皮癌（図2）と小細胞神経内分泌癌とを的確に区別することは，予後や治療法の違いから極めて重要である．小細胞神経内分泌癌では細胞質に乏しく，核小体は目立たず，索状，小型小胞巣構造をとり，多数の細胞分裂像，アポトーシス，壊死を認めることから鑑別できる．免疫組織化学では，小細胞神経内分泌癌は chromogranin-A，synaptophysin，CD56 などの神経内分泌系マーカーが陽性となる（図5）．

　大細胞神経内分泌癌は，肺の大細胞神経内分泌癌に類似した索状配列やロゼット形成などの神経内分泌癌の構築と核には粗い顆粒状（ごま塩状）のクロマチンパターンはみられるが，小細胞神経内分泌癌とは異なり，核小体は明瞭な高異型度癌である（図6）．小細胞神経内分泌癌と同様に chromogranin-A や

III. 低分化型扁平上皮癌・腺癌の鑑別   169

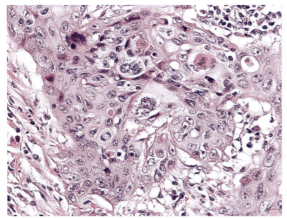

図1｜低分化型扁平上皮癌
核異型が目立ち，多核の細胞もみられる．

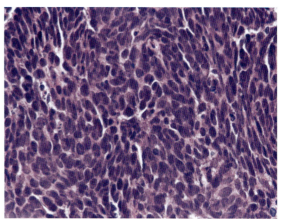

図2｜低分化型扁平上皮癌
角化傾向や細胞間橋はみられず，小型で細胞質の乏しい異型細胞が密に増殖する．

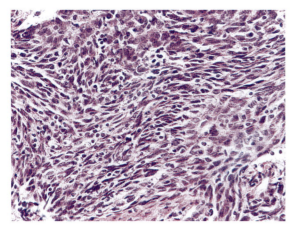

図3｜低分化型扁平上皮癌
紡錘形の細胞形態を示す．

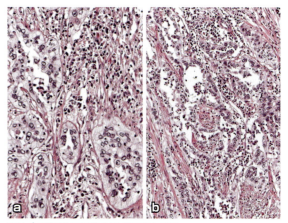

図4｜腺腔様の構造を示す扁平上皮癌
胞巣の中心部で細胞密度が疎になる棘融解様変化．偽腺腔を形成し，腺癌との鑑別が問題となる．

synaptophysin 等の神経内分泌マーカーが陽性となる．頻度が低いこともあり，腫瘍部が断片化した生検検体では扁平上皮癌と診断され，手術標本にて大細胞神経内分泌癌とわかることもある．小細胞神経内分泌癌や大細胞神経内分泌癌は，混合癌として，腺癌や扁平上皮癌に合併することもある．進行の速い小細胞神経内分泌癌・大細胞神経内分泌癌が予後に関連し，治療も小細胞神経内分泌癌・大細胞神経内分泌癌として対処されるため，扁平上皮癌や腺癌の成分を認めても，小細胞神経内分泌癌・大細胞神経内分泌癌の有無の確認を常に留意しておく必要がある [4,5]．

間質に高度のリンパ球浸潤を伴うリンパ上皮腫様癌 lymphoepithelioma-like carcinoma は，炎症細胞と混在して腫瘍細胞の確認が困難なこともある（図7a）．不規則で境界不明瞭な腫瘍胞巣を形成し，腫瘍細胞の核の大きさは通常均一で核小体が目立つ．しばしば腫瘍細胞境界も不明瞭となり合胞体細胞様にみえる．頸部領域におけるリンパ上皮腫様癌は通常 HPV 関連であり，免疫組織化学で p16^{INK4a} が陽性となる（図7b）．頭頸部領域などにおけるリンパ上皮癌 lymphoepithelial carcinoma では Epstein-Barr ウイルス（EBV）が腫瘍発生に関連していることが知られているが，頸部領域では EBV 感染が証明されることは少ない [6,7]．

ETT は，絨毛膜部中間型トロホブラストを由来とする絨毛性腫瘍であり，子宮体部（体部）だけでなく，頸部や峡部などにも好発する．妊娠，出産後10年以上経過した40代～50代での発症もある．硝子化した間質や地図状壊死を背景に，胞巣状に淡明な細胞

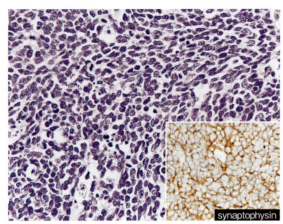

図5 | 小細胞神経内分泌癌
小型でクロマチンの増量した核小体の目立たない核と，わずかな細胞質を有する細胞がびまん性に増殖する．神経内分泌マーカーが陽性である．inset：synaptophysin．

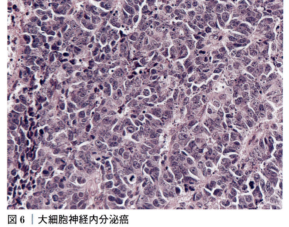

図6 | 大細胞神経内分泌癌
SCNECに比較し，細胞は大型で核小体明瞭，ロゼット様配列を示す．

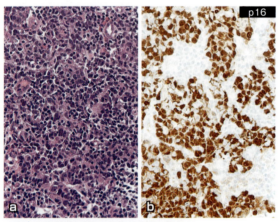

図7 | 炎症細胞浸潤の目立つ扁平上皮癌
a：炎症細胞浸潤が強く腫瘍細胞が判別しづらい．b：腫瘍細胞はp16^{INK4a}陽性を示す．

質を有する腫瘍細胞がみられ，扁平上皮癌と誤認されることがある（図8a, b）．明らかな角化傾向や扁平上皮への分化が認められず，核は円形で比較的異型は軽度である点などが形態的な鑑別点である．また，p63が陽性となる点でも扁平上皮癌と類似する．hPLやα-inhibin，Mel-CAMなどの中間型トロホブラストのマーカーをパネル染色して鑑別可能である（図8c, d）．稀な腫瘍であり，認知度も低いが，鑑別診断として念頭に置く必要がある[8]．

2．低分化な腺系病変

頸部腺癌において最も頻度が高いのは，HPV関連の内頸部型・通常型腺癌である．その他，類内膜癌，明細胞癌，漿液性癌など体部の腺癌と類似した組織型が設定されており，子宮体癌（体癌）の頸部進展の可能性も含め検討する必要がある[1,2]．また，前述した小細胞神経内分泌癌や大細胞神経内分泌癌との鑑別や合併の有無を確認する[4,5]．稀ではあるが，肉腫様変化や癌肉腫も鑑別に挙がる[3]．手術検体のような大きな材料では，低分化型腺癌であっても組織のどこかに腺系への分化が認められることが多く，診断に苦慮することは少ない．しかし，小さな生検材料では，特徴的な組織形態をとらえることが難しいことも時に経験される（図9）．

低分化型腺癌で，腺腔が不明瞭なものでは（図10），扁平上皮癌との鑑別が問題になる．扁平上皮系では細胞間橋や角化をみつけること，腺癌であれば腺腔や細胞質内粘液をみつけることが重要である．しかし，後述するように，頸部では扁平上皮癌と腺癌が混在することもあり，注意が必要である．

さらに，化学療法や放射線療法後の検体では変性・壊死が加わるために，組織構築や細胞所見が本来の形状から大きく変化することがあり，診断の前に術前治療の有無を確認することが重要である．図11に示すのは，治療によって印環細胞様の空胞変性を示した頸部腺癌の例である．

3．その他鑑別となる病変

低分化な扁平上皮癌と腺癌の鑑別は難しいが，頸部領域ではしばしば扁平上皮癌と腺癌が混在するた

Ⅲ．低分化型扁平上皮癌・腺癌の鑑別　171

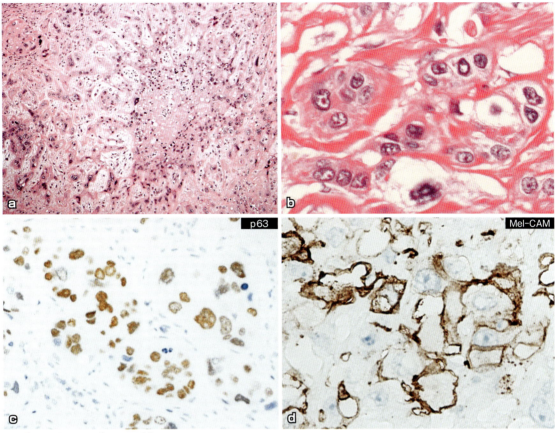

図8 │ 類上皮トロホブラスト腫瘍
a：硝子化間質を背景に腫瘍細胞の胞巣状の増殖がみられる．合胞体トロホブラスト様の多核異型細胞も認める．b：腫瘍細胞は上皮様で扁平上皮癌に類似する．c：p63陽性である点も扁平上皮癌に類似するが，絨毛膜無毛部の中間型トロホブラストの特徴でもある．d：中間型トロホブラストに陽性となる Mel-CAM（CD146）が一部陽性を示す．

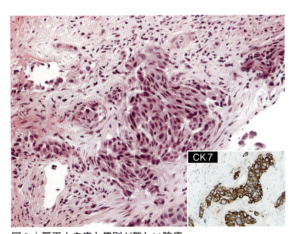

図9 │ 扁平上皮癌と鑑別が難しい腺癌
生検材料にてアーチファクトが加わり，扁平上皮癌類似の充実性病変部は腺管構造が不明瞭であるが，CK7陽性を示した（inset）．

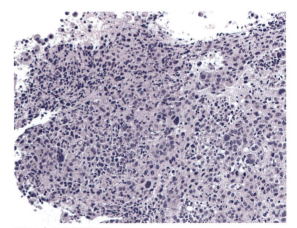

図10 │ 低分化型腺癌
腫瘍細胞は異型が強く，腺腔構造がみられない．

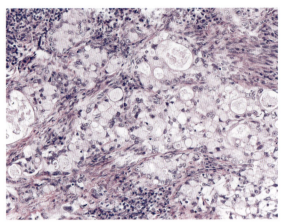

図11 | 治療後の腺癌
細胞質には空胞変性が目立ち，核が偏在した細胞がみられる．

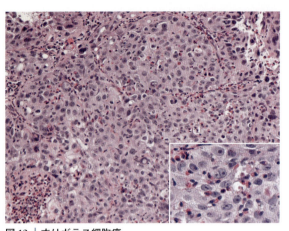

図12 | すりガラス細胞癌
細胞質がすりガラス状で核小体が目立つ大型核を有する細胞がシート状に増殖する．腫瘍胞巣内には多数の好酸球浸潤がみられる（inset）．

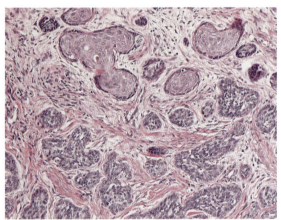

図13 | 腺様基底細胞癌
核異型は乏しい．角化もみられることがある．

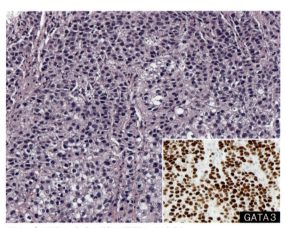

図14 | 尿路上皮癌が腟に浸潤した症例
充実性に浸潤増殖する腫瘍を認める．GATA3が陽性を示す（inset）．

め，両者の鑑別が求められる．腺扁平上皮癌は明瞭な腺系への分化と，扁平上皮系への分化がみられる腫瘍であって，扁平上皮系か腺系か不明なものではない．扁平上皮癌の胞巣内に細胞質粘液を有する細胞が散見されることがあるが，それだけでは腺扁平上皮癌とはせず，領域性をもって腺系への分化が認められなければならない．すりガラス細胞癌 glassy cell carcinoma も低分化型扁平上皮癌あるいは低分化型腺癌との鑑別として重要である（図12）．すりガラス細胞癌はその名のとおり，細胞質が好酸性のすりガラス状で，核は類円形大型で，明瞭な核小体がみられる．胞巣周囲あるいは胞巣内に好酸球を含む炎症細胞浸潤が目立つことも特徴である（図12 in-set）．すりガラス細胞癌は免疫組織化学で腺系，扁平上皮系のマーカーがいずれも陽性になり，低分化な腺扁平上皮癌に分類されている．腺様基底細胞癌は肉眼的に腫瘍を形成せず，顕微鏡下で偶発的に発見されることが多い（図13）．核異型に乏しく，転移も稀である．腺様嚢胞癌は極めて稀で，その中には類基底細胞癌と混同されているものもあると考えられている[9]．

稀ではあるが，頸部への他臓器からの転移や直腸癌，尿路系悪性腫瘍の直接浸潤も鑑別に挙げる必要がある場合がある．尿路上皮癌の頸部への浸潤・転移と扁平上皮癌は形態的には鑑別困難であるが，GATA3は尿路上皮に陽性，頸部扁平上皮癌では陰

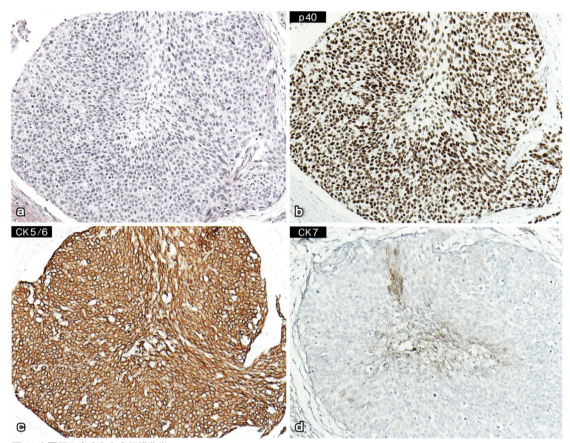

図15 | 扁平上皮癌と免疫組織化学
a：HE像．b：p40 がびまん性核陽性を示す．c：CK5/6 が陽性を示す．d：CK7 は一部が染色されるが，大部分は陰性である．

性であり有用である[10]（**図14**）．既往歴や画像所見，後述する免疫組織化学などを行い総合的に判断する．

4．免疫組織化学的特徴

頸部の上皮性腫瘍のほとんどは HE 染色のみで診断できるが，低分化な癌においては，免疫組織化学は有用である．

p40 は扁平上皮癌で陽性となり，腺癌では陰性である（**図15，16**）．同じ扁平上皮癌のマーカーである p63 よりも特異度が高いといわれる[11]．また，CK5/6 や CK14 などの高分子 keratin が扁平上皮癌で陽性となる．一方で，CK7 は腺癌で陽性となり，扁平上皮癌では通常陰性であるが時に陽性となることもあるので，p40 を含めた複数の免疫組織化学にて確認する必要がある（**図15**）．リンパ上皮腫様癌のような上皮成分が断片化して識別し難い場合でも，cyto-keratin（CK）は陽性となり，腫瘍の進展範囲を確認しやすい．

なお，頸部の上皮性悪性腫瘍は多くが HPV 関連であり，$p16^{INK4a}$ が陽性となるが，体部の高異型度漿液癌でも $p16^{INK4a}$ が陽性になることに注意しなければならない．すなわち，低分化あるいは高異型度な頸部腺癌の場合，体癌の頸部浸潤を常に念頭に置く必要がある．

転移性腫瘍か頸部原発性腫瘍かの鑑別には，特異度を考えた免疫組織化学パネルを組む必要がある．既往や他の部位の腫瘍に特異的なマーカーと，頸部扁平上皮癌であれば，$p16^{INK4a}$ と扁平上皮系マーカー，腺癌であれば，$p16^{INK4a}$ や PAX8 が有用である．ただし，PAX8 は頸部扁平上皮癌ではほとんど陰性であり，腺癌でも陰性のことがあるので，1つの抗体の結果にのみ頼らず，臨床像も併せた総合的な判断が必要である[12]．

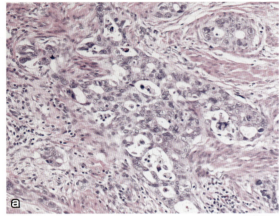
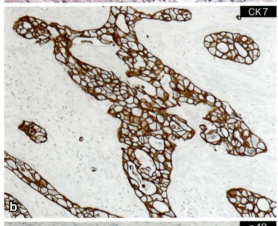
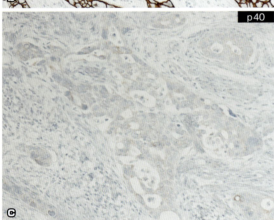

図16│腺癌と免疫組織化学
a：腺管構造の不明瞭な腺癌．b：CK7はびまん性に陽性．
c：p40は陰性である．

まとめ

前述したように，頸部においては低分化型扁平上皮癌，低分化型腺癌という分類はないが，生検材料のような小さな検体では，しばしば扁平上皮系・腺系の識別が困難で，そのような場合に"低分化"といった表記を加えたくなることがある．病理所見において高異型度癌として低分化型扁平上皮癌，低分化型腺癌と記載しても特に問題はない．しかし，そのような場合は，組織分類を念頭に置いて鑑別を挙げ，可能な範囲で免疫組織化学を用いて分化の方向を確認するとよい．扁平上皮系・腺系を鑑別することはもちろん，特に神経内分泌癌など悪性度が高く治療方針に関わる腫瘍を見落とさないことが重要である．

（家村宜樹，南口早智子）

文　献

1) Kurmann RJ, Carcangiu ML, Herrington CS et al (eds)：WHO Classification of Tumours of Female Reproductive Organs, 4th ed. IARC Press, Lyon, 2014, pp169-206
2) 日本産婦人科学会，日本病理学会，日本医学放射線学会，日本放射線腫瘍学会（編）：子宮頸癌取扱い規約，第3版，金原出版，2012
3) Rodrigues L, Santana I, Cunha T et al：Sarcomatoid squamous cell carcinoma of the uterine cervix：case report. Eur J Gynaecol Oncol 21：287-289, 2000
4) Rekhi B, Patil B, Deodhar KK et al：Spectrum of neuroendocrine carcinomas of the uterine cervix, including histopathologic features, terminology, immunohistochemical profile, and clinical outcomes in a series of 50 cases from a single institution in India. Ann Diagn Pathol 17：1-9, 2013
5) Gilks CB, Young RH, Gersell DJ, Clement PB et al：Large cell neuroendocrine [corrected] carcinoma of the uterine cervix：a clinicopathologic study of 12 cases. Am J Surg Pathol, 21：905-914, 1997
6) Lopez-Rios F, Miguel PS, Bellas C et al：Lymphoepithelioma-like carcinoma of the uterine cervix：a case report studied by in situ hybridization and polymerase chain reaction for Epstein-Barr virus. Arch Pathol Lab Med 124：746-747, 2000
7) Noel J, Lespagnard L, Fayt I et al：Evidence of human papilloma virus infection but lack of Epstein-Barr virus in lymphoepithelioma-like carcinoma of uterine cervix：report of two cases and review of the literature. Hum Pathol 32：135-138, 2001
8) Zhang X, Lü W, Lü B：Epithelioid trophoblastic tumor：an outcome-based literature review of 78 reported cases. Int J Gynecol Cancer 23：1334-1338, 2013
9) Grayson W, Taylor LF, Cooper K：Adenoid Cystic and Adenoid Basal Carcinoma of the Uterine Cervix：Comparative Morphologic, Mucin, and Immunohistochemical Profile of Two Rare Neoplasms of Putative 'Reserve Cell' Origin. Am J Surg Pathol 23：448-458, 1999
10) Chang A, Amin A, Gabrielson E et al：Utility of GATA3 immunohistochemistry in differentiating urothelial carcinoma from prostate adenocarcinoma and squamous cell carcinomas of the uterine cervix, anus, and lung. Am J Surg Pathol 36：1472-1476, 2012
11) Tatsumori T, Tsuta K, Masai K et al：p40 is the best marker for diagnosing pulmonary squamous cell carcinoma：comparison with p63, cytokeratin 5/6, desmocollin-3, and sox2. Appl Immunohistochem Mol Morphol 22：377-382, 2014
12) Wong S, Hong W, Hui P et al：Comprehensive Analysis of PAX8 Expression in Epithelial Malignancies of the Uterine Cervix. Int J Gynecol Pathol 36：101-106, 2017

第3部　鑑別ポイント

Ⅳ. 上皮内腺癌と鑑別を要する病変

1. 上皮内腺癌と鑑別を要する病変

　日常病理診断の場において，特に生検材料で腺上皮に異型がみられた場合，それが上皮内腺癌 adenocarcinoma in situ（AIS）か否かの判断に迷う局面に遭遇することがある．本項では，上皮内腺癌と鑑別すべき腺病変について解説する．基本的には，HE 染色標本で核異型と核分裂像の有無，免疫組織化学にて Ki-67 標識率，p16^{INK4a} の染色性の検討がその鑑別に大いに役立つ（表1）.

　上皮内腺癌では，核分裂像が容易に確認され Ki-67 標識率もしばしば 50% をこえるが，化生や反応性病変などの非腫瘍性病変で核分裂像がみられることはほとんどなく，Ki-67 陽性細胞もわずかに散見される程度である（背景にみられる正常頸管腺上皮と同等，多くの場合ほぼ 0%）.

　上皮内腺癌の多く（通常型，腸型）はハイリスク・ヒトパピローマウイルス high-risk human papillomavirus（ハイリスク HPV）関連であることから，ウイルス由来遺伝子 E7 の組み込みによって発現誘導される p16^{INK4a} がびまん性に強陽性となることが多

く[1]．非腫瘍性病変との大きな鑑別点となる．上皮内腺癌の一型である stratified mucin-producing intraepithelial lesion（SMILE）も HPV 関連病変であり p16^{INK4a} 陽性を示す．一方，胃型，類内膜型，明細胞型は通常ハイリスク HPV 陰性であるため，これらのハイリスク HPV 陰性群の上皮内腺癌と非腫瘍性病変の鑑別の際には p16^{INK4a} を用いることはできず，核形態および Ki-67 標識率によって鑑別することになる．漿液型はハイリスク HPV 非関連であるが子宮体部（体部）原発と同様，通常 p16^{INK4a} 陽性を示す．

　免疫組織化学による estrogen receptor（ER）の発現の検討も有用とされており，非腫瘍性上皮では分葉状頸管腺過形成 lobular endocervical glandular hyperplasia（LEGH）を除いて ER 陽性を示すが，上皮内腺癌は類内膜型を除き通常 ER 陰性である．

1）従来の腺異形成

　腺異形成 glandular dysplasia は「核の異常が反応性異型よりも高度であるが，上皮内腺癌の診断基準を満たさない腺上皮病変」（子宮頸癌取扱い規約 2012年，WHO 分類 2003 年準拠）と定義されていた．し

表1 ｜ 非腫瘍性腺上皮と上皮内腺癌の鑑別

	非腫瘍性腺上皮	上皮内腺癌		
		通常型・腸型・SMILE	漿液型	類内膜型・明細胞型・胃型
ハイリスク HPV の関与	（−）	（＋）	（−）	（−）
核分裂像	（−）	（＋）	（＋）	（＋）
p16^{INK4a}	（−）	（＋）	（＋）	（−）
Ki-67 標識率	低	高	高	高

SMILE：stratified mucin-producing intraepithelial lesion.

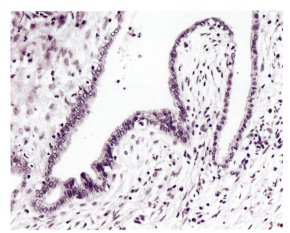

図1 | 卵管類内膜化生
細胞質内粘液に乏しく，核の偽重層化を示す体部内膜腺上皮に類似する腺上皮と，線毛を有する卵管上皮が混在して認められる．細胞異型はみられず，核分裂像も稀である．

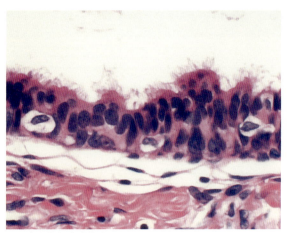

図2 | 卵管類内膜化生
線毛を有する立方腺上皮に置換される．線毛細胞，栓細胞などからなる．

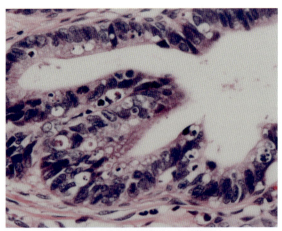

図3 | アポトーシスの目立つ通常型上皮内腺癌
アポトーシスが多くみられることも悪性を示唆する所見である．核分裂像もみられる．

かし腺異形成からの上皮内腺癌あるいは浸潤性腺癌への移行は根拠に乏しく，前駆病変としての存在意義を疑問視する立場もみられた．現在では，従来腺異形成として認識されてきた病態は，化生や反応性変化などの良性病変と低異型度の上皮内腺癌の両方を含むものであったという考え方が主流となっており，免疫組織化学を併用することで両者は鑑別可能と考えられる．WHO分類 第4版(2014年)では「glandular dysplasia」の項目自体が削除されている[2]．

2) 卵管類内膜上皮化生

細胞質内粘液に乏しく，核の偽重層化を示す体部内膜腺上皮と同様の円柱細胞や，線毛細胞，栓細胞 peg cell と呼ばれる卵管上皮を構成する細胞が種々の割合で混在している（図1, 2）．弱拡大での観察の際に，細胞内粘液の豊富な頸管腺を背景として目につきやすく，さらには正常頸管腺上皮との間にフロントを形成することもある．基本的には細胞異型はみられず核分裂像も稀であるが，好酸性化生が加わった場合には核の腫大がみられることがある．核周囲が明るく抜けた上皮内リンパ球をアポトーシスと混同してはならない（図3）．しばしば p16^{INK4a} 弱陽性を示すが[3]，ハイリスクHPV関連病変でみられるようなびまん性強陽性像はみられず，ERが陽性を示すことでも鑑別される（図4）．

3) 炎症性・反応性異型（図5）

著しい炎症や放射線照射などにより生ずる内頸部腺上皮細胞の反応性変化である．核の大型化，多形化，クロマチン増量，核小体の出現などの細胞形態上の変化を認めるが，核分裂像に乏しく腺上皮細胞の重層化などの構造異型はほとんど目立たない．ER陽性である．

4) 未熟扁平上皮化生（図6）

扁平円柱上皮境界 squamocolumnar junction (SCJ) 付近で起こる扁平上皮化生の過程において，重層化した予備細胞の表層に1層の頸管腺上皮がみられる段階がある．条件のよい標本であればこの構造は明瞭に認識されるが，腺侵襲部分や物理的変形などに

IV. 上皮内腺癌と鑑別を要する病変　177

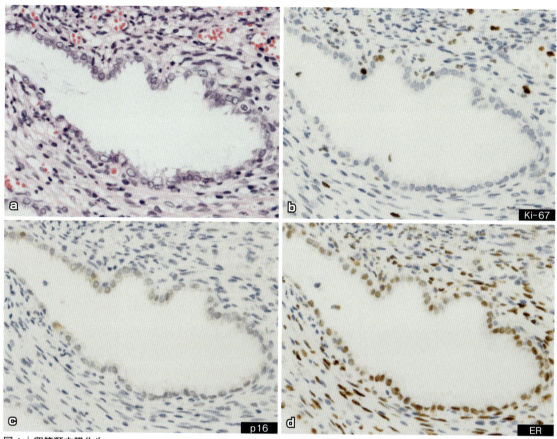

図4｜卵管類内膜化生
a：線毛を有する1層性の立方上皮からなる. b：Ki-67陽性細胞は少数みられるが, 10％をこえない. c：p16^{INK4a}は弱く部分的に染色される. ハイリスクHPV関連病変のようなびまん性強陽性の染色性はみられない. d：ERは陽性である.

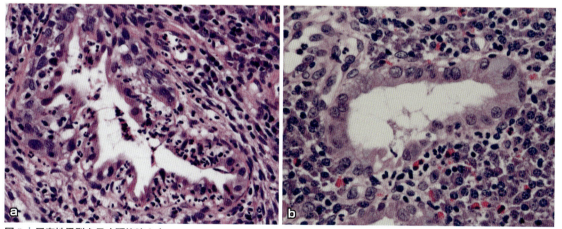

図5｜反応性異型を示す頸管腺上皮
強い炎症細胞浸潤のみられる粘膜では, 頸管腺上皮は粘液が減少し, 核の配列の乱れや核腫大, 核の大小不同など反応性異型を示す. 強い急性炎症では腺上皮内に多数の好中球が侵入する (a, b). 核分裂像は通常認められない.

よって立体構造が不明瞭となった場合には粘液を有する腺細胞が重層化しているようにみえることがあり, SMILEとの鑑別が困難となる. 粘液をもつ細胞, もたない細胞ともに核異型がみられないことが鑑別点であるが, この場合も免疫組織化学によるp16^{INK4a}およびKi-67標識率の検討が有用である.

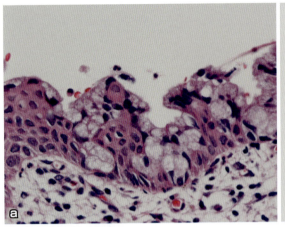
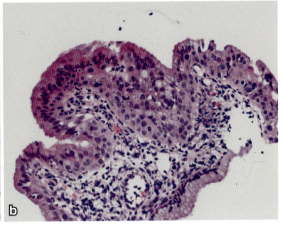

図6 | 未熟扁平上皮化生
表層上皮（a）あるいは粘膜表面（b）が凹凸を有するため，粘液を有する細胞が重層化しているようにみえるが，実際はaの左部分のように未熟扁平上皮化生細胞の表面を1層の頸管腺細胞が覆う構造である．いずれにおいても構成する細胞に異型は認められない．免疫組織化学でp16^{INK4a}陰性，Ki-67陽性細胞は基底層に限局することが確認されている．

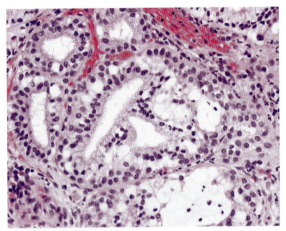

図7 | 微小腺管過形成
腺内腔側には核下空胞を形成する粘液産生細胞がみられ，その周囲をしばしば重層する予備細胞が取り囲んでいる．

SMILEはp16^{INK4a}強陽性で，Ki-67はほぼ全層性に陽性を示すが，未熟扁平上皮化生ではp16^{INK4a}陰性でKi-67陽性細胞は基底層に限局する．なお，未熟扁平上皮化生部分に子宮頸部（頸部）上皮内腫瘍 cervical intraepithelial neoplasia（CIN）が起こることがあり，特にハイリスクHPV感染の場合にはp16^{INK4a}陽性でKi-67陽性細胞も重層してみられるが，粘液を有する細胞にはいずれも陰性である点で鑑別される．

5）微小腺管過形成（図7）

本態は，顕著な腺細胞への分化を伴う活発な予備細胞の増殖である．少量の粘液を有する立方状腺細胞に覆われる微小腺管の密な増殖からなり，その間質に著明な好中球浸潤を伴う（図2）．腺内腔側には核下空胞を形成する粘液産生細胞がみられ，その周囲をしばしば重層する予備細胞が取り囲んでいる．腺を構成する細胞は概して異型に乏しいが，稀にクロマチン増量や核形不整等の異型を示す．核分裂像がきわめて少ない点で内頸部型腺癌と鑑別される．p16^{INK4a}陰性でKi-67陽性細胞は基底層に限局する．

6）Arias-Stella（アリアス-ステラ）反応

頸管腺上皮にArias-Stella反応が起こると，腺上皮内腔縁の鋸歯状化，核の極性の乱れ，核腫大，ホブネイルパターンなどが観察され，しばしば細胞質が明るくなることから，漿液型や明細胞型の上皮内腺癌にみえることがある．核分裂像はみられず，Ki-67標識率も低い．p16^{INK4a}陰性所見は，漿液型との鑑別は可能であるが，明細胞型との鑑別点とはならない．

7）子宮内膜症（図8）

異所性の内膜腺上皮および内膜間質からなり，頸管腺上皮に比して核密度が高く，核の偽重層化が認められる．さらに卵管上皮化生をきたして核腫大が加わると，通常型上皮内腺癌のほか，類内膜型上皮内腺癌との鑑別が困難となる．通常型上皮内腺癌との鑑別にはp16^{INK4a}が有用であるが，類内膜型はp16^{INK4a}陰性のことが多く有用でない．また，内膜症では腺上皮にある程度増殖活性があるためKi-67

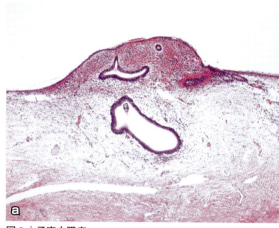
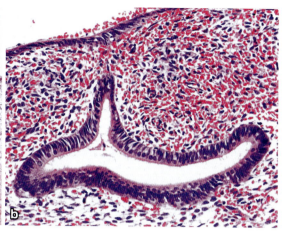

図8 | 子宮内膜症
a：頸部粘膜表層にみられた子宮内膜症．b：内膜腺周囲に出血を伴う内膜間質が確認される．

標識率はやや高い．核異型に乏しいこと，周囲に内膜間質がみられることが，類内膜型上皮内腺癌（図9, 10）との鑑別点となる．

8）その他

上記病変のほか，生理的形態変化の過程においても，特に豊富な粘液産生を伴う状態などでは核の極性の乱れがみられることがある（図11）．

2. cervical glandular intraepithelial neoplasia (CGIN)

WHO分類 第4版（2014年）では，上皮内腺癌の同義語として high-grade CGIN（HG-CGIN）が挙げられている．CGIN は英国の国民保険サービスのもとで用いられてきた用語で[4]，low-grade と high-grade の2段階に分けられている．HG-CGIN は上皮内腺癌とほぼ同様の概念であるのに対し，LG-CGIN は，核クロマチンが増量し核分裂像やアポトーシスも時に認められるものの核異型や粘液減少に乏しい一群を指す．多くの症例で $p16^{INK4a}$ はびまん性陽性を示し，Ki-67 標識率も高いことから HPV 関連腫瘍性病変（低異型度上皮内腺癌）と考えられており，上皮内腺癌（HG-CGIN）に準じた治療がなされる[5]．

日常診断の場においては，粘液が比較的豊富な上皮内病変が LG-CGIN と相当するものと思われ，以下のような場合が想定される．実践的には，LG-CGIN の可能性を念頭に置き，免疫組織化学で $p16^{INK4a}$，Ki-67 を検討することが重要である．ER

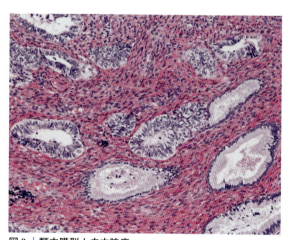

図9 | 類内膜型上皮内腺癌
本例は SCJ から離れた頸部高位に病変の主座が存在した．

は通常陰性である．

1）粘液が比較的豊富な通常型上皮内腺癌（図12, 13）

細胞質内に既存の頸管腺とほぼ同程度の粘液を有するため，弱拡大の観察で見落とすことがある．核の極性の乱れや核クロマチン濃染がみられた場合には拡大を上げて核分裂像の有無や核形態を詳細に観察する．$p16^{INK4a}$ はびまん性陽性を示し，Ki-67 標識率も高い．

2）腸型上皮内腺癌

腸型は豊富な細胞質内粘液を有する円柱細胞で構成され，杯細胞，Paneth 細胞を模倣する腫瘍細胞や

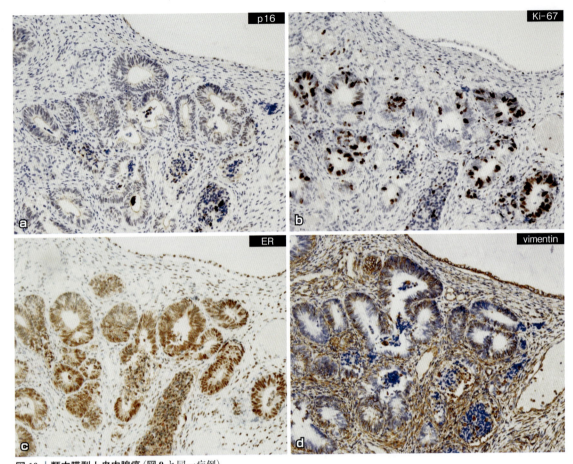

図10 | 類内膜型上皮内腺癌（図9と同一症例）
a：HPV非関連病変であるためp16^{INK4a}陰性である．b：Ki-67標識率は既存の頸管腺（右上）に比して有意に高い．c, d：ER（c）およびvimentin（d）陽性である．

神経内分泌細胞が混在する．非腫瘍性の腸上皮化生は頸部においては極めて稀であることから，頸管腺上皮に杯細胞がみられたら腸型上皮内腺癌の可能性を考慮する．多くはハイリスクHPV関連でありp16^{INK4a}陽性．通常CK7（＋），CDX2（＋）である．

3）胃型上皮内腺癌（図14）

粘液を豊富に含み核異型も目立たないことから，上皮内腺癌と確定することが躊躇されることが多い．異型を伴うLEGHもこの群に含まれる．Ki-67標識率は高いが，HPV非関連病変であるためp16^{INK4a}は陰性である．

（笹島ゆう子）

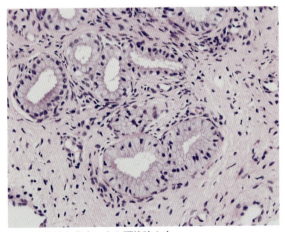

図11 | 粘液を豊富に含む頸管腺上皮
核の配列が乱れ，基底膜から浮いているようにみえるが，生理的変化の範疇である．

文　献

1) Riethdorf L, Riethdorf S, Lee KR et al：Human papillomaviruses, expression of p16INK4A, and early endocervical glandular neoplasia. Hum Pathol 33：899-904, 2002

Ⅳ. 上皮内腺癌と鑑別を要する病変

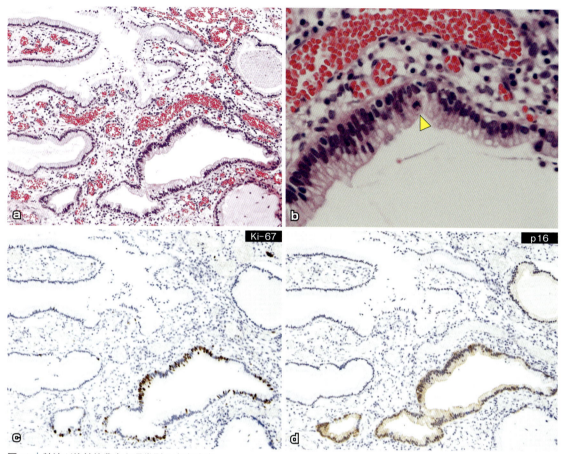

図12 | 粘液が比較的豊富な通常型上皮内腺癌
a：背景の頸管腺に比してやや核密度が高く，クロマチンが増量している．b：核分裂像が確認される（矢頭）．c：Ki-67標識率は背景頸管腺上皮に比して明らかに上昇している．d：p16^{INK4a}陽性である．

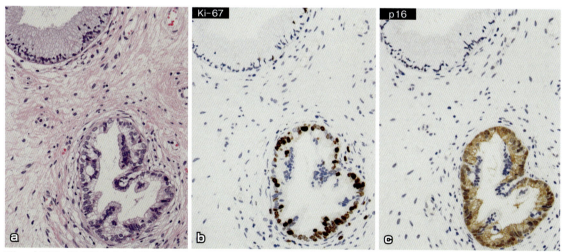

図13 | 粘液が比較的豊富な通常型上皮内腺癌
a：粘液を豊富に含む腫瘍細胞からなる．核分裂像が確認される．b：左上にみられる既存の頸管腺に比してKi-67標識率は有意に上昇している．c：p16^{INK4a}陽性を示し，HPV関連病変であることが示唆される．

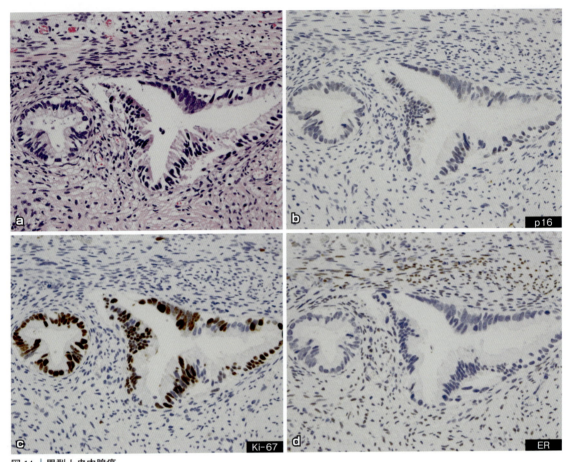

図14 | 胃型上皮内腺癌
a：粘液を豊富に有した腫瘍細胞からなる．軽度の核の極性の乱れや核クロマチン増量，一部で偽重層がみられるが，総じて異型は弱い．b〜d：免疫組織化学．HPV非関連であるためp16^{INK4a}陰性であるが（b），Ki-67標識率は80％をこえる（c）．ERは陰性である（d）．

2) Wilbur DC, Mikami Y, Colgan TJ et al：Glandular tumours and precursors, in Kurman RJ, Carcangiu ML, Herrington CS et al (eds)："WHO Classification of Tumours of Female Reproductive Organs", 4th ed. IARC Press, Lyon, 2014, pp183-194
3) Tringler B, Gup CJ, Singh M et al：Evaluation of p16INK4a and pRb expression in cervical squamous and glandular neoplasia. Hum Pathol 35：689-696, 2004
4) Programme NCS：Histopathology Reporting in Cancer Screening. NHSCSP Publication, Sheffield, 2012
5) McCluggage WG：New development in endocervical glandular lesions. Histopathology 62：138-160, 2013

第3部　鑑別ポイント

Ｖ．頸部腺癌と体部腺癌の鑑別

はじめに

　頸部腺癌と体部腺癌の鑑別は，術式，後療法の選択，さらに予後を推定する上でも重要である．術前の画像検査を含めた臨床所見では，頸部腺癌か体部腺癌であるか判断に難渋することがある．組織学的にも頸部腺癌は，体部腺癌の中で最も多い類内膜癌と類似することも多く，特に生検標本で，しばしば鑑別が困難となる．さらに術後の手術材料でも子宮体下部（体下部）lower uterine segment・峡部に発生する腺癌は，頸部腺癌との鑑別が難しい．本項では，通常型頸部腺癌と類内膜癌 Grade 1 との鑑別点を中心に述べ，さらに体下部（峡部）に発生する体部腺癌との鑑別について症例を提示し解説する．

1．臨床的所見

　患者年齢や臨床像は，頸部腺癌と体部腺癌とで重なり合う部分があり，これだけでは鑑別は難しいが，頸部腺癌と1型と呼ばれる体部の類内膜癌 Grade 1で多くみられる特徴を記載する．年齢はどちらも幅があるが，頸部腺癌は平均 50 歳，体部腺癌は 63 歳で，前者は妊娠時期の若年層にも発症するのに対して，後者は子宮内膜増殖症も含めて閉経前後の年齢が多い[1]．患者背景としては，通常型内頸部腺癌患者が，妊娠歴・出産歴のある症例が多いのに対し，体部腺癌患者では，未経妊・未経産，肥満の傾向が高い．症状としては，頸部腺癌患者が，不正性器出血，粘液性帯下，頸部腫瘤，細胞診異常など様々であるのに対し，体部腺癌患者は，閉経後の出血など

の不正性器出血が主訴の 90 ％とほとんどを占める．Yemelyanova ら[2]は，体部浸潤が著明な頸部腺癌の平均年齢が 42.5 歳で，性器出血は 20 ％としているのに対し，Tambouret ら[3]は，頸部浸潤が著明な体部腺癌では，平均年齢が 64.9 歳で閉経後の性器出血が 58 ％であったと報告している．

　子宮癌の画像診断には，超音波検査，CT，MRIなどが用いられる．ここでは MRI 画像を中心に症例の画像を紹介する．体部腺癌の約 80 ％は体部に限局するⅠ期で発見され，比較的底部〜体部にかけて細長い腫瘍または内膜の肥厚（高信号領域）として認める（図 1a）．T2 強調画像で内膜が閉経前で 10 mm，閉経後で 5 mm 以上は異常な内膜肥厚とし，増殖症とともに腺癌などの腫瘍性病変を考える．頸部腺癌は内向性発育をするものが多く，頸部にやや円形の腫瘍または腫脹としてとらえられる（図 1b）．少数ではあるが，拡張した腺管が嚢胞性病変として認められることもある．また頸部腺癌が体部側へ浸潤した場合，画像診断で原発部位を判断するのが困難な場合もある．Ramirez らは生検組織（免疫組織化学未施行）で体部腺癌か頸部腺癌か判断できなかった症例を MRI と最終診断を再検討し，MRI でも原発が診断できなかった症例が 27 ％でそのほとんどが体部腺癌であったと報告している[4]．

2．肉眼所見

　体部腺癌の多くは，子宮底部〜体部にかけて，峡部より上方に発生することが多く，通常は肉眼所見で原発巣の推定は容易である（図 2）．頸部腺癌は頸

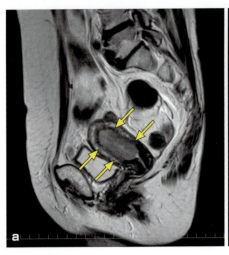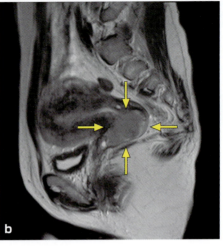

図1 | 体部腺癌(a)と頸部腺癌(b)のMRI像(T2強調画像)

a：子宮内腔に底部〜体部下部にかけて細長い腫瘍(矢印)を認める.
b：頸部に結節状の腫瘍(矢印)を認める.

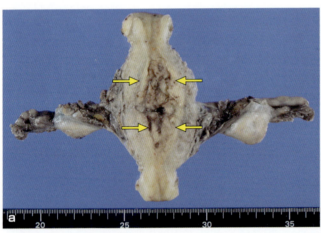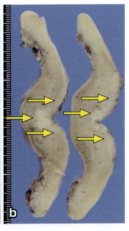

図2 | 体部腺癌の肉眼像(a)と割面像(b)(60代)

a：子宮底部〜体下部にかけて乳頭状に増殖する腫瘍(矢印)を認める.
b：割面では子宮筋層よりやや白色で筋層への浸潤がみられる(矢印).
術後の組織診断は類内膜癌 Grade 1.

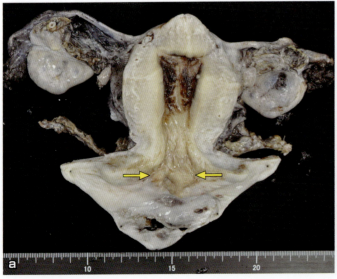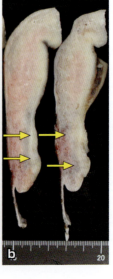

図3 | 頸部腺癌の肉眼像(a)と割面像(b)(30代)

a：頸部にやや乳頭状の腫瘍(矢印)を認め,頸部はやや腫大している.
b：割面では子宮筋層よりやや白色で浸潤がみられる(矢印).
術後の組織診断は通常型内頸部腺癌.

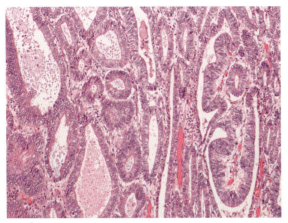

図4 | 体部腺癌
比較的中央部に子宮内膜異型増殖症に相当する腺管の増殖を認め，右側には乳頭状絨毛状に増殖する不整な腺管を認める．最終診断は類内膜癌 Grade 1.

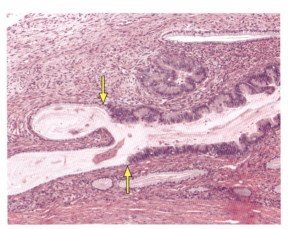

図5 | 頸部上皮内腺癌（AIS）
右側に頸管腺内に進展する AIS が認められる．非腫瘍性の腺管との境界部が明瞭である（矢印）．AIS 病変では乳頭状増殖を示し，細長い核も伴う．最終診断は頸部腺癌．

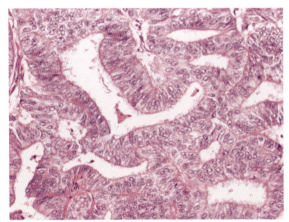

図6 | 体部腺癌
管状構造の腫瘍増殖が目立ち，一部癒合する像もみられる．核は楕円形で軽度多層化しているが，核分裂像はほとんど認めない．最終診断は類内膜癌 Grade 1.

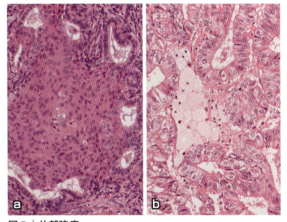

図7 | 体部腺癌
a：腺管の中央部に扁平上皮化生を認める．b：腺管の中央部に泡沫細胞の集簇を認める．腫瘍細胞の核異型は比較的弱く，核分裂像は目立たない．最終診断は類内膜癌 Grade 1.

部を中心にポリープ状腫瘍で表面がやや乳頭状であることが多い（**図3**）が，単に頸部腫大として観察されることもある．頸部腺癌か体部腺癌か，肉眼的，組織学的に判断が迷う場合，体部に外向性発育が確認されれば体部腺癌を鑑別の筆頭に考える[5,6]．

3．組織学的所見

頸部腺癌と体部腺癌は組織学的に似通った像をしばしば示すが，それぞれの前癌病変・早期病変の存在は，診断の助けとなる．内膜増殖症（**図4**）は，体部腺癌にみられ，一方で上皮内腺癌 adenocarcinoma in situ（AIS）（**図5**）や扁平上皮内病変 squamous intraepithelial lesion（SIL）がみられる場合は頸部腺癌である可能性が高い[5,6]．

体部腺癌は，管状構造がより目立ち，高円柱細胞で，時に内腔側で線毛を有し，核異型，核の多層化は，頸部腺癌と比べ弱く，核分裂像は少ない（**図6**）．また扁平上皮分化（morula を含む）（**図7a**），間質の泡沫細胞の集簇（**図7b**）は，体部腺癌でよく認められる所見である．体部腺癌は，様々な程度の粘液産生を示すが，杯細胞を伴う腸型の上皮は，頸部腺癌でみられることが多い．頸部腺癌は，分枝する腺管が目立ち，類内膜癌 Grade 1 と比べてより核異型，

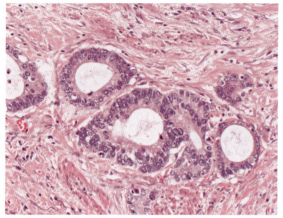

図8 | 頸部腺癌
癒合する不規則な腺管増殖を認める．一部の腺管は鋭角な形をとる．核は円形～卵円形で核分裂像が目立つ．

核の多層化が目立ち，核分裂像やアポトーシスが多く観察される（図8）．頸部腺癌の一部に類内膜癌様の像をとることがあるが，その他の部位で通常型頸部腺癌と判断できる像がみられれば通常型頸部腺癌とする．極めて稀であるが頸部の子宮内膜症から発生する類内膜癌も報告されている[7]．通常型頸部癌と体部高分化類内膜癌は，比較的鑑別は容易と思われるが，HE所見のみで鑑別が困難なことがあり，免疫組織化学が鑑別に有用となる．

4．免疫組織化学的特徴

通常型内頸部腺癌と体部類内膜癌との鑑別に，$p16^{INK4a}$，estrogen receptor（ER），progesterone receptor（PgR），vimentinは有用である（表1）．体部類内膜癌 Grade 1 は，$p16^{INK4a}$ が部分的（斑状またはモザイク状）に陽性で，ER，PgR，vimentin が陽性を示す[8-10]（図9）のに対し，通常型内頸部腺癌は，ヒトパピローマウイルス human papillomavirus（HPV）感染に関連する腺癌であり，$p16^{INK4a}$ がびまん性に強陽性で，ER，PgR，vimentin は陰性になる（図10）．ただしERは一部で弱陽性となることがあるため，PgRのほうが有用である．$p16^{INK4a}$ のびまん性強陽性所見は，HPV感染に伴う腫瘍であること

表1 | 免疫組織化学による体部腺癌と頸部腺癌との鑑別

	体部類内膜癌（G1）	峡部腺癌	頸部腺癌
$p16^{INK4a}$	部分的，斑状	部分的，斑状	びまん性・強陽性
ER	陽性	陰性～陽性	陰性
PgR	陽性	陰性～陽性	陰性
vimentin	陽性	陽性	陰性

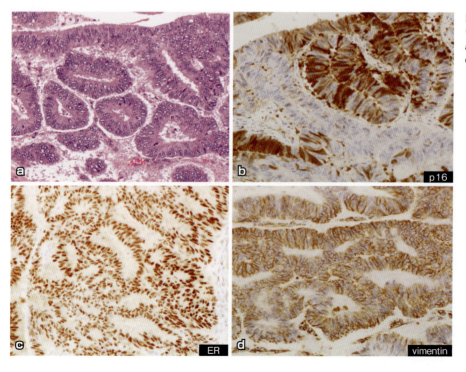

図9 | 体部腺癌 Grade 1 の免疫組織化学
a：HE染色，b：$p16^{INK4a}$，c：ER，d：vimentin．

V. 頸部腺癌と体部腺癌の鑑別　187

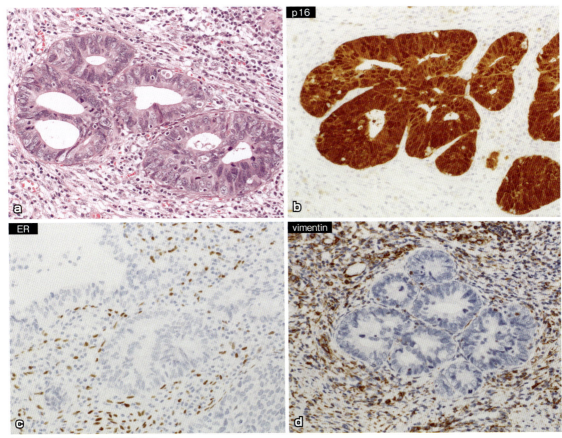

図10 | 頸部腺癌の免疫組織化学
a：HE染色，b：p16^{INK4a}，c：ER，d：vimentin.

を間接的に示すが，その他 HPV *in situ* hybridization（図11a）やパラフィンブロックを用いた PCR による DNA または RNA の解析（図11b）でも HPV 感染を支持する証拠が得られる．また頸部の類内膜癌と診断しているものも，p16^{INK4a} は通常型頸部腺癌と同様にびまん性強陽性を示し，これらのほとんどは実際には通常型頸部腺癌と診断しても問題ないと思われる．

上記の免疫組織化学は，通常型の頸部腺癌と体部高分化型類内膜癌の鑑別では有用であるが，低分化型類内膜癌，未分化型癌の場合は，免疫組織化学を用いても鑑別が困難なことが生じる．体部漿液性癌も p16^{INK4a} が強陽性となるが，この場合は通常，組織所見から漿液性癌と判断できることが多く，内膜に漿液性内膜上皮内癌を証明することや p53 が強陽性になることが鑑別点となる．また HPV *in situ* hybridization，HPV 関連の PCR 検査が有用と考えられる．

5. 峡部癌との鑑別

体癌は体部や底部から発生することが多いが，稀に体部下部〜頸部上部，峡部または体下部と呼ばれる領域から発生する体癌が存在し，頸部腺癌との鑑別はしばしば困難である[11-14]．ここでは具体的な症例を提示し，さらに近年注目されている Lynch 症候群との関連についても述べる．

【峡部癌：症例1】50代で，不正性器出血により近医受診．画像診断で体下部癌の診断（図12），生検でも類内膜癌として診断され腫瘍摘出術を施行．肉眼的には体下部を中心にやや内腔に突出する腫瘍（図13）を認め，割面では筋層深部まで浸潤していた．組織学的には一部充実性増殖を伴う Grade 2 の類内膜癌で，部分的に扁平上皮分化がみられ（図13, 14a）組織診断は比較的容易であったが，本例は筋層深部まで浸潤し，脈管侵襲もみられた．免疫組織化学では p16^{INK4a} は部分的に陽性，vimentin も陽性で

188　第3部　鑑別ポイント

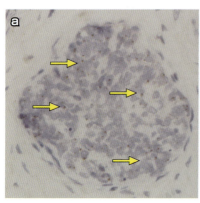 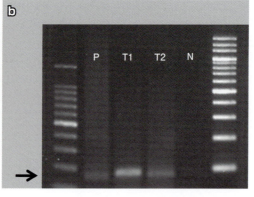

図11 | 体部腺癌のHPV *in situ* hybridization (a) とHPV18-PCR (b)
a：腺癌細胞の核にドット状のシグナルを認める（矢印）．
b：頸部腺癌パラフィンブロックからのHPV18-PCR．下方の陽性コントロール，T1，T2に陽性バンドを認める．P：陽性コントロール，T1，T2：腫瘍サンプル，N：陰性コントロール．

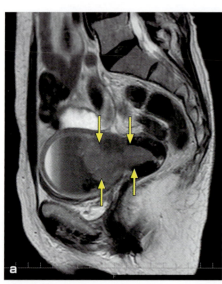 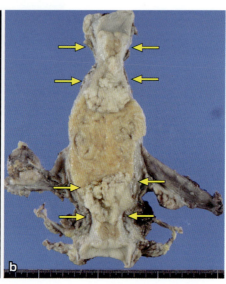

図12 | 体下部（峡部）腺癌症例1のMRI像（a）と肉眼像（b）
a：体下部から頸部にかけて腫瘍（矢印）を認め，子宮内腔は拡張している．
b：体下部から頸部にかけて内腔へポリープ状に突出する腫瘍（矢印）を認める．

あったが，ER，PgRは腫瘍のごく一部のみ陽性であった（図14c）．

【峡部腺癌：症例2】 50代，不正性器出血で近医受診．画像診断で頸部癌（図15），頸部生検では一部に管腔構造を認めるものの大部分は充実性の増殖を示し，免疫組織化学でER，PgR陰性，p16^{INK4a}は部分的斑状の染色性を示し，低分化腺癌または腺扁平上皮癌疑いと診断した（図16）．術後に行った免疫組織化学でvimentinは陽性であった（図16d）．術前に腹膜転移巣を指摘され，抗癌剤治療後に手術が行われた．頸部浸潤部は壊死傾向が強く（図17），組織学的にもやや充実性増殖が目立ったが峡部側〜体部にかけては管状構造がみられ，最終的には類内膜癌Grade 2と診断した（図18）．腹膜転移巣にも同様の腺癌組織がみられた．手術材料の免疫組織化学ではp16^{INK4a}は部分的に陽性，腺管構造が比較的目立つ部位でER，vimentinも一部に陽性であった．

峡部腺癌は比較的稀な腫瘍で臨床病理像に関する論文も少ないが，体癌のうち峡部に発生する癌は3〜6％とされ，通常の体癌と比較し，やや年齢が若く，筋層浸潤，脈管侵襲が強く，分化度も低い傾向にあり，予後不良とされている[11-14]．Watanabeら[12]の報告ではER，PgRの発現の低下，p53の染色性の増加を記載しているが，Westinら[13]の報告ではER，PgRの染色性は通常の体癌と変わりなかったとしている．筆者らの経験した症例2では生検においてER，PgR陰性であり類内膜癌と診断しえなかったが，p16^{INK4a}の染色が部分的または斑状であったこと，vimentinが陽性である点が鑑別に有用であったと考えられた．

Lynch症候群は大腸癌，体癌，卵巣癌を好発する遺伝性疾患であり，mismatch-repair（*MMR*）遺伝子

V. 頸部腺癌と体部腺癌の鑑別　189

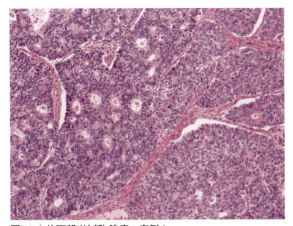

図13 ｜ 体下部（峡部）腺癌：症例1
左側に癒合する腺癌組織と右側にやや充実性増殖を認める．最終診断は類内膜癌 Grade 2．

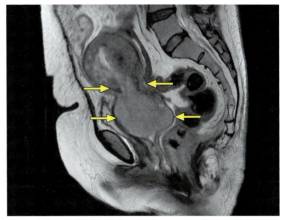

図15 ｜ 体下部（峡部）腺癌：症例2の MRI 像（T2強調画像）
体下部～頸部にかけて腫瘍（矢印）を認める．術前の画像診断は頸部癌．

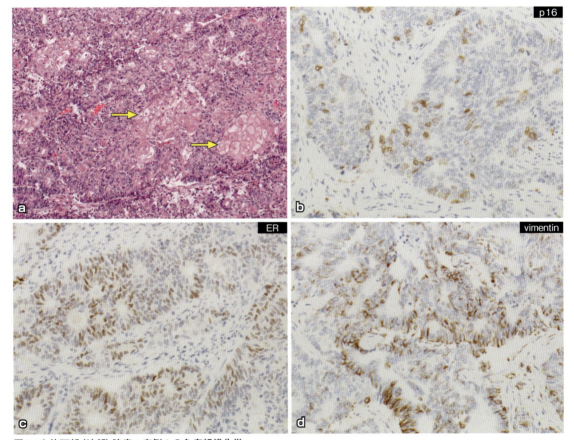

図14 ｜ 体下部（峡部）腺癌：症例1の免疫組織化学
a：HE 染色．一部に扁平上皮化生を認める（矢印）．b：p16^{INK4a}．c：ER．d：vimentin．

の生殖細胞系列変異が原因といわれている．体癌では比較的峡部に発生する頻度が高いことが報告されており，峡部癌である場合 Lynch 症候群の可能性も考慮する必要があると思われる．Lynch 症候群の体癌は比較的低分化であり，リンパ球浸潤が多いとの報告もあるが，症例数も少なく，特徴的な組織像を

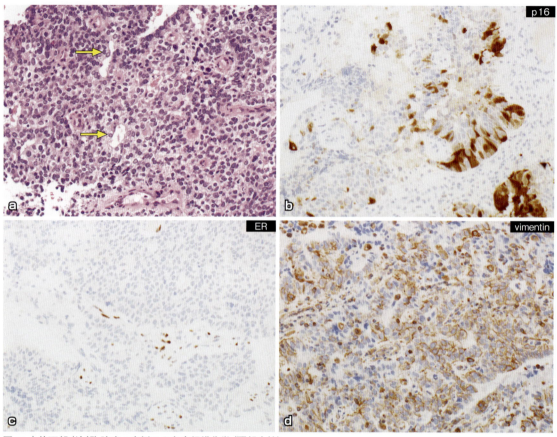

図16 | 体下部（峡部）腺癌：症例2の免疫組織化学（頸部生検）
a：HE染色．一部に管腔構造を認める（矢印）．b：p16^{INK4a}．c：ER．d：vimentin．

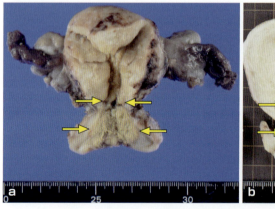
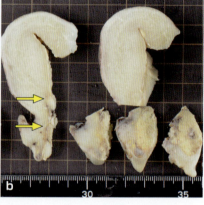

図17 | 体下部（峡部）腺癌：症例2の肉眼像（化学療法後）
体下部から頸部にかけて腫瘍（矢印）を認め，頸部側では黄白色調で壊死が著明．

呈するかは今後の症例集積が必要と思われる[15,16]．

（佐藤勇一郎）

文　献

1) Kurman RJ, Carcangiu ML, Herrington CS et al (eds)：WHO Classification of Tumours of Female Reproductive Organs, 4th ed. IARC Press, Lyon, 2014, pp126-128, 184-188

2) Yemelyanova A, Vang R, Seidman JD et al：Endocervical adenocarcinomas with prominent endometrial or endomyometrial involvement simulating primary endometrial carcinomas：utility of HPV DNA detection and immunohistochemical expression of p16 and hormone receptors to confirm the cervical origin of the corpus tumor. Am J Surg Pathol 33：914-924, 2009

3) Tambouret R, Clement PB, Young RH : Endometrial endometrioid adenocarcinoma with a deceptive pattern of spread to the uterine cervix : a manifestation of stage IIb endometrial carcinoma liable to be misinterpreted as an independent carcinoma or a benign lesion. Am J Surg Pathol 27 : 1080-1088, 2003
4) Ramirez PT, Frumovitz M, Milam MR et al : Limited utility of magnetic resonance imaging in determining the primary site of disease in patients with inconclusive endometrial biopsy. Int J Gynecol Cancer 20 : 1344-1349, 2010
5) Loureiro J, Oliva E : The spectrum of cervical glandular neoplasia and issues in differential diagnosis. Arch Pathol Lab Med 138 : 4534-4583, 2014
6) McCluggage WG : New developments in endocervical glandular lesions. Histopathology 62 : 138-160, 2013
7) Park HM, Lee SS, Eom DW et al : Endometrioid adenocarcinoma arising from endometriosis of the uterine cervix : a case report. J Korean Med Sci 24 : 767-771, 2009
8) Ansari-Lari MA, Staebler A, Zaino RJ et al : Distinction of endocervical and endometrial adenocarcinomas : immunohistochemical p16 expression correlated with human papillomavirus (HPV) DNA detection. Am J Surg Pathol 28 : 160-167, 2004
9) Staebler A, Sherman ME, Zaino RJ et al : Hormone receptor immunohistochemistry and human papillomavirus in situ hybridization are useful for distinguishing endocervical and endometrial adenocarcinomas. Am J Surg Pathol 26 : 998-1006, 2002
10) Jiang L, Malpica A, Deavers MT et al : Endometrial endometrioid adenocarcinoma of the uterine corpus involving the cervix : some cases probably represent independent primaries. Int J Gynecol Pathol 29 : 146-156, 2010
11) Hachisuga T, Fukuda K, Iwasaka T et al : Endometrioid adenocarcinomas of the uterine corpus in women younger than 50 years of age can be divided into two distinct clinical and pathologic entities based on anatomic location. Cancer 92 : 2578-2584, 2001
12) Watanabe Y, Nakajima H, Nozaki K et al : Clinicopathologic and immunohistochemical features and microsatellite status of endometrial cancer of the uterine isthmus. Int J Gynecol Pathol 20 : 368-373, 2001
13) Westin SN, Lacour RA, Urbauer DL et al : Carcinoma of the lower uterine segment : a newly described association with Lynch syndrome. J Clin Oncol 26 : 5965-5971, 2008
14) Masuda K, Banno K, Yanokura M et al : Carcinoma of the Lower Uterine Segment (LUS) : Clinicopathological Characteristics and Association with Lynch Syndrome. Curr Genomics 12 : 25-29, 2011
15) Rabban JT, Calkins SM, Karnezis AN et al : Association of tumor morphology with mismatch-repair protein status in older endometrial cancer patients : implications for universal versus selective screening strategies for Lynch syndrome. Am J Surg Pathol 38 : 793-800, 2014
16) Mills AM, Liou S, Ford JM et al : Lynch syndrome screening should be considered for all patients with newly diagnosed endometrial cancer. Am J Surg Pathol 38 : 1501-1509, 2014

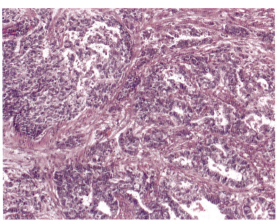

図18 | 体下部（峡部）腺癌：症例2
右側に管腔構造を認め，左側には充実性増殖の混在を伴う．最終診断は類内膜癌 Grade 2.

第3部　鑑別ポイント

VI. 鑑別診断における免疫組織化学の応用

はじめに

　免疫組織化学（免疫染色）が病理診断に応用され始めたのは1980年代であるが，今や自動化も進み，その応用は診断にとどまらず分子標的治療の適否判定や予後・転帰の推測にまで及んでいる．臓器・器官，病変，応用範囲を問わず，免疫染色を行う際に最も大切なことは，何の目的でどのマーカーを使うのかということと，その染色結果を適切に解釈できるかということである．子宮頸部（頸部）はエストロゲンの影響を受け，炎症や再生が起きやすい場であり，さらにはそこにヒトパピローマウイルス human papillomavirus（HPV）の感染も加わるため，特に生検診断では病変の本態が何なのかで行き詰まってしまうことも少なくない．実地で何より求められるのは腫瘍か否かの判断であり，本項ではまずその鑑別のための基本的な免疫染色について述べる．次いで，腫瘍の組織型・亜型の鑑別に用いられるマーカーを整理する．また近年，HPV関連扁平上皮内病変の転帰の推定にも免疫染色が活用されつつあるため，その主なマーカーについて触れる．

1. 非腫瘍性か腫瘍性かの鑑別に用いられるマーカー

1）Ki-67/MIB-1

　腫瘍の最大の特徴は正常から逸脱した自律性増殖を行うことにある．Ki-67/MIB-1はいずれの増殖サイクル（G1，S，G2，M期）にある細胞も検出するため，診断，研究を問わず現在，最も広く用いら

れている増殖マーカーである．

　頸部の扁平上皮では，Ki-67/MIB-1陽性細胞は傍基底レベルを中心に分布し，未熟な扁平上皮化生の段階でも陽性細胞は傍基底レベルからせいぜい2～3層上までにとどまる（図1）．それに対して腫瘍性の扁平上皮では，陽性細胞は傍基底レベルにとどまらず中層～表層レベルまで広く密に分布している．したがって，次のような鑑別の際にはKi-67/MIB-1免疫染色が有用である．

a）萎縮 vs HSIL/CIN 3

　低エストロゲン状態では扁平上皮の分化・成熟は不明瞭であり，核・細胞質（N/C）比の高い傍基底様細胞から構成されるため，一見HSIL/CIN 3に類似する．核の大きさや形，クロマチンがほぼ一様で核分裂像がみられないことからHSIL/CIN 3とは区別されるが，少量の生検・掻爬材料などではKi-67/MIB-1免疫染色が補助になる．萎縮上皮ではKi-67/MIB-1陽性細胞は深層に少数だが，HSIL/CIN 3ではほぼ全層性に分布している（図2）．

b）乳頭状未熟扁平上皮化生 vs 乳頭状扁平上皮癌

　化生性の未熟扁平上皮が著しい乳頭状構築を示した場合，乳頭状増殖を示す腫瘍，中でも乳頭状扁平上皮癌との鑑別が問題になる．核異型が軽度で表層に円柱上皮の残存を見出せれば乳頭状化生と判断できるが，断片化した少量の検体では不安が残ることがある．乳頭状化生ではKi-67/MIB-1陽性細胞は傍基底レベルに少数であるが，乳頭状扁平上皮癌では全層性に多数認められる（図3）．

　【注意点】器官や組織を問わず，細胞傷害や変性に陥った細胞，すなわち増殖サイクルから外れてい

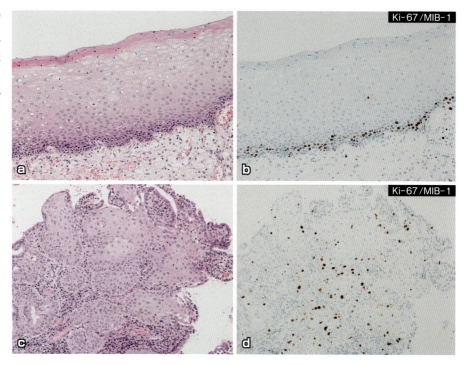

図1 | 扁平上皮化生のKi-67/MIB-1免疫染色
成熟化生（a）ではKi-67/MIB-1陽性細胞は傍基底レベルを中心に分布し（b），未熟化生（c）でも傍基底レベルから2〜3層上にとどまる（d）．

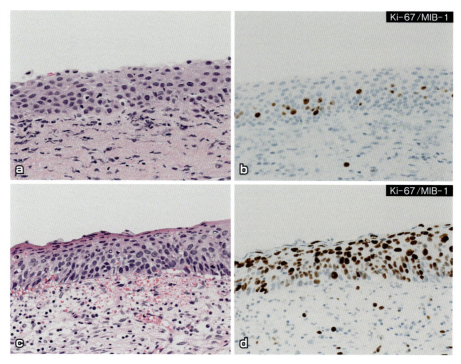

図2 | 萎縮 vs HSIL/CIN 3のKi-67/MIB-1免疫染色
萎縮（a）ではKi-67/MIB-1陽性細胞は少数（b）だが，HSIL/CIN 3（c）ではほぼ全層性に分布（d）している．

るはずの細胞の核がKi-67/MIB-1免疫染色で陽性となる現象を時折目にする．頸部ではコイロサイトーシスでそのような現象をみることがある．コイロサイトーシスはHPV感染による細胞変性の一つであり，表層側の細胞に認められるが，Ki-67/MIB-1免疫染色でそれらの核が陽性を示すことがある．これをもって診断がHSIL/CIN 2-3に傾いてしまうことがないよう，あくまでもHE染色所見を重視すべきである．

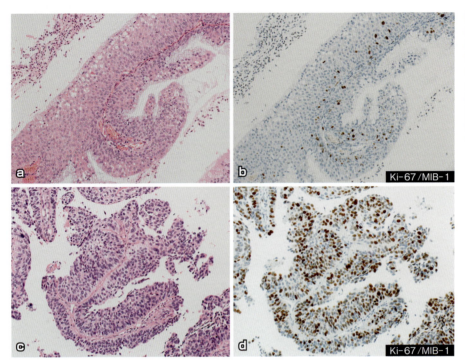

図3 | 乳頭状未熟扁平上皮化生 vs 乳頭状扁平上皮癌のKi-67/MIB-1免疫染色
いずれも乳頭状構築を示すが，未熟化生（a）ではKi-67/MIB-1陽性細胞が少数（b）であるのに対して，扁平上皮癌（c）では多数（d）みられる．

2) p16^{INK4a}蛋白

　正常細胞は一定回数の分裂を終えると老化するが，悪性化すると無秩序に分裂能を得て不死化の状態に入る．このような形質転換は様々な発癌物質や癌ウイルスによって引き起こされるが，ハイリスクHPVもその一つである．頸部において，HPV感染により生じた形質転換を反映するマーカーとして，現在，最も広く用いられているのがp16^{INK4a}蛋白である．

　正常細胞では細胞周期の亢進に伴ってp16^{INK4a}が発現し，過剰な分裂増殖にブレーキをかける．ハイリスクHPVの持続感染の結果，p16経路の下流にある*RB*遺伝子が不活化され細胞周期抑制機能が失われると，p16^{INK4a}が過剰発現する．しかしながら*RB*以外の遺伝子異常も蓄積していくため，分裂増殖に歯止めがかからず不死化の状態に入ってしまう．このような細胞では結果としてp16^{INK4a}が極度に過剰発現した状態になっている．

　p16^{INK4a}の過剰発現があると，p16^{INK4a}免疫染色では核および細胞質が強くびまん性に陽性となる．HPV感染による形質転換が生じていれば，扁平上皮系，腺系いずれにおいても上皮内病変の段階からp16^{INK4a}が陽性となることから，特に生検診断ではp16^{INK4a}免疫染色が参考になる．

a) 扁平上皮系－前癌病変か否か－

　ハイリスクHPV感染による前癌病変であればほとんどがp16^{INK4a}陽性となるが，LSIL/CIN 1ではp16^{INK4a}陽性例は1/3前後にとどまる[1]．また，未熟扁平上皮化生や反応性異型，萎縮ではp16^{INK4a}陰性である（図4）．少量の生検・掻爬材料では，前癌病変か否かで迷うことは決して少なくなく，専門家の間で意見が分かれるケースも存在する．組織学的に確定診断が難しい場合は，その時点で臨床的に経過観察という選択肢をとりうるかどうか，コルポスコピー所見や細胞診と併せて判断する際にp16^{INK4a}免疫染色が参考になる．

b) 腺系－上皮内腺癌か否か－

　上皮内腺癌と過剰診断されやすい良性病変の代表が卵管上皮化生である．円柱上皮の核密度が高く線毛が少ないと，異型腺管ととらえられがちである．腺管の細胞構成が一様でないこと（線毛細胞，分泌細胞，栓細胞など）に注意するのが重要であるが，上皮内腺癌では高頻度でp16^{INK4a}陽性となるのに対して，卵管上皮化生ではp16^{INK4a}はほとんど陰性あるいは弱陽性であり鑑別の参考となる（図5）．

　【注意点】p16^{INK4a}免疫染色において，どのような染色を有意な陽性ととるかについては注意が必要である．HSIL/CIN 2-3であればほぼ全層性（full-

Ⅵ. 鑑別診断における免疫組織化学の応用　195

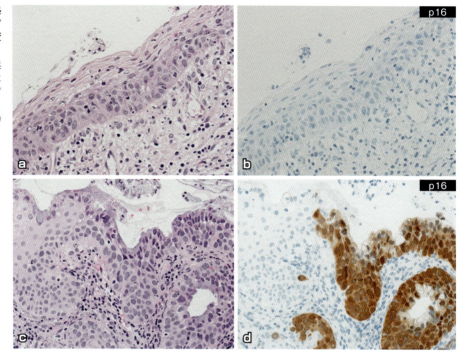

図4 | 反応性異型, 未熟扁平上皮化生 vs HSIL/CIN 2-3 の p16^{INK4a} 免疫染色
HE 染色だけでは判断に迷うが, 反応性異型(a)では p16^{INK4a} 陰性(b), HSIL/CIN 2-3(c)ではフロント形成をもって p16^{INK4a} 陽性(d)である.

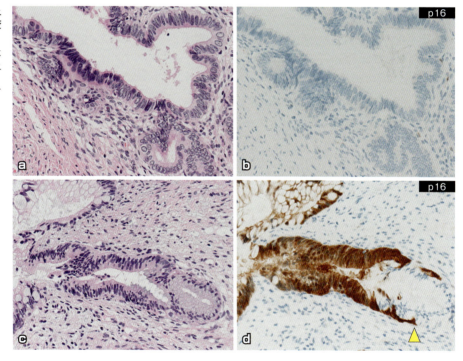

図5 | 卵管上皮化生 vs 上皮内腺癌の p16^{INK4a} 免疫染色
卵管上皮化生(a)は p16^{INK4a} 陰性(b)だが, 上皮内腺癌(c)はフロント形成(d, 矢頭)をもって p16^{INK4a} 陽性である.

thick positive)に, LSIL/CIN 1 であれば少なくとも下 1/3 層程度が領域性(block-positive)に, 上皮内腺癌であれば当該腺管全体が, 浸潤癌であれば浸潤胞巣のほぼ全体が, いずれも強く染色されてくるものを陽性と評価する[2]. ただし, 実際にはこれら以外にも部分的(patchy)あるいはモザイク状に染色されてくる場合がある. 扁平上皮化生などでは表層や基底層付近が部分的に弱く(図6), 浸潤癌では浸潤胞巣がモザイク状に染色されてくることがあるが, これらは陰性と評価される. モザイク状の染色パター

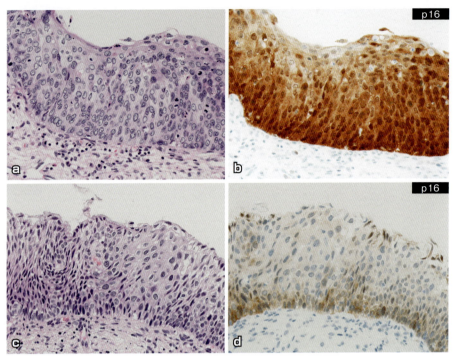

図6 | p16^{INK4a} 免疫染色の評価
a, b：HSIL/CIN 3．c, d：異型未熟化生．
強くびまん性の染色パターンを陽性と評価する(b)．基底層付近や表層が弱く部分的に染色される場合は陰性の評価となる(d)．

ンを示す代表が子宮内膜の類内膜癌であり，内膜癌と頸部腺癌の鑑別の際には参考となる．

2．腫瘍組織型の鑑別に用いられるマーカー

　悪性腫瘍であることは明らかであるが，HE染色上，分化の方向性がみえず組織型の見当がつかない場合，特に生検や掻爬材料では免疫染色が必要となる．その場合，まずは扁平上皮系か腺系かの鑑別から入り，神経内分泌分化やその他の可能性も考慮していくことになる．以下に基本的なマーカーと運用上の注意点を述べる．

1）扁平上皮系か腺系かの鑑別に用いられるマーカー

　頸部における扁平上皮系マーカーとして現在，広く用いられているのは cytokeratin（CK）5/6，p63 である．CK5，CK6 はそれぞれ 58kD，56kD の高分子ケラチンで，頸部の正常扁平上皮においては CK5 が基底細胞に，CK6 がそれより上の細胞に発現していることから，CK5/6 のカクテル抗体で免疫染色すると扁平上皮のほぼ全層が陽性となる．p63 は p53 ファミリーに属する転写因子で，大きく2つのアイソフォーム（TAp63，ΔNp63）がある．現在広く使われている p63 抗体（クローン 4A4）はいずれのアイソフォームも検出する．なお，ΔNp63 を選択的に検出するのが p40 抗体である．p63，p40 いずれの免疫染色でも，頸部の正常扁平上皮においては基底細胞とそれより上の数層の細胞が陽性となり，局在は核である．CK5/6，p63，p40 は扁平上皮癌においても陽性となる．低分化になると陽性細胞が減少する傾向があるが，扁平上皮への分化を検索する上で有用なマーカーである（図7）．

　腺系への分化，すなわち粘液産生性があるかどうかをみるためには癌細胞内外における上皮性粘液の確認が必要となる．上皮性粘液は糖鎖とコア蛋白が結合した高分子糖蛋白であるが，組織学的にそれを検出する基本は，糖鎖との反応性をみるジアスターゼ消化 PAS 染色や Alcian blue 染色といった古典的染色である．各種コア蛋白の免疫染色も参考になるが，低分化な腺癌ではそもそも検出されにくく，腺系分化を知るための一義的有用性は必ずしも高くない．

【注意点】p63 は産婦人科領域では扁平上皮系マーカーであるとともに，細胞性トロホブラストおよび絨毛膜型中間型トロホブラストのマーカーでもある[3]．絨毛膜型中間型トロホブラストの腫瘍である類上皮トロホブラスト腫瘍 epithelioid trophoblastic

Ⅵ. 鑑別診断における免疫組織化学の応用　197

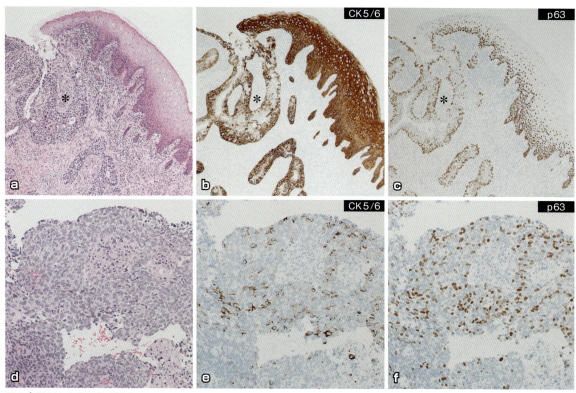

図7 | 扁平上皮癌の免疫染色
a〜c：扁平上皮化生とそれに連続する扁平上皮癌（＊）はいずれも CK5/6 と p63 が陽性である．d〜f：HE 染色上，特定の分化はうかがいえないが，CK5/6 と p63 が陽性であり扁平上皮癌と判断される．

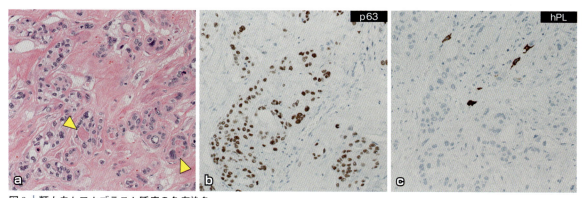

図8 | 類上皮トロホブラスト腫瘍の免疫染色
胞巣や細胞索の中に，角質に類似した硝子物（矢頭）を伴い，p63 も陽性であることから扁平上皮癌との鑑別を要する．ヒト胎盤性ラクトーゲン（hPL）が一部陽性となる．（石巻赤十字病院病理科 板倉裕子先生のご厚意による）

tumor（ETT）は HE 染色上，上皮様の組織形態，角質様の硝子物沈着，頸管腺を置換するような発育様式の点から，扁平上皮癌に類似することがある．ETT の多くは子宮体部（体部）に発生するが頸部にも発生し，また免疫染色でも扁平上皮癌と同様に p63 陽性となるため，注意が必要である．ETT では地図状の壊死や石灰沈着に加え，免疫染色でヒト胎盤性ラクトーゲン（hPL）や α-inhibin が陽性になることが鑑別点となる（図8）．

2）神経内分泌マーカー

臓器・器官を問わず，現在，広く用いられている神経内分泌マーカーのうち，chromogranin-A は神経内分泌顆粒そのものに含まれる酸性キャリア蛋白

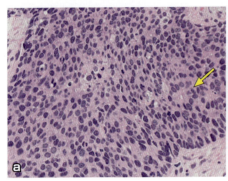
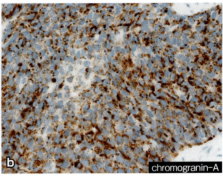

図9 | 大細胞神経内分泌癌のchromogranin-A免疫染色
胞巣辺縁の柵状配列とロゼット形成（矢印）がみられ，chromogranin-Aが陽性である．

であるため，特異性は最も高い．synaptophysin もpresynaptic vesicleの膜に局在する蛋白であるから，やはり特異性は優れている．ただし，免疫染色によるこれらの検出感度は，当然のことながら顆粒の数に左右される．一方でCD 56は膜に発現して細胞接着に関わる免疫グロブリンスーパーファミリーの一つであり，決して神経内分泌分化に特異的なマーカーではないが，感度が高いためスクリーニングとして参考になる．

頸部の小細胞および大細胞神経内分泌癌の診断においては，免疫染色のウエイトが異なることに注意が必要である．小細胞神経内分泌癌ではHE染色が典型的であっても，免疫染色で神経内分泌マーカーが検出されないことがある．同じようなHE染色像および臨床転帰を示しても，電顕レベルでの顆粒の数には相当の幅があり，少ない場合にはマーカーの検出感度以下ということもありうるからである．ただし少量の生検材料では，CD 56の所見を参考に低分化癌や非上皮性腫瘍（悪性リンパ腫，白血病など）の可能性を必ず除外しなければならない．一方，大細胞神経内分泌癌の診断においても免疫染色による神経内分泌形質の確認は必須である（図9）．chromogranin-A，synaptophysinの少なくとも一方が陽性であれば診断を確定できるが，顆粒の数しだいではCD 56のみが陽性ということもありうる．ただし，いずれの場合でも大細胞神経内分泌癌としての特徴的なHE染色像（胞巣辺縁での柵状配列，ロゼット様構造など）があることが前提である．特徴的な組織所見を見出せず，神経内分泌マーカーの発現も一部にとどまるような場合は未分化癌の扱いとなる．

3）その他のマーカー

頻度は稀であるが，頸部にも悪性黒色腫が発生することがある．メラニンが乏しい例では未分化癌や低分化癌と誤って診断されやすいため，これらの診断をつける前には基本的なマーカー（S100蛋白，HMB45，Melan-Aなど）で悪性黒色腫の可能性を除外する必要がある．

頸部には悪性リンパ腫が二次的に進展することはあるが，頸部原発の悪性リンパ腫は極めて稀である．しかしながら，高度なリンパ球浸潤を示すリンパ腫様病変が時に発生する．大型リンパ球に加え，小型成熟リンパ球，形質細胞，組織球，好酸球など多彩な細胞が混在している．基本的なリンパ球マーカーや免疫グロブリン軽鎖（κ，λ）に対する免疫染色を行い，悪性リンパ腫と過剰診断しないことが肝要である．

3．組織亜型の鑑別に用いられるマーカー

頸部腺癌は幾つかの組織亜型に分かれるが，ほとんどは通常型の内頸部腺癌と胃型の粘液性癌で占められ，本邦での頻度はそれぞれ70〜80％，20〜25％程度である．前者ではハイリスクHPV感染が発癌に大きく関与している．それに対して後者はHPV感染とは関わりなく発生し，*GNAS*，*KRAS*，*STK11*遺伝子等の変異を伴うものがある．このような発癌メカニズムの違いに加えて，予後の点でも両者には違いがある．通常型内頸部腺癌に比べて胃型粘液性癌は予後が悪く，発見時にはリンパ節や卵巣，腹腔内に転移していることも少なくない．

この2つの亜型の鑑別には免疫染色が有用である．胃型粘液性癌はHPV感染とは関わりなく発生するため，p16[INK4a]は多くの場合陰性である．それに対して，ほとんどがHPV関連で発生する通常型内頸部腺

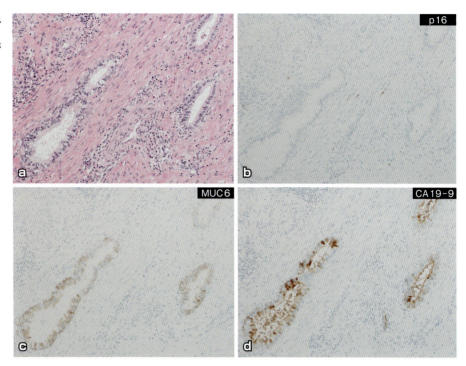

図10 | 胃型粘液性癌の免疫染色
MUC6のほかCA19-9が陽性となることがある．p16^{INK4a}は陰性である．

癌ではp16^{INK4a}が陽性となる．また，胃型粘液性癌ではMUC6, HIK1083免疫染色（それぞれ幽門腺型粘液のコア蛋白，糖鎖構造を検出）で細胞質が陽性となるのが特徴的である．ただし，陽性所見はびまん性というよりもむしろ部分的にみられることのほうが多いため，特に少量の生検材料ではこれらのマーカーが陰性であることが胃型粘液性癌を否定する根拠にはならない．一方で，両マーカーは分葉状頸管腺過形成でも陽性となるので注意が必要である．なお，胃型粘液性癌は純粋に胃型粘液形質を示すとは限らず，膵・胆道系の粘液形質を重複して示すことも少なくない[4]．膵・胆道系粘液の代表的な糖鎖抗原であるCA19-9が比較的高頻度で検出されることも知っておく必要がある（図10）．前述のように胃型粘液性癌は発見時に卵巣や腹腔内にも進展していることも少なくないため，進行例では組織形態や複雑な粘液形質とも相まって原発巣の同定に苦慮するケースもある．

4．予後・転帰の推測に用いられるマーカー

従来，頸部の扁平上皮内腫瘍はCIN 1, 2, 3として扱われてきたが，2014年のWHO分類第4版では扁平上皮内病変として2段階分類（LSIL, HSIL）が採用された．これは2012年の米国病理学会（CAP）および米国コルポスコピー・頸部病理学会（ASCCP）によるLASTガイドライン[2]を踏まえたもので，LSILは基本的にはHPVの一過性感染症であり癌に進展する危険性が低い病変，HSILは放置すれば高率に浸潤癌に進展する病変，と定義されている．すなわち，この2段階分類はHPV関連病変の生物学的相違をつきつめた上で，前癌病変とそうでない病変，治療対象とすべき症例とそうでない症例を見極めていくことを強く意図したものである．

従来のCIN分類のうち，コンジローマ程度の異型やコイロサイトーシスのみのCIN 1はLSILに，CIN 3はHSILに対応する．しかしながらCIN 1の一部とCIN 2の多くに関しては，癌に進展する病変なのか否か，これまでのCIN分類は構造上，それを明確にすることをある意味で保留にしてきた．この問題については大規模かつ前方視的な検討が必要であり，現在それが行われている最中である．癌への進展を予測するバイオマーカーの研究も進んでいるが，現在，実地でも広く用いられているのがp16^{INK4a}である．上述のLASTガイドラインも，必要に応じてp16^{INK4a}免疫染色を併用することを推奨している[2]．最近の報告では，初回生検でCIN 2だった症例が次

の生検や円錐切除で HSIL/CIN 3 と判定された割合
は，初回 p16^{INK4a} 陽性例では 26.2％，陰性例では
4.4％と前者で有意に高く[5]，一方で，初回生検で
CIN 2 だった症例が 1 年後の生検で自然消退と判断
された割合は，初回 p16^{INK4a} 陽性例では 57％だった
のに対して p16^{INK4a} 陰性例では 100％と[6]，いずれ
の報告も p16^{INK4a} がバイオマーカーとして有用であ
ることを示唆している．

　なお，LSIL/CIN 1 は 80％以上が 1〜2 年以内に自
然消退するとされる．しかしながら，LSIL/CIN 1 の
中にも少ないながら HSIL/CIN 2-3 へ進展していく
ものがあり，それらをどのようにして拾い上げてい
くのかも今後の課題である．この問題に関しては
p16^{INK4a} 免疫染色が有用とする報告[7]と有用でない
とする報告[8]があり，一定の見解は得られていない．
一方で，HSIL/CIN 2-3 へ進展していくのは ectocer-
vix/transitional zone 由来の LSIL/CIN 1 ではなく，
扁平円柱上皮境界 squamocolumnar junction（SCJ）
由来の LSIL/CIN 1 であるとする考え方がある．後
者の選別において CK7 を含む SCJ マーカーの有用
性を示唆する報告もでているが[9]，今後のさらなる
検証を要する．

（加藤哲子）

文　　献

1) Galgano MT, Castle PE, Atkins KA et al：Using biomarkers as objective standards in the diagnosis of cervical biopsies. Am J Surg Pathol 34：1077-1087, 2010

2) Darragh TM, Colgan TJ, Cox JT et al：The lower anogenital squamous terminaly standardization project for HPV-associated lesions：background and consensus recommendations from the College of American Pathologists and the American Society for Colposcopy and Cervical Pathology. Int J Gynecol Pathol 32：76-115, 2013

3) Shih IM, Kurman RJ：p63 expression is useful in the distinction of epithelioid trophoblastic and placental site trophoblastic tumors by profiling trophoblastic subpopulations. Am J Surg Pathol 28：1177-1183, 2004

4) Carleton C, Hoang L, Sah S et al：A detailed immunohistochemical analysis of a large series of cervical and vaginal gastric-type adenocarcinomas. Am J Surg Pathol 40：636-644, 2016

5) Maniar KP, Sanchez B, Paintal A et al：Role of the biomarker p16 in downgrading-IN 2 diagnoses and predicting higher-grade lesions. Am J Surg Pathol 39：1708-1718, 2015

6) Miralpeix E, Genoves J, Solw-Sedeno M et al：Usefulness of p16INK4a staining for managing histological high-grade squamous intraepithelial cervical lesions. Mod Pathol 30：304-310, 2017

7) Ozaki S, Zen Y, Inoue M：Biomarker expression in cervical intraepithelial neoplasia：potential progression predictive factors for low-grade lesions. Hum Pathol 42：1007-1012, 2011

8) Sagasta A, Castillo P, Saco A et al：p16 staining has limited value in predicting the outcome of histological low-grade squamous intraepithelial lesions of the cervix. Mod Pathol 29：51-59, 2016

9) Paquette C, Mills AM, Stoler MH：Predictive value of cytokeratin 7 immunohistochemistry in cervical low-grade squamous intraepithelial lesion as a marker for risk of progression to a high-grade lesion. Am J Surg Pathol 40：236-243, 2016

第4部

臨床との連携

第4部　臨床との連携

I. 子宮頸癌の疫学

はじめに

子宮頸癌（頸癌）は，紀元前から存在する女性の代表的な癌腫で，多くの疫学研究がなされ，性交渉との関連が見出された．また，頸癌は，腟鏡診にて視認できる部位に発生するため，容易に病巣の検体が採取され，癌発生の natural history が詳しく研究された．こうした疫学と基礎研究の積み重ねの中で，頸癌の大部分は，性交渉を介するヒトパピローマウイルス human papillomavirus（HPV）感染を契機とすることが明らかとされた．この HPV は，考古学と遺伝学の知見により，人類誕生時にヒトに感染していたであろうということが示されている．

頸癌は，かつて，日本人女性の死因として胃癌に次ぐ高い発生頻度を示していたが，早期発見を目指す国の公衆衛生的事業に加え，診断手技と治療の進歩によって，減少傾向がみられてきた．しかし近年では，再び増加に転じ，中でも若年層を中心として，罹患数や死亡数の増加がみられている．特に，30代〜40代にかけて，2007年以降に前癌病変の罹患数の急激な増加がみられる．

本項では，こうした頸癌に関する歴史，疫学，HPVとワクチン，検診の状況，前癌病変を含めた頸癌の発生頻度について，日本が有する幾つかの問題点も含めて解説する．

1. 頸癌の歴史と疫学

頸癌は，紀元前4世紀に Hippocrates によって存在が示され，紀元1世紀に Aretaeus によって，早期

癌や進行癌の記述が残されている[1]．19世紀になり，イタリアの Domenico Rigoni-Stern は，Verona 市の死亡記録（1760〜1839年）を調べ，未婚女性や修道女に頸癌による死亡が少ないことから，1842年に，頸癌と性交渉との間に関連があると考え最初に報告している[1]．また，ドイツの von Scazoni は，1861年に婚外の性的活動と生殖を目的としない性交渉が頸癌の要因となることを示した．その後多くの疫学的研究により，頸癌は性的活動に関連する因子として，配偶者やパートナーの性交相手 sexual partner の数が多く，性交開始年齢が若いほど頸癌のリスクが高まることが指摘された[2]．

頸癌発症には性交渉時の感染の関与が考えられたことから，1970年代に2型単純ヘルペスウイルス herpes simplex virus II が病因の候補として挙げられた[3]．しかし，1976年，Harald zur Hausen により，尖圭コンジローマと頸癌に HPV の感染が認められたことが報告され[4]，そして，1983年に頸癌の前癌病変にも HPV16 型の感染が確認された．さらに，1985年には頸癌細胞に存在する HPV16 型と18型の遺伝子構造と発現を明らかにした[5]．これらの功績はのちに頸癌のリスクを軽減させる HPV ワクチンの開発につながり，zur Hausen は2008年にノーベル生理学・医学賞を受賞した[1]．

また，HPV の遺伝子構造が明らかにされたことから，世界の様々な地域における HPV16 型と18型の遺伝子塩基配列には幾つかのバリアントが存在することが見出された．考古学上の人類の民族移動も考慮された上で，2つの型のプロトタイプは東アフリカにあり，計算上20万年を経過して今日のバリアン

トが世界に存在することが示された[6,7]．こうした研究から，HPV は人類誕生とともに発生し，長い人類の歴史とともに世界に伝搬していき，ヒトとの共生の中で，一部が頸癌を惹起させてきたと考えられている．

2．頸癌前癌病変に対する考えの変遷

頸癌の多くを占める扁平上皮癌の前癌病変の存在は，Sir John Williams が 1886 年に Harveian lectures の講演の中で子宮頸部（頸部）上皮内腫瘍の顕微鏡像を描いたイラストを公表した．その講演内容は「Cancer of the uterus：Harveian lectures for 1886. Lewis. London」に記録として残されている．そして，Albert Compton Broders が，1932 年，頸部も含め，上皮内癌の概念を確立した[8]．そして，頸部異形成 cervical dysplasia，さらに，1960 年代に頸部上皮内腫瘍 cervical intraepithelial neoplasia（CIN）の概念が提唱され，CIN は 3 つ（CIN 1〜3）に区分され，natural history の臨床研究が多く発表された．

日本では 1987 年に日本病理学会，日本医学放射線学会の協力のもと日本産科婦人科学会（日産婦）により「子宮頸癌取扱い規約 第 1 版」が刊行され，頸部前駆病変として，軽度，中等度，高度異形成，上皮内癌の 4 つに分けられた．その 10 年後の 1997 年の「子宮頸癌取扱い規約 第 2 版」では，CIN 1〜3 分類を併記する形で，軽度異形成（CIN 1），中等度異形成（CIN 2），高度異形成（CIN 3），上皮内癌（CIN 3）とし，4 つの区分を継承した．

World Health Organization（WHO）は，2003 年に組織分類を改訂（WHO 2003 分類）し，頸部の上皮内癌は CIN 3 に包含され，独立した"上皮内癌"という名称は分類から消えた．また，International Federation of Gynecology and Obstetrics（FIGO）は，2008 年に，包括した進行期分類（FIGO 2008）を改訂し，進行期から 0 期（上皮内癌）が削除され，これらを受け，2012 年の「子宮頸癌取扱い規約 第 3 版」でも，0 期の削除，前癌病変は CIN 1〜3 の 3 分類へと変更された．

2014 年の WHO による組織分類改訂（WHO 2014）では，扁平上皮における HPV 感染状態も含む前駆病変という観点で，"cervical intraepithelial neoplasia（CIN）"から"squamous intraepithelial lesion（SIL）"へと名称が変更された．そして，SIL は細胞診の場合と同様に low grade SIL（LSIL）と high grade SIL（HSIL）に分けられ，LSIL は感染病変，HSIL は腫瘍性の前癌病変として位置づけられた．2017 年の「子宮頸癌取扱い規約 病理編 第 4 版」では，臨床の現場での混乱を避けるために，従来の CIN 分類に SIL 分類を重ね，CIN 1（LSIL），CIN 2（HSIL），CIN 3（HSIL）として，CIN の 3 分類が残されている．腺系の頸癌前駆病変においては，HPV の関連が指摘されているが，その natural history が未だ明らかにされておらず，上皮内腺癌を前癌病変としている．また，胃型腺癌など，HPV の関連しない前駆病変を経る腺癌の存在も指摘されている．

3．世界における頸癌の発生頻度

2012 年の推計値から，世界全体の年間の頸癌新規患者数は 528,000 人で，男女合わせた癌として 7 番目，女性の癌として乳癌，大腸癌，肺癌についで 4 番目に多く，全体の 85 ％は開発途上国にて発生している．また，世界全体で年間 266,000 人が頸癌で死亡し，その 87 ％を開発途上国の女性が占めている．頸癌による死亡は，世界全体で女性の全癌死の 7.5 ％にあたり，開発途上国では 12 ％に達する．このように，頸癌発症は，国の社会経済的側面が影響し，死亡率の高い国は低い国に比較して，約 18 倍の偏りがある．WHO に登録された 18 ヵ国の年齢調整罹患率は，16 ヵ国で低下傾向もしくは横ばいの中，日本と英国は 2000 年前後から増加に転じている[9]．

4．日本における頸癌の発生動向と予後

厚生労働省が出している人口動態統計年報によれば，1985 年の日本人人口を標準として計算した人口 10 万人対年齢調整死亡率の推移では，子宮癌は 1958 年の 22.4 から 1993 年の 5.2 へと減少を示し，その後，横ばいから 2009 年以降漸増傾向にある（**図 1**）．ここでいう子宮癌とは頸癌と子宮体癌（体癌）を総括したものである．これは死亡診断書を基に集計される．本来はそれぞれを分けた解析が必要であるが，かつては体癌による死亡は少なく，子宮癌とした多くは頸癌による死亡が占めていたと考えられる．近年は，頸癌と体癌を分けて記載されることが多くなり，それぞれに分けたデータが信頼できるものに近づいてきているものの，他の診療科による死亡診

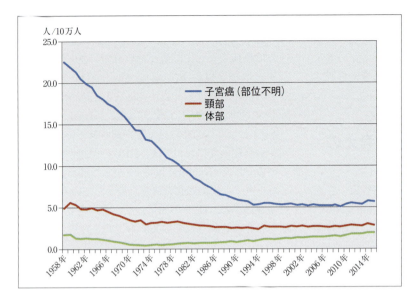

図1｜人口動態統計よりみた頸癌，体癌ならびに詳細不明な子宮癌の死亡率の年次推移

1985年の日本人人口を標準として計算した人口10万人対年齢調整死亡率．

かつての部位不明の子宮癌の多くは，頸癌であったことから，1990年代前半までは頸癌の死亡率は減少傾向にあった．

（国立がん研究センターがん情報サービス「がん登録・統計」より）

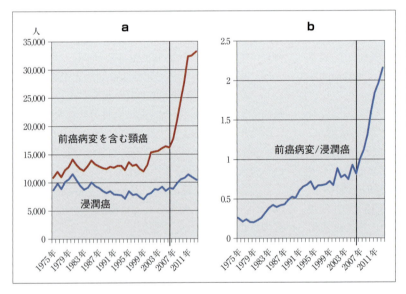

図2｜1975〜2013年までの地域がん登録全国推計値よりみた頸部前癌病変（上皮内癌・CIN 3）と浸潤癌の罹患数の推移（a）と両者の比率の推移（b）

a：2007年から前癌病変を含む頸癌の急増がみられる．

b：2007年に前癌病変と浸潤癌の比率が同じとなり，その後，前癌病変の割合が増加している．

（国立がん研究センターがん情報サービス「がん登録・統計」より）

断書記載の場合には，"子宮癌"として取扱われることが今なお存在しているのが現状である．2010年に日産婦では，厚生労働省に対して，"子宮癌"という用語の撤廃を申し入れている．

日本における罹患数も正確には把握されていないが，地域がん登録事業より1975〜2013年までの推測値が出されている[10]．罹患数においては，年度により推計方法や異なる地域が含まれるものの，頸癌と体癌は区別され登録されてきている．頸癌（浸潤癌）は，1980年の11,600人をピークに減少傾向がみられたが，1999年の7,000人を底値として，その後，増加がみられ，2012年には11,000人となっている

（**図2a**）．体癌との比較においては，2007年に逆転がみられ，2013年には体癌の罹患数が頸癌の罹患数を約2,500人上回った．前癌病変（上皮内癌・CIN 3）を含む頸癌罹患数をみると1999年以降増加がみられ，さらに2007〜2011年までは毎年3,000人以上が上積みされる急峻な増加がみられ，2013年には浸潤癌は10,500人で，前癌病変を含む罹患数はその3倍以上となる33,000人で，前癌病変のみの罹患数は22,600人となった（**図2a**）．前癌病変と浸潤癌の比でみても，2007年よりその比率が急上昇している（**図2b**）．前癌病変の罹患数だけを年齢層別にみると，最も増加の著しい年齢層は30代と40代である．浸潤

図3 | 1975～2013年までの地域がん登録全国推計値に基づく頸部前癌病変（上皮内癌・CIN 3）(a) と浸潤癌 (b) の年齢層別の罹患数の推移

a：罹患数は30代と40代に多く，2007年から急峻な増加がみられる．
b：罹患数は30代と40代に多く，2005年以降増加し，30代は2010年から，40代は2011年から下降に転じている．
（国立がん研究センターがん情報サービス「がん登録・統計」より）

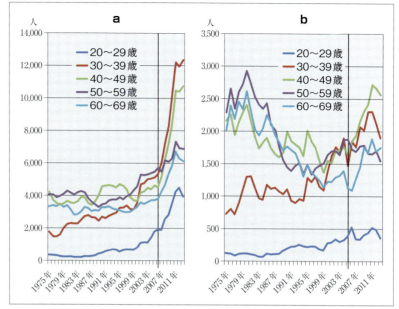

図4 | 地域がん登録全国推計値に基づく1990年と2010年における年齢層別の頸部浸潤癌罹患率

1990年の浸潤癌罹患率のピークは70代後半であったが，2010年では40代前半と若年化がみられる．
（国立がん研究センターがん情報サービス「がん登録・統計」より）

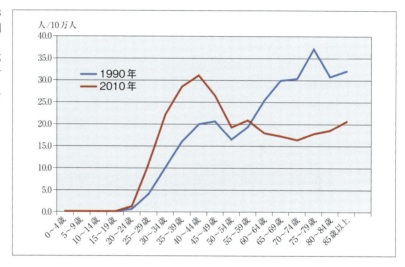

癌の罹患数でも，30代，40代が多く，2005年以降に増加がみられるが，30代は2010年以降，40代は2011年以降増加から減少へと転じている[10]（**図3**）．また，1990年と2010年の年齢別の発生頻度を比較すると，70代後半に最も多くみられたものが，40代前半にピークが若年化しており[10]，近年，結婚・妊娠年齢の高齢化とともに，妊娠が多くみられる年齢層に合致してきている現状にあることがうかがえる（**図4**）．

日産婦では，毎年，全国主要施設で加療した癌の登録がされ，今日においては430施設のデータを解析し，婦人科腫瘍委員会が患者年報として報告している．この患者年報を，1977年からみると2000年を境に前癌病変を含む癌の増加がみられ，2015年では浸潤頸癌は7,527人で，前癌病変は13,172人となっている．登録施設数の増加があることから，年度別に前癌病変と浸潤癌の比率で推移をみると，2007年にその比は1.0となり，その後，前癌病変の数が浸潤癌の数を逆転し，2013年には比は1.9となり，地域がん登録の全国推計値と同様の動向を示している．

臨床面では2007年に初めての「子宮頸癌治療ガイドライン」が発刊され，これにより前癌病変に対する頸部円錐切除術（円錐切除）が推奨されるように

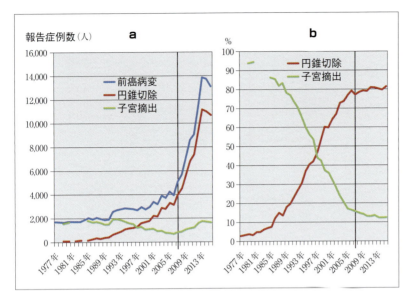

図5 | 前癌病変(2011年まで上皮内癌, 2012年以降CIN 3)を含む頸癌と診断・治療方法の年次推移(a)ならびに前癌病変に対する頸部円錐切除術の施行率と子宮摘出術の施行率の年次推移(b)
a：前癌病変を含む頸癌の症例数と円錐切除術の数が2007年以降に急増がみられる．
b：1980年代までは，前癌病変に対して子宮摘出術による診断・治療が主体であったが，その後減少し，逆に円錐切除術による診断・治療が増加して1997年に同率となり，2007年に約80％に達し，以降は一定を推移している．
(日産婦学会雑誌に掲載された，婦人科腫瘍委員会による1977～2015年までの頸癌患者年報を基に作成)

なっている．日産婦に登録された前癌病変の診断・治療の内訳をみると，かつてはほとんどの前癌病変が子宮摘出術によって診断治療され，登録されていた．しかし，円錐切除による診断治療の増加によって1997年に同数となり，2007年以降，円錐切除によるものが8割に達している(図5)．これは前癌病変に限定しており，円錐切除の適応となることが多いⅠa/A期の微小浸潤癌においては，その増加傾向はみられていない．

前述したように頸部浸潤癌の罹患数は30代と40代を中心に増加がみられている．内訳を日産婦の登録からみると，1980年に加療された浸潤癌(6,142症例；131施設)では，扁平上皮癌の割合は93％であったものが，2015年の浸潤癌(7,527症例；430施設)では，この割合は73％と低下し，腺癌など非扁平上皮癌の増加が認められる．

浸潤頸癌の基本的な治療は，手術と放射線治療で，中でも広汎子宮全摘出術と放射線に抗癌化学療法を加えた放射線同時化学併用療法が主軸となっている．若年に頸癌が多くみられることから，近年，標準治療ではないが，妊孕能温存を目的とした広汎頸部摘出術を行う施設が増えてきている．さらに，腹腔鏡下やロボット手術など，多様な術式の開発がみられる．また，最近では，血管増殖因子であるvascular endothelial growth factor (VEGF)に対する分子標的治療薬の認可もされ，臨床に応用されてきている．日産婦腫瘍委員会では，1958年より5年治療率を公表してきたが，解析方法が統一された2001年以降をみると，頸癌全体ならびに各進行期における5年生存率，すなわち予後に大きな変化はみられないのが現状である．

5．子宮(頸)がん検診

子宮(頸)がん検診(頸がん検診)は，1962年に東北大学によって宮城県下で開始され，1964年には検診車が導入された．さらに，1967年には頸がん検診に対する国庫補助が行われるに至り，全国的に普及した．その後，老人保健法の中の事業の一つとして位置づけられ，スクリーニングを目的とした検診が30歳以上の女性を対象に1982年から実施され，1998年からは市町村事業として引き継がれた．こうした検診による早期発見・早期治療が大きな要因となって20世紀後半の頸癌の罹患数と死亡数の減少という結果をもたらした．しかし，21世紀に入り，頸癌患者の若年化が顕性化し，特に，20代で前癌病変ならびに初期癌が増加していることを踏まえて，2004年3月に示された頸がん検診に関する中間報告では検診対象年齢を20歳以上とし隔年の検診とした．さらに，頸癌発生の若年化と妊娠の高齢化により，妊娠女性の頸癌症例が増加してきていることを受け，妊婦健診の一環として頸部細胞診を行うことも推奨されるようになった．2008年からは頸がん検診は健康増進法に基づく事業として位置づけられ，自治体により，2009年からは一定年齢に達した女性に対し，検診の無料クーポンと検診手帳を配布する

事業が実施された．こうした対策により，徐々にではあるが，検診率の向上がみられてきている．しかし，Organization for Economic Co-operation and Development（OECD）の"health at a glance 2013"の報告をみると，各国における20〜69歳女性の頸がん検診受診割合は，米国85.0％，イギリス68.5％，オランダ66.1％，オーストラリア56.8％，ニュージーランド75.0％，韓国68.7％に対して，日本は37.7％と依然として低いことがわかる．今後，さらなる検診受診の割合の増加が望まれる．

6. HPV の感染状況とワクチン

今日においては，HPVは150種類以上の型が存在することが知られており，頸癌で検出されるものをハイリスク型と呼ぶ．頸癌の6〜7割に16型と18型が検出され，その他に31，33，35，39，45，51，52，56，58，59，68，73，82型が認められる．そして，女性の約8割が生涯において，ハイリスク型のHPVに感染し，10代後半〜20代前半にかけて，約4割の女性にこれらの感染がみられる．

HPVは腟腔に面している頸部の上皮（扁平円柱上皮境界 squamocolumnar junction（SCJ））に感染し，間質に存在する免疫監視細胞に感知されることがないため，液性免疫は作動されない．しかし，多くの若年者でHPV検査陽性者は，一般には1〜2年以内に陰性化している．その詳細な機構は不明であるが，細胞性免疫による排除とされ，検査では検出されないウイルス量でHPVが潜伏し続けているのではないかと考えられている．

現在，このHPV感染に対するワクチンとして，発癌性のないHPVの外套蛋白をコードする L1 遺伝子から遺伝子工学の技術で蛋白（virus like particle：VIL）を作製し，これを基にHPVワクチンが開発されている．このワクチンを免疫監視細胞の存在する筋肉内に注射することで，HPVの外套蛋白に対する液性免疫を獲得させ，外部からの侵入を予防するものである．現在，ハイリスク型の16型と18型のVILを有する2価ワクチンとローリスク型の6型と11型を含む4価ワクチンが開発され，多くの臨床試験で有効性が証明された．そして，2006年6月に世界で初めて4価ワクチンが米国 Food and Drug Administration（FDA）で，続いて2007年に欧州連合およびオーストラリアで2価ワクチンが認可された．性交渉の経験がない若い女性を対象としたワクチン接種が世界で進められている．60ヵ国以上で公的助成によるワクチン接種が進められ，日本でも，2013年4月から定期接種となり，小学6年生〜高校1年生相当の年齢の女子が対象となった．しかし，日本では，慢性疼痛と運動障害を中心とする有害事象の報告があり，2ヵ月後の2013年6月に積極的なワクチン接種の勧奨が中止され，2017年時点では再開されていない状況にある．その後ワクチン接種を受けていない同年代の女子においても，慢性疼痛や運動障害がみられるとする調査結果が報告され，ワクチン接種との因果関係に否定的な見方もでてきている．一方，国際的には，これらのワクチンは安全とされて普及し，ワクチン先進国では，前癌病変の減少が確認されている．

全世界でHPVワクチンを接種した女性は7,200万人に達するとされ[11]，HPVワクチンの導入によりHPV感染率は有意に低下している[11]．そして，頸癌前癌病変においても，スコットランドにおいて接種率が74％の集団では LSIL/HSIL が有意に減少したことや[12]，オーストラリアならびに米国でのHSILの罹患率低下などが報告されている[13,14]．これまでは，16型と18型のHPVワクチンにより，頸癌の6〜7割の減少効果が期待されているが，米国では9価（6，11，16，18，31，33，35，52，58型）ワクチンが2014年12月にFDAで認可されており，今後，頸癌のさらなるリスクの軽減が期待される．

おわりに

頸癌は，基本的に若年にも発症しうる癌であることから，現代の高齢化社会の中で顕性化してきた多くの癌とは異なり，古い時代から頸癌の発症がみられ，様々な文書に記録として残されてきた．癌の発生部位から，容易に視認，組織採取が可能であるため，病理学的ならびに分子生物学的立場から，頸癌発症の詳細な機構が明らかにされた．近年では，癌の発症のリスクを軽減させるワクチンが開発され，世界ではワクチンが普及し，前癌病変の減少がみられる時代に入りつつある．しかし，日本では，前癌病変の増加がみられ，円錐切除が数多く施行されている現状にある．若年者の円錐切除は，妊娠した際の流早産や周産期死亡と関連することから，臨床医は，病理医との連携により，浸潤癌へのリスクの高い前癌病変を適切に評価した上で円錐切除の対象とする態度が望まれる．そして，社会全体として，検

診のさらなる普及，ならびに現在，勧奨が控えられ
ている HPV ワクチンの問題の早期解決と再開が喫緊
の課題である．

（田代浩徳）

文　献

1) Gasparini R, Panatto D：Cervical cancer：from Hippocrates through Rigoni-Stern to zur Hausen. Vaccine 27 (Suppl 1)：A4-A5, 2009
2) 片渕　秀，岡村　均：注目の領域　妊娠・分娩，性生活の変化は婦人科腫瘍の発生を変える．医学のあゆみ 190：779-788, 1999
3) Singer A：Genital herpes and cervical cancer. Br Med J 1：458, 1971
4) zur Hausen H：Condylomata acuminata and human genital cancer. Cancer Res 36：794, 1976
5) Schwarz E, Freese UK, Gissmann L et al：Structure and transcription of human papillomavirus sequences in cervical carcinoma cells. Nature 314：111-114, 1985
6) Ho L, Chan SY, Burk RD et al：The genetic drift of human papillomavirus type 16 is a means of reconstructing prehistoric viral spread and the movement of ancient human populations. J Virol 67：6413-6423, 1993
7) Ong CK, Chan SY, Campo MS et al：Evolution of human papillomavirus type 18：an ancient phylogenetic root in Africa and intratype diversity reflect coevolution with human ethnic groups. J Virol 67：6424-6431, 1993
8) Broders AC：Carcinoma in situ contrasted with benign penetration epithelium. JAMA 99：1670-1674, 1932
9) Worldwide data：World cancer research fund international；2012. Available from：http://www.wcrf.org/int/cancer-facts-figures/worldwide-data
10) Hori M, Matsuda T, Shibata A et al：Cancer incidence and incidence rates in Japan in 2009：a study of 32 population-based cancer registries for the Monitoring of Cancer Incidence in Japan (MCIJ) project. Jpn J Clin Oncol 45：884-891, 2015
11) Scheller NM, Pasternak B, Molgaard-Nielsen D et al：Quadrivalent HPV Vaccination and the Risk of Adverse Pregnancy Outcomes. N Engl J Med 376：1223-1233, 2017
12) Pollock KG, Kavanagh K, Potts A et al：Reduction of low- and high-grade cervical abnormalities associated with high uptake of the HPV bivalent vaccine in Scotland. Br J Cancer 111：1824-1830, 2014
13) Brotherton JM, Gertig DM, May C et al：HPV vaccine impact in Australian women：ready for an HPV-based screening program. Med J Aust 204：184-184e1, 2016
14) Flagg EW, Torrone EA, Weinstock H：Ecological Association of Human Papillomavirus Vaccination with Cervical Dysplasia Prevalence in the United States, 2007-2014. Am J Public Health 106：2211-2218, 2016

第4部　臨床との連携

Ⅱ．HPV 感染の生物学と腫瘍原性

はじめに

　ヒトパピローマウイルス human papillomavirus（HPV）が子宮頸癌（頸癌）を誘発することは明白であり，HPV 感染予防ワクチンも開発された．しかし，HPV 感染から発癌までの過程やその排除機構についてはいまだに未知の点が多い．頸癌はウイルスが癌を誘発するという点で特異ではあるが，その発癌遺伝子が明らかになっており，その発生機序の解明は他臓器の癌研究にもつながると考えられる．本項では，HPV 感染からその自然消退，HPV 持続感染化，その後の細胞癌化までの機序について解説し考察を加える．

1．ハイリスク HPV 感染と頸癌

　現在のところ，女性の性器に感染する粘膜型 HPV は 52 タイプある[1,2]（図1a）．このうち国際的に認定されている癌誘発型またはハイリスク（HR）HPV は，HPV16，18，31，33，35，39，45，51，52，56，58，59，68 など 13 タイプであり，これらは Alpha 属のα-5，6，7，9 群のいずれかに属する[1,2]．一方，α-10 群の HPV6，11 は外陰部に尖圭コンジローマを形成するが癌を誘発しないためローリスク群に分類され，それ以外のα-1，3，8，13，14 群に属するタイプは腟や子宮頸部（頸部）に不顕性感染して，しばしば軽度扁平上皮内病変（LSIL）を誘発するが，高度扁平上皮内病変（HSIL）や癌を誘導しないためローリスク群と考えられる．問題は，上記，ハイリスク群に属するがハイリスクと認定されていない

タイプの取扱いである．筆者らが本邦の頸癌で調べたところ（図1b），13 タイプのハイリスク群のうち HPV35 は本邦の頸癌では発見されなかったが，ハイリスク群に分類されていない HPV53，67，69，70 が浸潤性頸癌，HPV82 は上皮内癌に検出された．諸外国の頸癌から HPV26，30，34，73 などもみつかっている．少なくとも，国際的に認定されている 13 タイプの HPV に本邦で検出された 5 タイプを含めた 18 タイプが本邦におけるハイリスク群と考えられる．

　性交経験して間もなく HPV に感染する[3]．女性が一生の間に HPV に感染する頻度は 8 割以上とされ，HPV 感染は女性にとってありふれたものといえる（図2）．HPV 感染は無症状であるため，ほとんどの女性は気づかないうちに感染し 6ヵ月以内に半数，3 年以内に約 9 割は自然に感染が消える[3]．一方，感染が継続する約 1 割の女性に頸部上皮内病変（LSIL，HSIL）が発生し，さらにその一部が癌になる．癌化を促進する因子として，多産，喫煙，ピル長期内服，免疫不全などがある（図2）．HPV16 感染者を追跡した研究では，3 年，5 年，12 年後に，それぞれ 8.9％，23.8％，47.4％に CIN 3 が発生した．CIN 3 発生の年齢ピークは 25～29 歳であり，発癌のピークは 40～50 歳であることから，HPV 感染から癌の発生まで 15～25 年かかると予想される[4]（図2）．

　HPV は腟や頸部扁平上皮基底部の細胞に感染し，E6，E7 蛋白は基底部～傍基底部までの細胞にのみ発現し，中層部のやや分化した細胞には E1，E2 蛋白が発現し，それらの共同作用で HPV DNA が複製され，さらに上層部の細胞には E4，L1，L2 蛋白が順次発現する[2]（図3）．複製された HPV DNA は

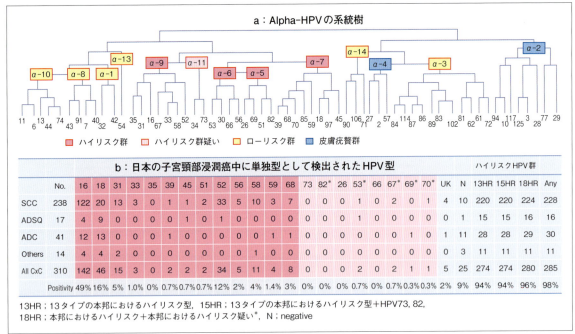

図1 | 粘膜と皮膚に感染する Alpha-HPV の種類と北陸・大阪の頸癌で単独型として発見された HPV 型

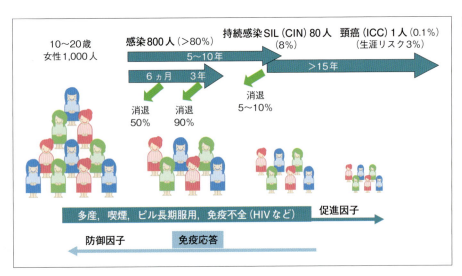

図2 | HPV 感染から発癌までの自然史

L1/L2 によって構成されるキャプシドに包み込まれてウイルス粒子となり，表層の細胞から排出される．このような感染を reproductive infection と呼ぶ．病理学的には chronic cervicitis with koilocytosis または LSIL（CIN）と診断される．一方，E6，E7 蛋白が高発現すると，細胞の分化は阻害され，ウイルス複製が起こらない non-reproductive infection と呼ばれる病態を呈する．病理学的には未熟化生または CIN 3 に相当する．

2. 免疫応答と HPV の排除

頸部や腟上皮ではウイルスなどの異物に対して敏感に反応する．最初の反応は真皮に存在するマクロファージや樹状細胞 dendritic cell（DC）など抗原提示細胞 professional antigen presenting cell（APC）である．細菌の場合はその細胞膜，ウイルスの場合はウイルス蛋白のほか二重鎖 RNA や特異な DNA の配列などが pathogen associated molecular patterns

図3 | HPV感染部位と遺伝子発現パターン

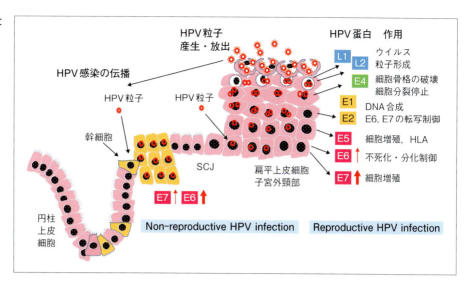

図4 | 自然免疫の開始点；HPV感染とToll-like receptor（Nakagawa M et al：J Low Genit Tract Dis 14：124-129, 2010 より）[6]

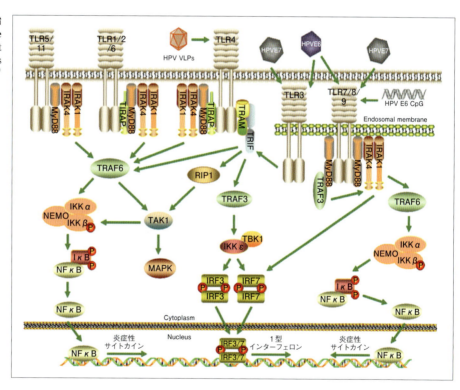

（PAMPs）として，APC細胞表面や細胞内小胞体に存在するToll-like receptor（TLR）に結合すると，細胞は炎症性サイトカインやインターフェロン（IFN）を分泌して，自然免疫応答が開始される[4]（図4）．ウイルスのPAMPsは細胞内小胞体に存在するTLR-3，TLR-4，TLR-7/8/9に結合するとされ，HPVの場合，L1粒子はTLR-4，E6，E7蛋白はTLR-3，TLR-7/8/9に結合すると報告されている[5]（図4）．その結果，炎症性サイトカイン（IL-1，IL-6，TNF-α）や1型IFN（IFN-α，IFN-β）がAPCより分泌され，これらのサイトカインの刺激を受けた周囲の免疫担当細胞はケモカインを分泌して，感染病巣にリンパ球を呼び寄せる．このように炎症を誘導する刺激をdanger signalと呼ぶ．1型IFNは，ウイルスの複製阻止，メモリーT細胞増生，T細胞のアポトーシスapoptosis抑制，IFN-γ分泌促進，B細胞活性化，ナチュラルキラー細胞（NK）活性化など多彩な作用を発揮して，HPV排除に働くと考えられて

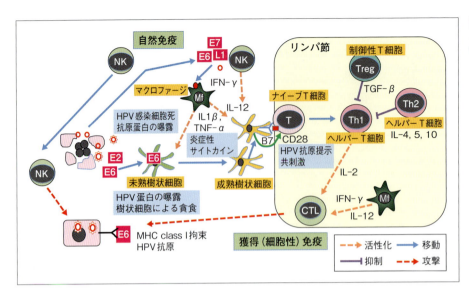

図5 | HPV抗原特異的キラーT細胞（CTL）の活性化

　いる[4]（図5）．

　自然免疫における主役は，NK細胞である．NK細胞は，1型ヘルパーT細胞（Th1）が放出するサイトカイン（IL-2，IFN-γ）や上記 IFN-α，IFN-β に反応して増殖・活性化して，細胞表面にHLA-1抗原を提示しないウイルス感染細胞や癌細胞を攻撃する（図5）．また活性化したNK細胞自身がIFN-γを分泌して，適応免疫における抗原特異的キラーT細胞を活性化する．

　自然免疫応答は異物侵入から数時間以内に誘導されるが，さらに数時間〜数日後に，適応免疫が作動する．APCは，感染局所でHPV蛋白を貪食したのちにリンパ節内に移動し，捕捉した蛋白を細胞内で消化しペプチドに変え，それを細胞表面上にHLA-2拘束性に抗原提示する[4]（図5）．リンパ節内に存在するナイーブT細胞に接触して抗原情報を伝える．この抗原伝達の際に必要なのは，HLA-2に拘束された抗原情報と共刺激 co-stimulation であり，後者はDC表面上に提示された B7（CD80，CD86）とリンパ球表面 CD28 の結合によって達成される（図5）．刺激を受けたナイーブT細胞は，特定の抗原を認識できるヘルパーT（Th）細胞へ分化する．2度目に同じ異物が侵入した場合には，このTh細胞はすぐに活性化して様々なTh1サイトカインを放出し，CD8陽性の細胞傷害性T細胞 cytotoxic T-lymphocyte（CTL）やNK細胞を活性化させる．活性化したCTLは，HLA-1表面に提示されたHPV抗原を認識してHPV感染細胞を攻撃する．これが適応免疫としての細胞性免疫である（図5）．ウイルス感染後にHLA-1抗原を提示しない細胞が出現するとされるが，これに対しては上記NK細胞が攻撃する（図5）．

　HPV16感染が消退した人では，E6蛋白に対するCTLが有意に誘導されている[6]．筆者らはE2蛋白に対するTh1反応がHPV16，18の感染の消退に関連することを明らかにした[7]．このように，HPV感染の自然治癒に際して，HPV16のE2，E6などに対するCTLがHPV感染細胞を排除すると考えられる．さらに近年，CTLのみならずCD4陽性T細胞も同じように抗原特異的な攻撃するという報告もある[7,8]．HPV16のL1抗体の陽転化とE6，E7に対するCTL反応はほぼ同時に誘導され，その反応はHPV16の消退に関連している[5]．ウイルス粒子を構成するL1に対するL1抗体はHPVの再感染を防ぐ．したがって，HPV感染の自然治癒は，HPVのL1抗体によるHPV中和による感染伝播阻止と，NKやCTLによるHPV感染細胞の排除によって起こると思われる[5]（図5）．

3．HPVによる免疫回避

　HPVは，インフルエンザウイルスなどとは異なり，感染宿主である扁平上皮細胞を殺さず，細胞内で複製され組織外へ排出される（図3）．HPVは真皮内や血中に侵入することはなく，APCに曝露することもない．しかも，発癌遺伝子産物のE6，E7の発現は制限されている（図3）．このようにHPVは免疫を刺激せずに自己複製し，皮膚外に感染を広げる能力をもつため，基本的に免疫を回避して潜伏感染できる．

一般的にウイルスに感染した細胞は危険を察知して1型IFN（IFN-α，β）[9]や角化細胞に特異的なIFN-κ[10]を分泌して（danger signal），感染を広げないようにしている．しかし，HPV16のE6，E7蛋白はこれらの分泌を抑制するとされる．これらの頸癌細胞株に発現するHPV蛋白がTLR-9の発現を抑制するという報告もある[11]．HPV感染の排除にTLRを介した自然免疫の誘導が重要であると上述したが，HPV16はそれを回避する能力を有するらしい．

血清中[12]および頸管粘液中[13]のHPV16，18，31，45のL1粒子抗体を測定したところ，HPVの持続感染者にのみ抗体が陽性となり，一過性感染者では誘導されなかった．一般にL1抗体は感染者の6〜7割しか検出できないとされている．また，CIN3や頸癌の患者の約3割にHPV16の抗E6，E7抗体が陽性であった[14]．HPV感染者の9割においてHPVが排除されると述べたが，感染後すぐにHPVに対する適応免疫が誘導されるのではなく，また，全ての患者に免疫が誘導されるわけでもない．前述のように，HPVは免疫を回避して潜伏感染する能力があるため，性行為などによる組織損傷や細菌感染などによってHPV抗原曝露や炎症が偶発的に誘導された際にHPVに対する免疫が誘導されて排除されると考えられる[4]．HPVが排除されるまで数年かかるのはそのような理由によると思われる．

4. HPVに対する免疫寛容の成立機序

獲得免疫応答において，樹状細胞（DC）表面の抗原提示のみならず，B7による共刺激が必須であることは上で述べた．DCがこのB7を提示するためにはDCが成熟する必要があり，それは自然免疫応答としての炎症性サイトカイン分泌によってもたらされる（図4，5）．もし自然免疫が誘導されない状況下で抗原が提示されると，免疫は誘導されず，逆にその抗原に反応しない状態，免疫寛容が成立する．HPV16のE7蛋白に関して，そのような免疫寛容が誘発されうることが動物実験で証明されている[15]．免疫寛容は，本来，自己抗原に対して反応しないようにするための生理的仕組みである．E7蛋白が他の蛋白に比べ特に免疫寛容が誘導されやすいかどうかについては不明ではあるが，HPV感染が自然消失した患者の調査ではE7に対するCTLはその排除に関与しないという報告がある[6]．

APCのみならず，HPV感染した扁平上皮（角化）細胞keratinocyte（KC）そのものが直接，CTLを誘導することが知られている[16]．DCとは異なり，KCは抗原提示の際の共刺激リガンドとしてのCD80，CD86を発現していないが，局所の炎症によりICAM-1，CD40を介した共刺激が入るとCD4陽性，CD8陽性のT細胞への抗原提示が起こり，それを活性化する．HPV感染後に自然免疫が誘導されないと，角化細胞を介しての免疫誘導も阻害されるらしい．HPVの組織破壊を伴わずに潜伏感染できる能力は免疫寛容を誘導しやすい環境を提供することによって起こると思われる．この点については今後の研究に期待したい．

5. HPV感染後の発癌のメカニズム

HPV16，18のE6，E7蛋白それぞれがp53，pRBの働きを阻止して細胞癌化を誘導する．E7によるpRBの不活化は細胞増殖スイッチを持続的にONの状態にするため，異常増殖を起こし，細胞内遺伝子変異が誘導される．一方，E6はp53分解を促進してp53の作用を失活させる．何らかの外的刺激で細胞DNAに損傷が入ると，通常はp53が発現して細胞分裂を止め，損傷したDNAが修復するまでの時間かせぎをする．しかしE6が作用するとこの機構が壊れDNA修復ができなくなる．その結果，E7による遺伝子変異が蓄積し癌化すると考えられる．さらにE6蛋白はtelomerase遺伝子を活性化して細胞を不死化させ，PDZ-binding蛋白の分解促進による細胞接着の阻害によって，細胞を転移しやすい形質に変えると考えられている[2]（図6）．

筆者らが作製したHPV16のE6，E7によって唾液腺癌を形成するトランスジェニックマウスを調べたところ，E7は腟上皮過形成（分化を伴う増殖），E6は頸部異形成（未分化細胞の増殖）が観察された[17]が，観察期間内に頸癌は発生しなかった．E6，E7 mRNAの発現をみたところ，唾液腺癌ではE6，E7ともに高発現していた．一方で腟過形成部位ではE6，E7両蛋白が低発現していたが，頸部異形成にはE6のみが発現していた．BrakeらはHPV16のE6，E7蛋白を高発現するトランスジェニックマウスを作製し，エストロゲンを処理すると高率に頸癌が発生することを明らかにした[18]．このモデルにおいてもE7は過形成に関与し，E6は癌化の後期に作

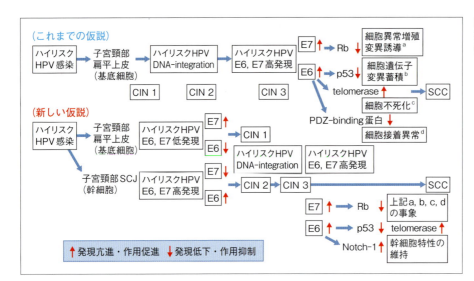

図6 | ハイリスクHPV感染から発癌までの分子生物学的変化と作用

用すると報告されている．以上の結果から，E6, E7の発現が多いことが癌化にとって重要であり，エストロゲンはマウスの頸部癌化を促進すると考えられた．

ヒトにおいてHPV感染初期にはE6, E7蛋白の発現は基底層または傍基底層に限局し，上層部にあるより分化した細胞では他のHPV蛋白が発現し，表層からウイルス粒子が産生される（図3）．ところがCIN 3に進行するとそのような細胞分化やウイルス複製が起こらない．この変化は，発癌過程でHPV DNAが細胞内に組み込まれ，その際にE1, E2遺伝子領域が分断されてE2が発現しなくなり，E2によるE6, E7遺伝子の発現調節が失活するためと考えられてきた（図6）．2012年Herfsらは，HPVは頸部の扁平円柱上皮境界squamocolumnar junction（SCJ）に存在する幹細胞に感染することによって癌が発生すると考えた[19]．Doorbarらによるraft-culture systemの実験では，E6, E7遺伝子の発現が少ない場合は上記のreproductive infection（CIN 1）が誘導され，E6, E7遺伝子の発現が多い場合にはnon-reproductive infection（図3），すなわち前癌状態（CIN 3）が誘導されると報告している[20]．細胞が未分化な状態を維持して増えるという癌幹細胞の特質はHPV16のE6が誘導するという報告がある[21]．これは筆者らのトランスジェニックマウスのデータ[17]を支持する．以上の事実を総合すると，E6, E7遺伝子の高発現化はHPV遺伝子の組み込みによるのではなく，HPV遺伝子が感染する細胞の違いによるのではないか[20]．すなわちHPVが外子宮口や膣にある扁平上皮領域に感染するとE6, E7の発現は調節され細胞分化を伴うreproductive infectionとなり，感染を広げるが，それがSCJに存在する幹細胞に感染するとE6, E7蛋白が高発現化して，癌化するのではないかという仮説が成り立つかもしれない（図6）．一方，HPV遺伝子の組み込みは，染色体を不安定化させ細胞遺伝子の変異を誘導し，癌化を促進すると考えられる[22]．

婦人科病理では頸癌の発生はSCJに起こることは昔から知られている．一方，膣上皮におけるHSILや癌の発生は極めて稀である[23]．これらの臨床的事実は，この新説を支持と思われる．今後の研究の発展に期待したい．

（笹川寿之）

文　献

1) Bzhalava D, Eklund C, Dillner J：International standardization and classification of human papillomavirus types. Virology 476：341-344, 2015
2) Doorbar J：Molecular biology of human papillomavirus infection and cervical cancer. Clin Sci（Lond）110：525-541, 2006
3) Moscicki AB, Schiffman M, Burchell A et al：Updating the natural history of human papillomavirus and anogenital cancer. Vaccine 30：24-33, 2012
4) 笹川寿之：宿主免疫応答の視点からのHPV発癌のメカニズム．産婦の実際 65：1471-1479, 2017
5) Zhou Q, Zhu K, Cheng H：Toll-like receptors in human papillomavirus infection. Arch Immunol Ther Exp（Warsz）61：203-215, 2013
6) Nakagawa M, Gupta SK, Coleman HN et al：A favorable clinical trend is associated with CD8 T-cell immune responses to the human papillomavirus type 16 E6 antigens in women being studied for abnormal pap smear results. J

Low Genit Tract Dis 14 : 124-129, 2010

7) Dillon S, Sasagawa T, Crawford A et al : Resolution of cervical dysplasia is associated with T-cell proliferative responses to human papillomavirus type 16 E2. J Gen Virol 88 : 803-813, 2007

8) Kim KH, Greenfield WW, Cannon MJ et al : CD4 + T-cell response against human papillomavirus type 16 E6 protein is associated with a favorable clinical trend. Cancer Immunol Immunother 61 : 63-70, 2012

9) Nees M, Geoghegan JM, Hyman T et al : Papillomavirus type 16 oncogenes downregulate expression of interferon-responsive genes and upregulate proliferation-associated and NF-kappaB-responsive genes in cervical keratinocyte. J Virol 75 : 4283-4296, 2001

10) Reiser J, Hurst J, Voges M et al : High-risk human papillomaviruses repress constitutive kappa interferon transcription via E6 to prevent pathogen recognition receptor and antiviral-gene expression. J Virol 85 : 11372-11380, 2011

11) Hasan UA, Bates E, Takeshita F et al : TLR9 expression and function is abolished by the cervical cancer-associated human papillomavirus type 16. J Immunol 178 : 3186-3197, 2007

12) Sasagawa T, Yamazaki H, Dong YZ et al : Immunoglobulin-A and-G responses against virus-like particles (VLP) of human papillomavirus type 16 in women with cervical cancer and cervical intra-epithelial lesions. Int J Cancer 75 : 529-535, 1998

13) Sasagawa T, Rose RC, Azar KK et al : Mucosal immunoglobulin-A and-G responses to oncogenic human papilloma virus capsids. Int J Cancer 104 : 328-335, 2003

14) Sasagawa T, Inoue M, Tanizawa O et al : Identification of antibodies against human papillomavirus type 16 E6 and E7 proteins in sera of patients with cervical neoplasias. Jpn J Cancer Res 83 : 705-713, 1992

15) Tindle RW : Immune evasion in human papillomavirus-associated cervical cancer. Nat Rev Cancer 2 : 59-65, 2002

16) Moerman-Herzog A, Nakagawa M : Early Defensive Mechanisms against Human Papillomavirus Infection. Clin Vaccine Immunol 22 : 850 857, 2015

17) Sasagawa T, Kondoh G, Inoue M et al : Cervical/vaginal dysplasias of transgenic mice harbouring human papillomavirus type 16 E6-E7 genes. J Gen Virol 75 : 3057-3065, 1994

18) Brake T, Lambert PF : Estrogen contributes to the onset, persistence, and malignant progression of cervical cancer in a human papillomavirus-transgenic mouse model. Proc Natl Acad Sci USA 102 : 2490-2495, 2005

19) Herfs M, Yamamoto Y, Laury A et al : A discrete population of squamocolumnar junction cells implicated in the pathogenesis of cervical cancer. Proc Natl Acad Sci USA 109 : 10516-10521, 2012

20) Doorbar J : Model systems of human papillomavirus-associated disease. J Pathol 238 : 166-179, 2016

21) Tyagi A, Vishnoi K, Mahata S et al : Cervical Cancer Stem Cells Selectively Overexpress HPV Oncoprotein E6 that Controls Stemness and Self-Renewal through Upregulation of HES1. Clin Cancer Res 22 : 4170-4184, 2016

22) Akagi K, Li J, Broutian TR et al : Genome-wide analysis of HPV integration in human cancers reveals recurrent, focal genomic instability. Genome Res 24 : 185-199, 2014

23) Creasman WT, Phillips JL, Menck HR : The National Cancer Data Base report on cancer of the vagina. Cancer 83 : 1033-1040, 1998

第4部　臨床との連携

Ⅲ．子宮頸癌の進行期分類と治療方針・予後

はじめに

子宮頸癌（頸癌）では臨床進行期分類に基づいて治療法の決定や予後の推定あるいは治療成績の評価を行う．基本治療となる手術が適応されるか否かは全身理学的所見，内診所見，画像検査所見によって決定されるが，術式やリンパ節切除範囲など病変切除にあたっての治療強度は腫瘍の浸潤の深さや広がり，脈管侵襲の有無，リンパ節転移といった病理学的所見によって決定づけられるため，組織学的診断の重要性は非常に高い．

頸癌では診療ガイドラインに則った病変の制御が求められる一方で，患者個々のライフステージに応じた治療が求められる．子宮という生殖器に発症することもあり，標準的な根治的手術や放射線照射により生殖機能が廃絶する特異な疾患である．本邦でもセクシャルデビューの低年齢化に伴い，1980年には総患者数の10％にすぎなかった40歳未満の若年患者数が，2015年には25％まで増加し（**図1a**），年間16,000人の若年患者が頸部上皮内腫瘍 cervical intraepithelial neoplasia（CIN）ないし頸癌で加療を行っている．一方，平均初婚年齢は30歳をこえ，30代女性の未婚率も年々上昇している現在，罹患時に子供がおらず，妊孕性温存を考慮しなければならない若年患者が多く，子宮体部（体部）を温存する治療を行うか，病理診断に委ねられる機会が増えている．

個別化治療が求められるのは若年患者だけではない．広汎子宮全摘出術は治療強度の高い術式ではあるが術後合併症が多いため，縮小術式や鏡視下手術

への指向が高まっている．治療強度担保のため，切除マージンやセンチネルリンパ節など細かな病理学的評価を要する機会はますます増えるものと予想される．

本項では頸癌の進行期分類と多様化・個別化が進む治療法について紹介する．

1．頸癌の病期と治療の実際

頸癌は，FIGOによる臨床進行期分類（日産婦2011，FIGO 2008）とUICCによるTNM分類を用いて病期診断を行う．臨床進行期分類では大まかに，頸部に限局するものをⅠ期，頸部近傍に浸潤するものをⅡ期，頸部周囲広範に浸潤するものをⅢ期，骨盤臓器浸潤や遠隔転移を認めるものをⅣ期と分類する．

1）臨床進行期分類（表1）

分類にあたっての注意事項は以下のとおりである．
① 上皮内癌 carcinoma in situ（CIS）0期は進行期から除外．
② 臨床進行期分類は原則として治療開始前に決定し，変更しない．ただし，術前に非癌，上皮内癌，またはⅠA期と判断して手術を行い，摘出子宮にⅠA期，ⅠB期の癌を認めた場合はそれぞれⅠA期，ⅠB期とする．また，術前に非癌，上皮内癌，またはⅠA期と判断して子宮摘出を行ったところ，癌が子宮をこえて広がっていた場合，このような症例は臨床進行期分類ができないので治療統計には含まず別途報告する．
③ 進行期分類の決定に迷う場合には低いほうの進行

Ⅲ．子宮頸癌の進行期分類と治療方針・予後 *217*

表1 | 頸癌の臨床進行期分類（文献1より）

Ⅰ期：癌が頸部に限局するもの（体部浸潤の有無は考慮しない）

　　ⅠA期：組織学的にのみ診断できる浸潤癌
　　　　　　肉眼的に明らかな病巣は，たとえ表層浸潤であってもⅠB期とする．浸潤は，計測による間質浸潤の深さが5mm
　　　　　　以内で，縦軸方向の広がりが7mmをこえないものとする．浸潤の深さは，浸潤がみられる表層上皮の基底膜より
　　　　　　計測して5mmをこえないものとする．脈管（静脈またはリンパ管）侵襲があっても進行期は変更しない．
　　　　　　ⅠA1期：間質浸潤の深さが3mm以内で，広がりが7mmをこえないもの
　　　　　　ⅠA2期：間質浸潤の深さが3mmをこえるが5mm以内で，広がりが7mmをこえないもの
　　ⅠB期：臨床的に明らかな病巣が子宮頸部に限局するもの，
　　　　　　または臨床的に明らかではないがⅠA期をこえるもの
　　　　　　ⅠB1期：病巣が4cm以下のもの
　　　　　　ⅠB2期：病巣が4cmをこえるもの

Ⅱ期：癌が頸部をこえて広がっているが，骨盤壁または腟壁下1/3には達していないもの

　　ⅡA期：腟壁浸潤が認められるが，子宮傍組織浸潤は認められないもの
　　　　ⅡA1期：病巣が4cm以下のもの
　　　　ⅡA2期：病巣が4cmをこえるもの
　　ⅡB期：子宮傍組織浸潤の認められるもの

Ⅲ期：癌浸潤が骨盤壁にまで達するもので，腫瘍塊と骨盤壁との間にcancer free spaceを残さない，
　　　または腟壁浸潤が下1/3に達するもの

　　ⅢA期：腟壁浸潤は下1/3に達するが，子宮傍組織浸潤は骨盤壁にまでは達していないもの
　　ⅢB期：子宮傍組織浸潤が骨盤壁にまで達しているもの，
　　　　　　または明らかな水腎症や無機能腎を認めるもの

Ⅳ期：癌が小骨盤腔をこえて広がるか，膀胱，直腸粘膜を侵すもの

　　ⅣA期：膀胱，直腸粘膜への浸潤があるもの
　　ⅣB期：小骨盤腔をこえて広がるもの

期に分類する．

④ 全身理学的所見，内診，コルポスコピー，組織学的検査（頸部円錐切除を含む），X線検査（肺・骨）を用いて進行期分類を行う．膀胱鏡，直腸鏡，排泄性尿路造影（DIP）は必須の項目ではない．また，CTやMRIなどによる画像診断を腫瘍サイズや子宮傍組織浸潤，腟浸潤，膀胱・直腸浸潤，骨盤リンパ節転移の評価に用いることがいったん許容されたものの，2013年3月に再度，本邦の臨床進行期決定にCTやMRIなどによる画像診断は用いないこととなった．さらに2017年4月には，実質臓器転移（肺，肝臓，脳など）の評価は画像診断（CT，MRI，胸部X線など）で行い，実質臓器転移があればⅣB期とするが，リンパ節転移の診断には画像を用いないことが規定された．画像診断の結果は婦人科腫瘍登録時に報告し，将来の進行期決定に役立てる．

⑤ ⅠA1期とⅠA2期の診断は，摘出組織の顕微鏡検査により行われるので，病巣がすべて含まれる円錐切除標本により診断することが望まれる．脈管侵襲があっても進行期は変更しないが，脈管侵襲が認められるものは別途記載する．頸部腺癌についてもⅠA1期，ⅠA2期の細分類を行う．

⑥ 進行期分類に際しては頸癌の体部浸潤の有無は考慮しない．

⑦ ⅢB期とする症例は子宮傍組織が結節状となって骨盤壁に及ぶか原発腫瘍そのものが骨盤壁に達した場合であり，骨盤壁に固着した腫瘍があっても頸部との間に間隙があればⅢB期としない．

⑧ 膀胱または直腸浸潤が疑われるときは，生検により組織学的に確かめる．膀胱内洗浄液中への癌細胞の出現，あるいは粘膜浮腫の存在だけでⅣA期に入れない．膀胱鏡所見上，隆起と裂溝が認められ，かつ，これが触診によって腫瘍と固く結びついている場合は，組織診をしなくてもⅣA期に入れる．

2）TNM分類（UICC第8版）

2017年1月にUICC第8版が出版された．第7版からの変更点は特にないが，幾つか注意すべき点がある．

① 組織診のないものは区別して記載する．
② TNM分類は一度決めたら変更してはならない．
③ 判定に迷う場合は進行度の低いほうの分類に入れる．
④ TNM分類では，画像診断（CT，MRIなど）を腫瘍

の進展度合いやサイズ，実質臓器転移（肺，肝臓，脳など），リンパ節転移の評価に用い，内診・直腸診による局所所見を加味して総合的に判断する．リンパ節転移の診断は短径 10mm 以上をもって腫大とする（子宮頸癌取扱い規約 第3版）．PET-CT によるリンパ節転移の評価については，現時点では SUV 値などに関するコンセンサスが得られていないため，集積の強弱に関係なく前述の取扱い規約 第3版の基準に従う．UICC 第8版では MA（傍大動脈リンパ節転移）が削除されているが，婦人科腫瘍登録においては従来どおり MA として登録する．

また，pTNM 術後分類では以下の点に留意する．内容については TNM 分類に準じ，p 記号を付けて区別する．手術前に放射線療法，化学療法などが行われている場合は y 記号を付ける．

①頸部円錐切除術は臨床検査とみなし，これによる組織診断の結果は原則として TNM 分類に入れ，pTNM 分類には入れない．ただし，狙い組織診や円錐切除の検体によって確認された癌が，摘出子宮の組織学的検索では認められない場合，あるいは術前より軽度の癌しか認められない場合には，pT は術前検査で確認された組織診断による．

②摘出物の組織学的な癌の広がりを検索しないときは X とする．不完全手術または試験開腹に終わり，その際バイオプシー程度の組織検査で癌の広がりを検索した結果，癌が小骨盤腔をこえていない場合は pTX とし，癌が小骨盤腔をこえて認められた場合は pT4 として報告する．

③pN は組織学的検索を施行しなかった場合（検索せず）と施行した場合（生検，郭清，センチネル生検）に分けて報告するが，リンパ節検索に必要なリンパ節摘出個数は規定しない．

3）治療の実際

a）上皮内腫瘍（CIN）

病変切除を基本とする．①頸部円錐切除術，②loop electrosurgical excision procedure（LEEP），③レーザー蒸散法があるが，いずれも病変の消失率は同等とされる．術後に再度 CIN を認めることがあるため，定期的に細胞診で経過観察を行う．妊孕能温存希望がない場合には④子宮摘出も選択肢の一つとなる．

①頸部円錐切除は，扁平円柱上皮境界 squamoco-lumnar junction（SCJ）が全て含まれるように酢酸加工ないしルゴール染色にて特定した病変外側にマージンをつけて文字どおり円錐形に切除する．切除標本で病変の切除具合や浸潤癌の存在を確認できるため，治療・検査両面での完遂度が高い．ただし，間質を深く切除すると術後に拘縮し頸管狭窄をきたしたり，妊娠後に早産をきたしやすくなったりすることがある．SCJ が外向性に位置していることが多い若年者では，上皮病変を切除するのみで浅い円錐切除にとどめるため，切除標本は断端面に色をつけるなど，切除縁に腫瘍細胞が存在しているかどうか検討できるよう配慮する．電気デバイスを用いた凝固止血を行った際には，切除断端が陽性であっても治癒していることもあり，追加切除を行うかは術後の細胞診等を参考に決定する．また，手術時に切除創面からの出血を抑える目的で腟側断端縁を頸管側縁に縫い付けるストルムドルフ縫合を行った場合には，断端陽性であっても真の切除断端がわからなくなるため，追加切除ではなく子宮摘出が望ましい．

②LEEP は病変表面のみを切除できるが，小片に分けて切除するため病変の位置関係が術後に検討しにくい．

③レーザー蒸散法は頸部を切除することなく病変表面を蒸散し，日帰り手術が可能である．侵襲は少ないものの病理学的検討を行えないため，予期せぬ浸潤癌の存在を想定して術後も慎重な経過管理が必要となる．

④妊孕性温存希望がない場合，あるいは閉経後，腹腔鏡下単純子宮全摘出術 total laparoscopic hyster-ectomy（TLH）が行われることが増えている．TLHでは子宮を経腟的に操作する目的で外子宮口から子宮内腔へ子宮マニピュレーターを留置することが多い．子宮マニピュレーター操作により SCJ 周囲の頸部上皮が剝脱し，術後病理標本上に病変を認めない場合がある．一方で，子宮マニピュレーターの圧力により脈管侵襲様の混入像を認める場合もあるため，子宮マニピュレーター使用について情報を得ておくとよい．

b）頸癌（図1b）

頸癌では出血や帯下異常といった症状が出やすいこともあり，ⅠA/ⅠB1/ⅡA1 期という腫瘍径が小さな患者が半数を占め，これらに対しては基本的に手術が行われる．一方，腫瘍径が 4cm をこえるⅠB2期とⅡA2 期では手術療法と根治的放射線治療（同時

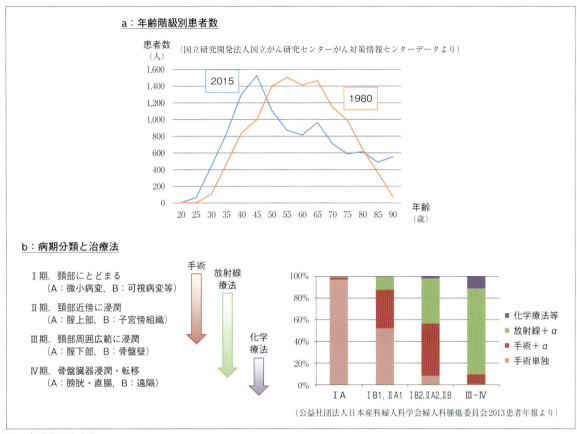

図1 | 頸癌の臨床像

化学放射線療法concurrent chemoradiation therapy：CCRT)が並列した治療オプションとなる．本邦ではⅡB期まで両者が半々の割合で行われ，一般的には手術が適応とならないⅢ-Ⅳ期の症例ではほとんどが放射線治療や化学療法が行われる．手術加療が可能なⅠ-Ⅱ期よりⅢ-Ⅳ期の全生存率は低く，長期予後は望みにくい．

① 顕微鏡的病変であるⅠA期は頸癌の15％を占め，ほぼ全例が手術のみで治療されるが，40歳未満の若年患者が40％近くあり，治療にあたっては頸部間質浸潤の程度，組織型，脈管侵襲の有無，妊孕性温存希望の有無を考慮し個別に対応するため，病理組織診断の果たす役割は大きい．

・ⅠA1期の骨盤リンパ節（PeN）転移頻度は1％未満で通常はPeN郭清を要さないが，脈管侵襲を伴う場合にはPeN転移リスクが2～5％となるため，PeN郭清を行う．標準術式は単純子宮全摘出術であるが，4割が円錐切除を最終治療とするため，切除断端や脈管侵襲の病理学的評価が重要となる．

・ⅠA2期では脈管侵襲頻度が高く，PeN転移頻度がⅠA1期の10倍に高まるため原則的にPeN郭清を行うが，脈管侵襲陰性の場合はPeN転移が1％未満となるため，円錐切除標本上に脈管侵襲を認めない場合にはPeN郭清を省略することも考慮される．ⅠA2期では子宮傍組織浸潤はほとんど伴わず，準広汎子宮全摘出術を標準術式とするが，扁平上皮癌で脈管侵襲陰性の場合には進展リスクの低さを考慮して単純子宮全摘出術も選択肢となる．また，妊孕性温存希望のある患者では（準）広汎子宮頸部摘出術（トラケレクトミー：トラケ）が行われる．トラケでは術中迅速診断で頸管側断端縁に腫瘍細胞が存在するかを検討する．

・PeN郭清を省略する代わりとして，近年，センチネルリンパ節生検sentinel lymph node biopsy（SLNB）の有用性が示唆されている．通常，左右1～2個ずつがSLNとして提出されるが，頸癌ではSLNが骨盤内～総腸骨動脈分岐部の上まで分布しうる．頸癌では2mm以下の微小転移でも予

後因子となるため，リンパ節の評価は1切片ではなく，2mm程度の連続切片で評価する必要がある．頸癌におけるSLNBは本邦ではまだ前臨床段階であるが，腹腔鏡手術やロボット手術ではICG detectorを搭載したカメラが市場に投入されており，普及は時間の問題である．術中に多数のスライド作製・検討が必要になることもあり，病理医と婦人科医の親密な連携・相互理解が求められる．腫瘍径が2cmをこえると検出率が悪くなることもあり，ⅠA2期と腫瘍径2cm未満のⅠB1/ⅡA1期を対象とするなど，SLNBの意義を理解した運用法を協議することが望ましい．

②腫瘍径が4cm未満のⅠB1期とⅡA1期は頸癌の33％を占め（40歳未満では41％），9割近くが手術を中心とした治療で加療される．手術治療としては膀胱子宮靱帯を前層と後層に分けて切断することで基靱帯と腟を幅広く切除する広汎子宮全摘出術が行われる．根治的放射線照射の治療成績は手術と遜色がなく，高齢者や全身状態が不良の患者に有効な選択肢となる．

・通常の広汎子宮全摘出術では，骨盤内の自律神経損傷による排尿機能障害が20％にみられるため，本邦では特に根治性を損なわない範囲内での骨盤神経温存術式が普及している．骨盤神経温存術式では，基靱帯神経層を温存し，子宮傍組織を膀胱へ向かう神経束から外すようにして子宮傍組織を切除するため，pT2b症例では十分な切除マージンを確保できないことがある．また，術前検査で腫瘍径が2cm未満と診断されたⅠB1期症例では傍組織浸潤が2％と低いため，基靱帯血管層をも温存する準広汎子宮全摘出術も選択肢となる．骨盤神経温存術式や準広汎子宮全摘出術を行った標本で深部間質浸潤を伴う場合にはperineural invasionの有無など，子宮傍組織の病理学的検索を十分に行う必要がある．

・若年者で妊孕性温存希望が強く腫瘍径が2cm未満の症例ではトラケも適応となる．トラケでは病変周囲の頸部を切断した後に残存頸部と腟を接合するが，治療前に想定しているよりも病変が広がっていることあるため，術中に切除断端の評価とリンパ節の評価を行う．切除断端陽性やリンパ節転移のために10％以上の症例で子宮全摘出術に変更する必要があり，術中病理組織診断の重要性が高い．また，術中・術後病理組織診断によって再発高リスクとなれば追加治療を行うため，トラ

ケを企図しても20％前後では妊孕性を失うことになる．また，接合部を中心として再発を4％前後に認めるため，治療後も引き続き，切除断端近傍の詳細な病理学的検索が行われる．接合部は術後3ヵ月には新しい頸部のような形状となるが，頸管狭窄をきたして細胞診が採取しにくくなることも少なくない．また頸管狭窄や頸管粘液流出不良により，術後に自然妊娠に至ることは少ない．生殖補助治療を要する患者が多く，妊娠に至るのは妊娠を企図した患者の40％前後である．

③腫瘍径が4cmをこえるⅠB2期やⅡA2期，内診や画像検査にて子宮傍組織浸潤が明らかなⅡB期以上になると手術群が半数程度で，放射線治療ないし化学療法を行う施設が多い．Cochrane systematic reviewにて初回手術前に化学療法を行う（neoadjuvant chemotherapy：NAC）ことで，手術群では子宮傍組織浸潤やリンパ節転移が減少することが報告されており，NACを選択する施設もあるが，NACによる予後改善効果については結論がでておらず，CCRTとの比較試験の結果が待たれている．

・ⅡB期では骨盤リンパ節転移が40％前後と高頻度で認められ，基靱帯血管から内腸骨血管周囲のリンパ節・結合織の系統的切除の遂行が根治への鍵となる．NAC施行群ではリンパ節や結合織内の腫瘍塊が縮小しているため，切除標本断端に腫瘍片が露出していないか，注意深く病理学的検討を行う．

・傍大動脈リンパ節para-aortic nodes（PAN）転移は重要な予後因子である．Ⅰ-Ⅱ期でPAN領域までの郭清をルーチンに行う治療的意義はないが，PeN転移がある場合には20％以上でPAN転移を認め，ⅡB期のPAN転移は5.3〜44％と高いことを考慮し，個々の症例に応じてPANステージング手術を行う．PAN転移症例でPAN領域までCCRTを行うと予後改善効果があることは示されており，PET-CT検査で転移が疑われなくても12％でPAN転移を認めること，転移リンパ節径が5mm以下であれば生検と照射で転移のない症例と同等の予後が得られることがわかっている．ⅠB2-ⅡB期でCCRTを行う場合，PET-CT検査でPAN転移が否定的であれば，腹腔鏡下のPANステージング手術にて病理学的に転移を検索する施設もみられる．

④Ⅲ-ⅣA期に対してはCCRTが，ⅣB期には全身

化学療法と個々の病巣切除ないし放射線治療の組み合わせが行われる．手術療法が選択される場合には骨盤除臓術など他臓器合併切除を伴うことが多く，切除マージンが保たれているかの評価が求められる．NAC後の摘出標本では腫瘍が縮小していても散在性に深い浸潤を認めることもあり，注意深い病理学的検索を要する．

・近年，ⅣB期や再発症例を対象とした全身化学療法の検討が重ねられ，パクリタキセル，プラチナ製剤，ベバシズマブを組み合わせた治療の有用性が示されている．骨盤除臓術は広範囲の切除を要するため，術中・術後の合併症も多く，今後はますますCCRTと全身化学療法が増えると考えられる．

・MAのみのⅣB期症例では拡大照射を含めたCCRTの有用性が報告されているが，照射野外への遠隔再発も多い．再発病巣が前回照射野と近いと十分量の照射を行うことができず，治療に難渋することもある．局所がⅠB期相当のMA症例では，鏡視下での切除手術を行い，放射線治療を再発時に行う施設もみられる．

4）頸癌に対する挑戦的な取り組み：先進医療と妊娠中の治療

①先進医療―内視鏡手術：頸癌患者は比較的若く，家庭や社会で果たす役割が大きいため，整容の面でも，早期社会復帰の面でも，低侵襲治療を望む声が多く聞かれる．内視鏡で行う広汎子宮全摘出術の安全性・有用性を示す報告も多く，本邦でも先進医療として行うことが認定された施設にて2014年末から腹腔鏡の，2016年途中からロボット支援下の広汎子宮全摘出術が行えるようになった．開腹術と比較して傷が小さく，出血や合併症が少ないため，早期の退院・社会復帰が可能である．近年，高精度カメラ機器の開発・普及が著しく，拡大ハイビジョン視野下での精緻な手術が可能となり，根治性の点でも内視鏡手術への期待は高い．一方，拡大視野下に凝固切開デバイスを用いるため，切除周囲組織の熱損傷による術後の神経障害が懸念されており，子宮傍組織標本上に神経組織が含まれている場合，術後排尿障害について臨床家に注意喚起されたい．

②先進医療―放射線：治療強度の高い重粒子線や陽子線は，主に再発癌に対する治療選択肢の一つとして，複数の施設で照射が行われている．消化管浸潤のある腫瘍では適応とならないが，骨盤内再発では周辺臓器に浸潤していることも少なくなく，症例によっては他科と協力して骨盤内臓全摘出術を行う．

③妊娠中の治療：CINや頸癌は妊婦にもみられる．妊娠初期検査を契機に初めて頸部細胞診を受ける若年女性も多く，頸癌の3％は妊娠中に診断される．CINであれば妊娠終了後に加療を行うが，頸癌では可及的速やかに切除手術を行う．妊娠初期や妊娠後期に診断された症例では即座に妊娠を終了させて手術を行うが，妊娠中期に診断がついた症例では妊娠を継続し児の発育を待機してからの手術を希望する症例も少なくない．妊娠中でも他臓器の悪性腫瘍に対する化学療法は，短期的であれば安全性は示されており，頸癌でもNACを行いながら妊娠期間を延長し，生児を得たとの報告もある．妊娠中にトラケを行う施設もあるが，治療後の流死産や長期的な予後など，NACもトラケも解決すべき課題は多い．

おわりに

『子宮頸癌取扱い規約 病理編 第4版』および『子宮頸癌治療ガイドライン2017年版』が相次いで上梓され，本邦における頸癌の診断・治療も国際標準に沿うものとなりつつある．一方，若年患者の多い頸癌では病期ごとに多様な治療法が開発されている．根治性を担保しつつ，多様化する社会的要求に応えるためには，これまで以上に病理・臨床の緊密な協同診療体系の確立が求められる．

（馬場　長）

文　献

1）日本産科婦人科学会婦人科腫瘍委員会：子宮頸癌，子宮体癌進行期分類の改訂について．日産婦誌 64：1471-1477, 2012
2）日本産科婦人科学会，日本病理学会（編）：子宮頸癌取扱い規約 病理編 第4版．金原出版，2017
3）日本婦人科腫瘍学会（編）：子宮頸癌治療ガイドライン2017年版．金原出版，2017
4）Brierley JD, Gospodarowicz MK, Wittekind C (eds)：TNM Classification of Malignant Tumours, 8th ed. Wiley-Blackwell, West Sussex, 2017, 166-170
5）馬場　長，小西郁生：子宮がんに対する外科治療．臨床と研究 93：819-825, 2016

第4部　臨床との連携

Ⅳ. 組織学的治療効果判定

はじめに

　子宮頸癌（頸癌）の治療法には円錐切除術，子宮全摘出術，化学療法，放射線療法などが存在する．治療法は病期や組織型を考慮して選択され，それぞれ単独で行われたり，組み合わせて施行されたりする．

　頸癌は若年化が進んでいるが，一方で検診の対象年齢が20歳以上と他の臓器の癌検診と比較して低年齢に設定されているため，早期発見も期待される腫瘍である．早期に発見された場合は円錐切除などの外科的治療で完結する場合があるが，ⅠB期以上の症例では放射線療法や化学療法が単独あるいは同時に併用して行われることがあり，外科的治療の術前，術後療法として行われることもある．

　頸癌は，そのほとんどが扁平上皮癌である．扁平上皮癌は一般的に放射線感受性が高いことが知られており，従来より子宮頸部（頸部）扁平上皮癌に対する放射線療法はよく行われている．近年では化学療法と組み合わせることにより，より効果を発揮している．扁平上皮癌の次に頻度が高い腺癌は放射線感受性が低く，放射線療法ではなく化学療法が選択されることが多い．

　治療効果判定は一般的には化学療法，放射線療法による癌細胞変化や残存の評価である．

1. 治療による影響

　放射線療法はDNAを損傷して癌細胞を死滅に導く．放射線療法では正常細胞も放射線の影響を受けるが，正常細胞は癌細胞と比較して修復力が高いので，少量の放射線を繰り返し病巣に照射することで癌細胞を選択的に死滅に導くことを目的としている．

　化学療法はDNA合成阻害，DNA損傷，代謝や栄養経路の阻害などで細胞の分裂・増殖過程に作用するなどして癌細胞を死滅に導く．正常細胞も細胞分裂時にその影響を受ける．分子標的薬はより癌細胞に特異的に作用する．

　治療の影響を受けた細胞は，治療が奏効した場合最終的に壊死に陥るが，その過程において様々な変化を示す[1-5]．核は膨化したり，奇怪な形態，多核化を示したりする．細胞質は膨化，空胞変性，好酸性変化，細胞膜の不明瞭化などの変化を示す（**図1〜5**）．これらは一般的には未だ生存可能（viable）な細胞にみられる変化である．核濃縮，核融解，核崩壊などは壊死に陥る過程において現れる変化と考えられている．治療による影響は個々の細胞にみられるだけでなく，癌組織の構造，構築にも変化をきたす．

　これらは治療による細胞，組織の質的な変化だが，癌組織の減少や消失といった量的変化も治療の影響としてとらえられる．

　加えて副反応として周囲組織にも変化がみられる．癌組織内，および周囲では線維化，石灰化，炎症細胞浸潤，泡沫組織球浸潤，多核巨細胞浸潤，コレステリン裂隙などがみられる（**図6〜8**）．

　放射線療法や化学療法における癌細胞の変化はおおむね早期にみられるが，放射線の影響を受けた正常細胞においては治療開始から数ヵ月〜数年という期間の後にも晩発性・遅発性変化が現れることがある．正常細胞においても核の膨化，奇怪化がみられ（**図9〜14**），癌細胞との区別が困難な場合がある．

Ⅳ．組織学的治療効果判定　223

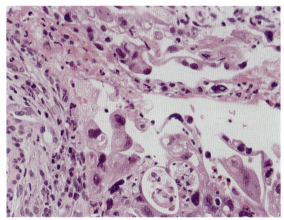

図1｜放射線療法の影響を受けた扁平上皮癌
核に大小不同，奇怪化がみられる．細胞質が比較的豊富な癌細胞もみられる．

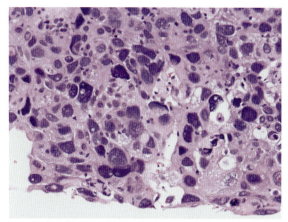

図2｜放射線療法の影響を受けた扁平上皮癌
癌細胞の細胞質，核に空胞変性がみられる．

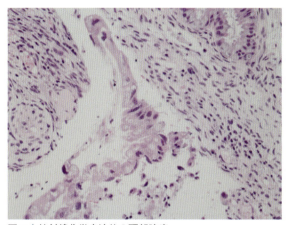

図3｜放射線化学療法後の頸部腺癌
構造の崩壊を伴う癌腺管が中央にみられる．N/C比が高くなく正常腺細胞の変化との鑑別が難しいが，本例は治療前も細胞質が豊富であった．右上の既存の頸管腺との比較も重要である．

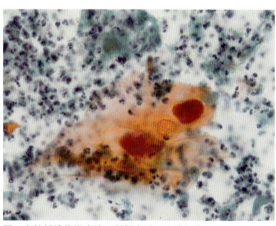

図4｜放射線化学療法の影響を受けた癌細胞
巨大化，クロマチンの凝集した異型核を有する変性した癌細胞がみられる．

ただし正常細胞においては核だけでなく細胞質も膨化し，核・細胞質（N/C）比が上昇しないことが多く，その点で鑑別できる場合がある．

2．治療効果判定

　頸癌において，現在広く一般的に利用されている治療効果判定法（基準）は存在しない．幾つかの他の臓器においては癌取扱い規約において治療効果判定法が示されている．
　他臓器の治療効果判定法では，癌細胞を変化のみられない細胞，生存状態だが治療による変化が加わっている細胞，治療により壊死に陥った，あるい

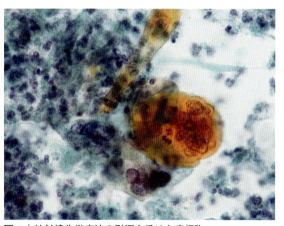

図5｜放射線化学療法の影響を受けた癌細胞
多核化，クロマチンの凝集した異型核を有する変性した癌細胞がみられる．

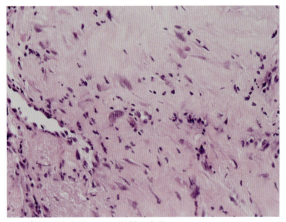

図6 │ 放射線療法による間質の変化
線維芽細胞と考えられる間質細胞の核に異型がみられる．浮腫がみられる．

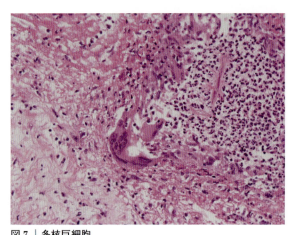

図7 │ 多核巨細胞
扁平上皮癌の放射線療法症例．多核巨細胞とフィブリン析出，炎症細胞浸潤がみられる．

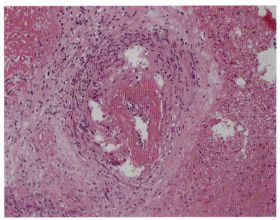

図8 │ 血管のフィブリノイド変性
扁平上皮癌の放射線療法症例．血管壁にフィブリノイド変性がみられる．

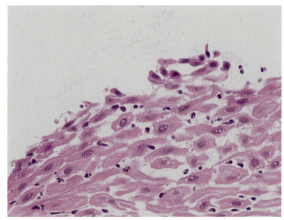

図9 │ 既存の扁平上皮細胞の放射線療法による変化
個々の細胞が離開傾向にある．細胞質は豊富で，核に異型と大小不同がみられる．細胞質，核に空胞変性がみられる．

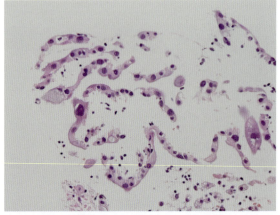

図10 │ 既存の頸管腺上皮の放射線療法による変化
扁平上皮癌の放射線療法症例．頸管腺上皮にも影響がみられる．

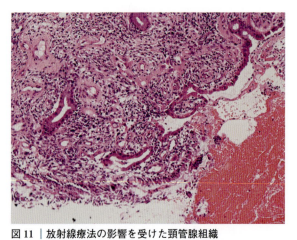

図11 │ 放射線療法の影響を受けた頸管腺組織
扁平上皮癌の放射線療法症例．既存の頸管腺の構造の不整化，腺上皮細胞の核異型がみられる．間質細胞の核にも異型がみられる．

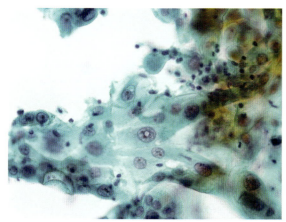

図12　放射線化学療法の影響を受けた扁平上皮細胞
核腫大を認めるがN/C比は低く，集塊は平面的で流れるような配列を示す．核内に空胞を認める．既存の細胞の治療による変化と考えられる．

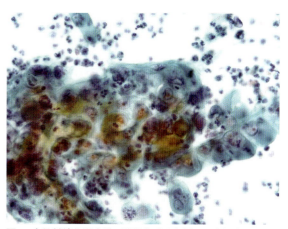

図13　放射線化学療法の影響を受けた扁平上皮細胞
核小体を認めるが，N/C比は低く，核クロマチンは淡染性で均一である．細胞質は多染性を示す．既存の細胞の治療による変化と考えられる．

は壊死傾向にある細胞などに分類する．臓器により基準，組み合わせは一定しないが，それら細胞の構成比率を効果判定の指標としている．治療前の腫瘍量を特定するのが困難な場合があるが，治療前後の癌組織の量的な変化を治療効果に加味するものもある．量的な評価をする際は線維化などの周囲組織の反応も考慮される．これらの評価の対象とするのは浸潤癌成分のみで，上皮内癌成分は含めないのが一般的である．つまり上皮内癌成分のみが残存している場合は治療が奏効したと評価される．

　治療効果判定は一般的には組織学的に評価される．頸部は他臓器と異なる特徴として，細胞診が積極的に利用される点が挙げられる．細胞診では癌組織の量的変化や周囲組織を判定することは得意とせず，個々の細胞の変化をとらえることに主眼を置く．

　現状では，頸癌は標準化された治療効果判定法は存在しないため，前述したような治療に伴う細胞，組織の変化を記載することが重要である．今後の頸癌の治療効果判定法導入にあたっては，細胞，組織の変化と予後との関連の解析などが重要であろう．

（寺戸雄一，加藤智美）

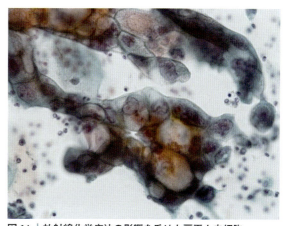

図14　放射線化学療法の影響を受けた扁平上皮細胞
核形不整，核小体を認めるが，核クロマチンは淡染性で均一である．細胞質には粘液がみられ，空胞化を示す．既存の細胞の治療による変化と考えられる．

文　献

1) Zannoni GF, Vellone VG, Carbone A：Morphological Effects of Radiochemotherapy on Cervical Carcinoma：A Morphological Study of 50 Cases of Hysterectomy Specimens After Neoadjuvant Treatment. Int J Gynecol Pathol 27：274-281, 2008
2) Wright TC, Ronnett BM, Ferenczy A：Benign diseases of the cervix. in Kurman RJ, Ellenson LH, Ronnett BM (eds)："Blaustein's Pathology of the Female Genital Tract", 6th ed. Springer, New York, 2011, pp171
3) Cibas ES：Cervical and vaginal cytology. in Cibas ES, Ducatman BS (eds)："Cytology：Diagnostic Principles and Clinical Correlates", 2nd ed. Saunders, Philadelphia, 2003, pp24-27
4) Koss LG, Melamed MR：Effects of therapeutic procedures on the epithelia of the female genital tract. in Koss LG, Melamed MR (eds)："Koss' Diagnostic Cytology and its Histopathologic Bases", 5th ed. Lippincott Williams & Wilkins, Philadelphia, 2006, pp553-563
5) 加藤智美，安田政実，矢島沙紀 他：子宮頸部扁平上皮癌における放射線治療/化学療法の治療効果判定―細胞診の精度管理と報告のあり方―．日臨細胞会誌 50：332-340, 2011

第4部　臨床との連携

V．病理診断報告書の記載

はじめに

　病理診断報告書を適切に記載することは極めて重要である．いかに優れた診断を行っても報告書が適切に記載されていなければ臨床医に正しく伝わらない．報告書には，病理標本から読み取れた患者の今後の診療方針の決定に関わる所見が，陰性所見も含め余さず記載されなければならない．一方，無用に詳しい記載は臨床医の病理所見の把握を妨げる．

　円錐切除標本や手術標本の報告に関しては，College of American Pathologists (CAP)[1]，International Collaboration on Cancer Reporting (ICCR)[2]，子宮頸癌取扱い規約 病理編 第4版[3]が，病理診断報告様式としての記載項目を挙げている．一方，生検に関しては特に規定がない．詳しい内容は各々のホームページや書物で参照できるが，表1に短くまとめた．また一例として，筆者の施設で使用している報告書の定型部分を図1に，頸癌手術標本の病理診断報告書の作成例を図2に示した．それらを参考に，各自で施設の病理診断支援システムのマスターを作成することをお勧めする．また，保険点数やがん登録に関する事項など，診療行為に直ちに直結しない所見も現在では記載が求められる．

　婦人科医も対象に，初めに病理診断依頼書・報告書として他臓器でも必要な一般的な事項を短く記載し，次いで子宮頸部（頸部）について，生検・円錐切除標本・手術標本の順に記述する．共通の事項については，繰り返しの記載は避けているので，通読を希望する．

1．一般事項

1) 病理診断依頼書には臨床診断・臨床経過，手術標本においてはcTNMなどが記載されていること

・臨床情報とともに病理診断の結果をみることで，臨床の側の混乱を未然に防ぐことができる．また，他施設の紹介時にキー情報の一つである臨床情報が病理診断報告書とセットになっていることは，その標本を診断した時点で病理医がもっていた情報が明らかになるので持参標本検鏡時にも大変役に立つ．

2) 病理診断欄には病理診断報告書の中で最も大事な内容を抽出して記載すること

・臓器名，癌腫名，組織亜型名，採取方法は必須である．所見が長くなると臨床側の誤読が出現するうえ，病理医側の文章の焦点がずれることもある．診断欄はそれを防ぐため，簡潔にして明瞭に結論を伝える役割を負う．そのため診断名として『See comment』を多用することは勧められない．日本においては子宮頸癌（頸癌）において，組織亜型名はWHO分類か規約分類を用いるのが通則である．別の分類や既往分類に記載がない亜分類名を使用しなければならない場合はその根拠を明示する．

・確診であるのか，疑診であるのか，どこまでが確定なのかは明瞭に記載する必要がある．問題のある記載として『suspicious of papillary squamous cell carcinoma』のような『疑い診断』が挙げられる．この診断名では，「扁平上皮癌までは確診するが，亜分類をpapillary squamous cell carcinomaとは断

V. 病理診断報告書の記載　227

表1 | 子宮頸癌取扱い規約等で記載が推奨されている項目

	取扱い規約[*1]	CAP[*2]	ICCR[*3]	補追[*4]
生　検	－[*5]	－	－	前治療（あれば） 標本由来部位 提出標本個数 SCJ 組織型 治療効果 　前治療があれば
円錐切除	組織型 腫瘍の大きさ pT[*6] 脈管侵襲[*7] 断端露出	切除部位 切除手技 腫瘍部位 腫瘍の大きさ 組織型 異型度・分化度[*9] 浸潤の深さ 断端 脈管侵襲 その他の病理所見 　LSIL など	前治療（あれば） 切除部位 提出標本個数 標本の計測値[*10] 組織型 腫瘍の大きさ 異型度・分化度[*9] 併存病変 　SIL の有無など	被蓋上皮剝離の有無，SCJ が含まれているかどうかは 円錐標本では特に重要． 腫瘍の大きさ，断端はかな らず，浸潤部・非浸潤部 を区別して報告する
手　術	＋[*8] 子宮傍組織浸潤 郭清リンパ節転移・部位 別の個数 病変以外の子宮・同時切 除臓器	＋ pTNM その他の病理所見 特殊検索（あれば） コメント	＋ 切除リンパ節 肉眼像 肉眼像上の位置 腫瘍の進展 FIGO stage pTNM	手術標本だけではなく，生 検・円錐切除標本を総合 した診断をつける

独自項目に下線を引いた．[*1]：子宮頸癌取扱い規約．[*2]：College of American pathologists. Protocol for the Examination of Specimens From Patients With Carcinoma of the Uterine Cervix.　[*3]：International Collaboration on Cancer Reporting（ICCR）．[*4]：前三者に対するコメント，前者にはないが記載したほうがよいこと．[*5]：特に規定がなされていない．[*6]：pT ではなく，cT との記載を勧める（本文参照）．[*7]：表中，『・・・の有無・程度』，『性状』，『状態』などは省略した．[*8]：円錐切除標本と手術標本で共通のものは，手術の欄に記載しない．[*9]：オプション（本文参照）．[*10]：本文参照．

言できない」のか，「papillary squamous cell carcinoma をより疑うが，CIN 3 かもしれないと思っている」のか不明瞭である．病理所見をよく読まない臨床医もいるので，診断欄の記載には厳密性が必要である．前者であれば，『squamous cell carcinoma, favor papillary squamous cell carcinoma』，後者であれば『CIN 3 or squamous cell carcinoma, favor papillary squamous cell carcinoma』を勧める．

3) 所見欄には診断の説明，付加的な情報が記載される

・後述の採取材料に関する記載，診断に至る根拠，分化度・異型度，進展度など，診療方針決定に関係する事項など診断の次に重要なものを記載する．
・採取材料に関する記載は，臨床側にとっては標本採取がうまくいったかどうかの確認として有用である．依頼書の検体情報と組織学的所見の整合性は必ず記載する．また，検体の情報，例えば『子

宮頸癌・放射線治療後状態』などと書くことで，病理医が状況と問題点を把握していると伝えることができる．標本が何であるかを記載することで，検体取り違えを防ぐ効果があるとされている[4]．

4) 臨床医以外のメディカルスタッフや患者が目にするものであること，永久に残るものであること，他施設においても閲覧されるものであることを意識して記載する

・英語による長文，施設内でしか通用しない特殊な用語は避ける．外部の人間に読まれて困ることは記載しない．また，推理小説的技法を用いた最後まで読まないと結論がわからない書き方は避けるべきである．新たな所見を得て追加報告する場合でも，単に追記するだけではなく，整理して所見を再編集することが望ましい．報告書が必要以上に長くなるのは避ける．

228　第4部　臨床との連携

＜手術標本・所見部分＞

ー症例の概略を記載するー

切除範囲：腟上部＋子宮全摘＋卵摘（左　右　両側）＋リンパ節＋

占拠部位：頸部（前・後・左・右・全　内頸部）　腟　　体部　　リンパ節

腫瘍サイズ：＿＿＿（l）×＿＿＿（d）cm ；　発育型：表層拡大・塊状・浸潤

進行期分類：FIGO＿， UICC-AJCC（7th）：pT＿， pN＿， cM＿， pStage＿

組織分類：＿＿＿＿＿＿＿＿＿＿

INFαβγ， ly＿（D2-40）， v＿（VB-HE）， pR＿（断端陽性　陰性）

頸癌深達度（tumor invasion/wall）：＿＿＿/（cm）＝＿＿＿%（切片）

腟壁浸潤（　　）・腟壁表在性進展（　　）

腟断端浸潤（　　）・腟断端表在性進展（　　）（前・後・左・右）

体部進展なし・あり（筋層浸潤あり・なし）

傍結合織浸潤（　），周囲剝離断端（　），傍結合織内リンパ節（　）（右・左）

卵巣転移（　）　大網転移なし（但し切除せず），大網以外の遠隔転移（なし　肺　腸間膜　肝）

術中細胞診：C18-＿， Class＿

リンパ節郭清

左：①a（0/＿），①b（0/＿），②（0/＿），③（0/＿），④（0/＿），⑤（0/＿），⑥（0/＿），⑦（0/＿），⑧（0/＿），

右：①a（0/＿），①b（0/＿），②（0/＿），③（0/＿），④（0/＿），⑤（0/＿），⑥（0/＿），⑦（0/＿），⑧（0/＿），

total：（　/　）， pN＿

治療効果　術前治療なし　　　Effect G＿　　　　（Rx　　　　Gy；Cx　　　　　　　　）

Comment（その他）

＜円錐切除・浸潤癌用・所見部分＞

・子宮頸部円錐切除組織. 12分割. SCJを含む.

・浸潤癌とCIN 3を認めます.

・被蓋上皮の剝離傾向が＿＿＿＿＿＿＿＿＿

・浸潤癌を切片（　）にみる. CIN 3を切片（　）にみる.

・浸潤癌の長軸最長＿＿＿mm（切片），表層上皮基底膜下の最深＿＿＿mm（切片）. T1a12b1

・INFαβγ， lyX（D2-40待ち）， v0（VB-HE待ち）.

・CIN 3は長軸最長＿＿＿mm（切片）

・切除断端は　浸潤癌で　陰性/＿＿＿mm（切片（　））　陽性/腟側・体部側（切片（　））

・CIN 3で　陰性/mm　（切片）　　陽性/腟側・体部側（切片）

＜円錐切除・CIN 3用・所見部分＞

・子宮頸部円錐切除組織. 12分割. SCJを含む.

・被蓋扁平上皮の剝離傾向が＿＿＿＿＿＿＿＿＿

・CIN 3を切片（　）にみる. glandular involvementを伴う.

・CIN 3は長軸最長＿＿＿mm（切片（　））.

・切除断端は陰性/最短＿＿＿mm（切片（　））　　陽性/腟側・体部側（切片）

図1│四国がんセンター報告用フォーマット定型部分
病理診断支援システム内にファイルとして保存し，所見記入時に不要部分を削除し，必要所見は書き足している.

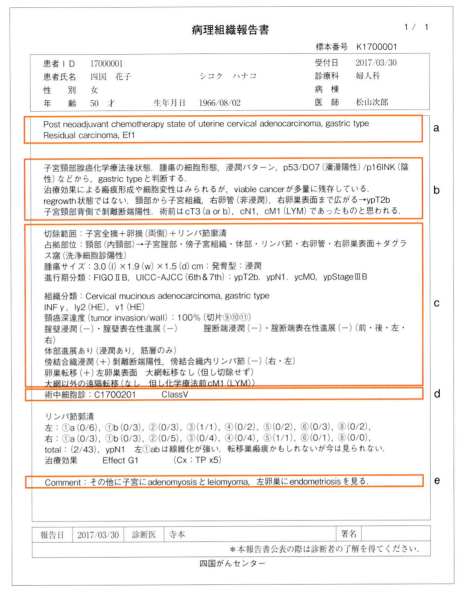

図2｜四国がんセンターの頸癌手術標本の病理診断報告書作成例

a：診断欄．症例の状態・部位・悪性・組織亜型を記載する．
b〜e：所見欄．
b：特徴，腫瘍の部位，組織診断の根拠，進展度判断の根拠，大きな副所見，その他の症例の要点を記載する．
c：ひな形を利用し，必要事項を記載する．
d：1枚の報告書でわかるように腹腔細胞診や腹水の細胞診結果も記載する．
e：平滑筋腫やparaovarian cystなど重要性の低い副所見を書く．

5) 病理診断支援システムは適切な病理診断報告書作成を支える

・マスターやひな形を用意し，適切に管理することで誤字，記載漏れが防がれる．また，記載順が一定化することで臨床医が情報を読み取りやすくなる．

2. 生 検

1) 依頼書に必要な事項

生検が何を目的としたものかは必ず記載されていなければいけない．CINのように扁平円柱上皮境界 squamocolumnar junction（SCJ）周辺に好発するものを想定しているのか，胃型腺癌のように内頸部に主座がある腫瘍を想定しているのかは必ず臨床医と病理医の間で情報の共有ができていなければいけない．その他の部位からの進展や特殊な病変を考えている場合ももちろん適切な記載が必要である．

2) 報告書に必要な事項

a) 診断欄

頸癌はほとんどが扁平上皮癌であるので，亜型に関する記載はしばしば忘れられているが，小細胞神経内分泌癌や胃型腺癌など，治療方針や予後に関わ

230　第4部　臨床との連携

る亜型はかならず診断欄に記載する．小細胞神経内分泌癌はしばしば他癌と合併するが，その場合は少量であっても治療方針に重大な影響を与えるので所見に付記するにとどめず，combined small cell carcinoma と診断欄に記載することを勧める（ただしこの亜分類は頸癌取扱い規約にはない）．CIN 3 あるいは高度異型扁平上皮内病変（SIL）を高度異形成・上皮内癌に分類する病理医，あるいは分類を強要する婦人科医もみられるが，根拠に乏しい上，分類すると診療報酬上やがん統計上不利であることに注意が必要である．少なくとも診断欄には記載すべきではない．

b) 所見欄に記載されるべき事項

（1）採取材料に関する記載

頸部生検標本は採取頻度，1 例あたりの検体数が多く，一度採取されると標本の外観では区別ができないので，検体取り違えの対象となりやすい．そのため，標本由来部位・材料，個数が依頼書の記載と一致しているかどうかは必ず記載しなければならない．

採取部位の記載は，目的とする病変がない場合に特に重要である．SCJ 付近に好発する SIL の診断目的の場合は標本内に SCJ がみられるかどうかの記載が必要である．胃型腺癌を疑うときは SCJ 付近の粘膜であればヒットしていない蓋然性が高いことの説明となる．

肉眼的に明らかな腫瘍病変の生検標本では『頸部腫瘍生検』と書くべきで，明確な意図がなく『頸部粘膜生検標本』と記載してはいけない．粘膜の一部に癌があるのか，採取部全体が癌であるのかは採取標本に関する重要な所見である．『頸部粘膜生検標本』は粘膜の一部に癌がある場合を強く示唆する言葉である．

（2）病変の評価などの所見

組織亜型は，診断欄に記載されることが多いが，診断した根拠は所見欄に明確に記載されている必要がある．免疫組織化学の結果は，その結果を単に陽性・陰性ではなく，p53 や p16^{INK4a} のようにパターンや陽性率で記載しなくてはならない抗原が珍しくない（他項参照）．また，保険審査・監査で免疫組織化学が査定のターゲットになる場合があるので，請求した免疫組織化学については診断上役に立たなかった場合でも行ったことは記載することをすすめる．

腺侵襲や浸潤の程度はレーザー治療適応・円錐切除の参考になる．浸潤の有無の判断はしばしば難しいが，難しい場合は，なぜ難しいかを記載する．治療後の場合，瘢痕の有無，残存腫瘍があれば viable であるかないか，治療の影響を脱して再増生している像があるかどうかなどを判断する．効果判定基準は規約等に規定されていない．

3．円錐切除，LEEP

1）依頼書に必要な事項

円錐切除 cone excision の目的は依頼書に書かれている必要がある．多くの場合，円錐切除の目的は浸潤の有無・程度を調べることと，完全切除の試行であるが，腫瘍の有無を調べるために行われることもある．LEEP（loop electrical excision procedure）生検の場合は完全切除ではなく，腫瘍そのものや浸潤の有無の検査である．オリエンテーションが不明になりやすいので，標本の向きに関する記載も必要である．

2）報告書に必要な事項

a) 診断欄に記載されるべき事項

生検と同じ．

b) 所見欄に記載されるべき事項

（1）採取材料に関する記載

ICCR は，円錐切除標本の長軸・横軸の長さ・厚さの記載を求めている．測定は婦人科医でもかまわない．切片が何分割標本であるか，組織学的に SCJ を含み十分なマージンをもって切除されているかどうかの記載は必須である．検体処理の過程で上皮が剝がれたり，断端付近の変性が強かったりすることはしばしば経験するが，病理所見の信頼性に関係する情報であるので，目的病変量が少ない場合，あるいは腫瘍が断端に近い場合は必ず記載する．

（2）腫瘍の評価

扁平上皮系腫瘍と腺系腫瘍が同時に存在することは稀ではない．連続していない場合，扁平上皮系腫瘍と腺系腫瘍は別々に評価する．衝突している場合は，一腫瘍として扱う．CAP では癌に併存する上皮内腺癌や CIN 3 のみでなく，CIN 1 や CIN 2 も記載するように規定されている．ただし，筆者はそこまでは記載していない．

浸潤があれば，浸潤巣ごとに位置，組織型，大きさ，浸潤態度，脈管侵襲を記載する．浸潤巣の大きさに関しては，長径と最深部と表層上皮基底層までの距離（癌の深さ）が重要である．癌の深さは必ずし

も腫瘍量を反映していない．浸潤癌の腫瘍量の記載法に関する規定はなく，腫瘍量に関係なく治療方針は立てられるが，腫瘍量と深さの間にあまりに大きな乖離がありそうな場合はその旨を記載するほうがよいであろう．長径に関しては多発病変においても合算されず，最大長径がTの基準として採用される．しばしば，浸潤巣が1つであるのか，複数の浸潤巣が並んでいるだけなのか判断が難しい．判断の基準は他項に譲る．円錐標本に限る話ではないが，T1a1，T1a2とT1a2をわずかにこえるT1b1を分類するための浸潤径は，顕微鏡上で測定する．現在ではきちんと調整された顕微鏡用デジカメやバーチャルスライドで測定すべきである．決して，スライドグラスに点描したマジックペンの点間の距離を物差しで測って測定してはならない．

　扁平上皮癌の有意な分化度・異型度分類法はないので，CAP・ICCRではオプションとされている．腺系腫瘍においては，分化度あるいは異型度は構造異型をもって判断する．癒合浸潤の有無，INFa〜cで記載されることが多い浸潤パターン，間質線維形成（desmoplasia）の有無に関しても記載が望ましい．規約等に求められてはいないが，異型腺の小葉状配置，浸潤パターン，desmoplasiaの有無などに注目した頸部腺癌のリスク分類が提唱されている[5]．

　脈管侵襲の有無は，一般的な取扱い規約式の0〜3の4段階，あるいはUICC/AJCCのように0〜2の3段階の記載方法がある．どちらの手法でも特殊染色を行って判断した場合はその旨を記載する．あくまでも転移リスク・再発リスク推定の根拠の一つなので，人より抜きんでた感度でみつけたり，他者が追随しない詳しさで記載したりする必要はない．CAPでは判断に迷った場合，indeterminant（不明確）と記載することを推奨している．

　切除断端近くの上皮はしばしば剥離している．また，採取時の変性のため異型が読み取れない場合はその旨をありのままに記載する．断端の判断法は定説がない．浸潤癌で陽性であるのか，上皮内病変で陽性であるのかは必ず記載する．断端陽性の場合は部位，陰性の場合は各々の断端（腟側，体部側，剥離部）への距離を記載することが望ましい．切除断端に採取時の変性が加わった腫瘍が確認されればもちろん断端陽性であるが，直接露出していなくても，skip lesionを形成しながら進展している癌が切除断端の近くまできていれば断端の先に残存している可能性が高いので，その旨を記載する．

（3）pTの記載について

　円錐切除は"検査"であるが，完全切除の場合，結果的に治療となる．よって，断端陰性の場合にpTを記載する病理医は多いと思われるが，厳密に言うと円錐切除の段階で決まるのはcTおよびFIGO stageである．婦人科医が病理報告書を読んでこれ以上の切除を行わないと決めたときに『cTがpTである』と決定する．婦人科医が追加手術を決意した場合，pTは手術標本をみた上で決定される．pTNMは1腫瘍につき一度しかつけられないので，『cT○○』あるいは『現所見ではT○○に相当する』と記載することが妥当であろう．

4．手　術

1）依頼書に必要な事項

　臨床情報，手術所見は必須である．採取材料の列記は検体紛失や取り違えなどの医療事故を防ぐ効果が高い．診断希望日，特別な注目点など，病理への要望があれば切り出しまでに伝えるべきである（図2）．

2）報告書に必要な事項

a）診断欄

　生検・円錐に同じ．所見欄ではなく，診断欄に，TNMおよび所見記号を全て記載する施設もあるが，それは病理医のスタイル次第であろう．

b）所見欄に記載されるべき事項

（1）採取材料に関する記載

　手術標本は，検体数・切片数が多い．病理医として何を検分したかは報告書に必ず記載するべきである．

（2）腫瘍の評価

　組織亜型，サイズ，進展，悪性度・分化度，進展態度，脈管侵襲，切除断端，治療後であれば治療効果などを記載する．病理診断支援システムに備わる選択形式あるいはひな形の定型項目のみよりなる報告書は望ましくない．その判断を支える所見や判断に至った考えの筋道は別途必ず記載する．クリックミス等による誤記載に起因するアクシデントを防ぐ効果もある．

　腫瘍径は重要な所見である．浸潤径と非浸潤部を含めた径は分けて記載する．非連続性の場合は各々測定する．ただし，pTに影響を与えるのは浸潤径のみである．個別の浸潤巣が多い場合は1〜2個について記載し，小さなものを全て測定・記載する必要はない．腺癌と扁平上皮癌がつながっている場合，混

在時はもちろん，明らかな衝突癌と思われるときでも，1つの腺扁平上皮癌として浸潤径を計測する．測定にあたっては子宮を切り開いたときに生じる変形を考慮しなければならない．切り広げた頸管を横向きに測って腫瘍径として記載すべきではない．臨床医の術前に考えていた腫瘍径と大幅に違う場合は，画像と手術標本を照らし合わせて検討する．pTに関わる腫瘍径は基本的に固定前の径が用いられる．特に4cm（T1b1とT1b2，T2a1とT2a2の境）程度の癌の場合，固定により収縮する前に測定されている必要がある．固定前の腫瘍径がわからない場合は，『×cm（ただし固定後）』と記載し，それを腫瘍径とする．腫瘍の進展や断端陽性部位は必ず言葉で所見欄に記載する．臨床医に伝わるとは限らないので切り出し図に記入するだけではいけない．Tが変わる腟上部進展，子宮傍組織進展，卵管進展はもちろん，子宮体部（体部）進展に関してもその有無を必ず記載する．がん登録で用いられる『進行度分類』では体部進展で"隣接臓器進展"となるからである．その際Tが上がる浸潤による進展か，変わらない上皮内進展かは必ず記載する．胃型腺癌の卵管への上皮内進展や扁平上皮癌周囲のCIN 3の腟上部進展はT2の対象とならない進展である．

T1の亜分類に関わる癌の深さはもちろん記載するが，それとは別に子宮頸癌ガイドラインの中リスクにあたるかどうかを判断するために，『頸部壁深達度』＝（癌の深さ）÷（頸部壁の厚さ）×100（％）を測定する．ただし，何％以上が中リスクであるかは明記されていない．脈管侵襲・切除断端に関しては円錐切除の部分で詳しく記載した．

術前化学療法の組織学的な治療効果評価基準はCAP，ICCR，規約に示されていないが，筆者は胃癌の基準を参考に記載している．瘢痕内に核変性の乏しい癌が増生している場合，あるいは瘢痕外に癌巣がある場合は再増生が想定されるのでそれを記載する．

pTNMは最も重要な予後因子なので，pTNMが記されていない病理診断報告書は無意味である．直接標本を検分し病態を把握した病理医自身がpTNMを正確につけることが望ましく，病理医のつけた所見を基に標本をみていない臨床医が間接的にpTNMをつけるべきではない（詳細や7版から8版の変更点などは他項参照）．

円錐切除等後で腫瘍残存がないとき，単に『No residual tumor』とすませてはいけない．手術標本を検鏡した病理医がこれまでの所見全てを総合して病態を評価する責任がある．

頸部の肉腫は少ないが，体部の肉腫と同じ基準を用いpTNMをつける．組織像・進展形式・進展部位の記載などは頸癌と変わりがない．

（3）副病変（良性腫瘍など）の記載

子宮内膜・卵巣については，年齢相応でない活動性・萎縮性の臓器を観察した場合は腫瘍性変化でなくても記載・考察が必要である．

（4）リンパ節

リンパ節の数，転移のあるリンパ節の数を記載する．その際，実際には1個のリンパ節が，切れ方によって複数にみえることがあるので慎重に検討する．わからない場合は少なめに数える．別提出リンパ節以外に，頸部周囲に付随したリンパ節に関しても転移の有無の記載は必要である．また，頸癌では珍しいが，節外浸潤の有無にも注意する．

化学療法後の場合，癌の残存がなくても腫瘍消退後の瘢痕があればそのことを記載する．

（5）FIGO分類

FIGO分類は頸部においては臨床分類であるので，一般に手術後の所見で変更しない．しかし，例外として，顕微鏡学的病変（cTis-cT1a2）の診断で切除し，手術後病理検査でより進んだ浸潤癌（pT1bまで）があった場合はその所見を基にFIGO分類を変更する．手術標本で初めて癌が診断された場合と癌を想定して手術を行ったが癌がないことがわかった場合は，FIGO分類はつけない．いずれも病理診断書にFIGO分類変更を記載する．

（寺本典弘）

文　献

1）Protocol for the Examination of Specimens From Patients With Carcinoma of the Uterine Cervix. http://www.cap.org/

2）Carcinoma of the Cervix-published March 2017. http://www.iccr-cancer.org

3）日本産科婦人科学会，日本病理学会（編）：子宮頸癌取扱い規約 病理編，第4版，金原出版，2017

4）『病理検体の取り違え事故に関する報告書』千葉県がんセンター 院内事故調査委員会 2016年2月17日．https://www.pref.chiba.lg.jp/gan/oshirase/2015/documents/hokokusho01.pdf

5）Roma AA, Mistretta TA, Diaz De Vivar A et al：New pattern-based personalized risk stratification system for endocervical adenocarcinoma with important clinical implications and surgical outcome. Gynecol Oncol 141：36-42, 2016

欧文索引

A

adenocarcinoma in situ (AIS)　14，36，63，73，175，185

adenoid basal carcinoma (ABC)　114，120，172

adenoid basal epithelioma　114

adenoid basal hyperplasia (ABH)　116

adenoid basal tumor　114

adenoid cystic carcinoma (ACC)　114，116，118

adenomyoma　140

adenosarcoma　140

adenosquamous carcinoma　106，172

alveolar soft part sarcoma　136

amelanotic melanoma　147

American Society for Colposcopy and Cervical Pathology (ASCCP)　9，12，16，26

anal squamous intraepithelial lesion (ASIL)　15

Arias-Stella 反応　88，103

atrophy　57，59，192

atypical glandular cell (AGC)　14

atypical immature metaplasia　153

atypical immature squamous metaplasia　35

atypical squamous cells of undetermined significance (ASC-US)　11，12，13

atypical squamous cells, cannot exclude HSIL (ASC-H)　11，12

B

barrel-shape　19

basaloid carcinoma　49，117

basaloid cell hyperplasia　156

basket-weave pattern　33，150，166

Bethesda System　9

blue nevus　147

C

cambium layer　141

cancer pearl　40

carcinoid tumor　8，122

carcinoma in situ (CIS)　26

carcinosarcoma　143

cervical glandular intraepithelial neoplasia (CGIN)　179

cervical intraepithelial neoplasia (CIN)　9，26，46，203，216

　CIN 1　28

　CIN 2　30

　CIN 3　30

chromogranin-A　197

clear cell carcinoma　46，86

cNPV（陰性的中率の補数）　15

College of American Pathologists (CAP)　9，26，226

combined (mixed) intraepithelial squamous cell and glandular lesions　36

concurrent chemoradiation therapy (CCRT)　220

condyloma　28，161

condyloma acuminatum　6，27，51，61，155

condylomatous (warty) carcinoma　36，51

cone excision　230

CRTC-MAML2　8

cytokeratin (CK)　45

　CK5/6　45，173，196

　CK7　173

D

decidual change　47

dyskeratosis　164

dysplasia　26

E

E6　30

E7　30
endocervical adenocarcinoma, usual type　71
endocervical polyp　92
endocervical/transitional zone (EC/TZ)　12
endocervical type mucinous adenocarcinoma　2
epidermotropic metastatic melanoma　147
episome　31
epithelioid trophoblastic tumor (ETT)　132, 168, 196
Epstein-Barr ウイルス (EBV)　54
estrogen receptor (ER)　186
Ewing 肉腫　128, 132

F

flat condyloma　27, 28, 161
floating mitotic figures　72
Food and Drug Administration (FDA)　15

G

gastric type mucinous carcinoma (GAS)　2, 7, 77, 198
GATA3　90
glandular dysplasia　6, 63, 76, 175
glassy cell carcinoma　54, 172
ground glass like　30

H

halo　30
heterologous　141
high-grade ASIL (HASIL)　15
high-grade cervical glandular intraepithelial neoplasia (CGIN)　63
high-grade neuroendocrine carcinoma　122
high-grade squamous intraepithelial lesion (HSIL)　2, 9, 13
　　HSIL/CIN 2 (moderate dysplasia)　30
　　HSIL/CIN 3 (severe dysplasia/CIS)　30
HIK 1083　82
homologous　141
human papillomavirus (HPV)　26, 30, 38, 118, 161, 202, 209
　　HPV 抗体　33
　　HPV の排除　210
　　HPV ワクチン　207
　　HPV6　30

HPV11　30
HPV16　15
HPV18　14, 71
hyperkeratosis　28

I

immature condyloma　61
immature squamous metaplasia　58
in situ hybridization (ISH)　30
individual cell keratinization　28, 164
International Collaboration on Cancer Reporting　226
isolated tumor cells (ITC)　2

K

keratin pearl　40
keratinizing (扁平上皮癌)　38
Ki-67/MIB-1　13, 14, 32, 192
koilocytosis　30, 161
koilocytotic atypia　28, 161

L

L1　30
L2　30
laminin　88
large cell neuroendocrine carcinoma (LCNEC)　122, 168
leiomyosarcoma　134
liquid-base cytology (LBC)　11
lobular endocervical glandular hyperplasia (LEGH)　68, 82, 94
loop electrical excision procedure (LEEP) 生検　218, 230
low-grade ASIL (LASIL)　15
low-grade neuroendocrine tumor　122
low-grade squamous intraepithelial lesion (LSIL)　2, 9, 13
　　LSIL/CIN 1 (mild dysplasia)　28
lower anogenital squamous terminology (LAST)　4, 9, 26
lymphoepithelioma-like carcinoma　53, 169
Lynch 症候群　189

M

malignant melanoma 132, 147, 198
malignant mesodermal mixed tumor 143
malignant müllerian mixed tumor 143
mature squamous metaplasia 154
melanocytosis 147
mesonephric carcinoma 86
mesonephric hyperplasia 101
mesonephric remnants 101
metaplastic carcinoma 143
microglandular hyperplasia (MGH) 75, 93, 178
microinvasive squamous cell carcinoma 35
minimal deviation adenocarcinoma (MDA) 77, 80
mismatch-repair (MMR) 遺伝子 188
mucinous carcinoma, not otherwise specified (NOS) 7, 77, 84
mucoepidermoid carcinoma 106
multiple tumor suppressor 1 (MTS1) 遺伝子 31
MYB 遺伝子 118
MYB-NFIB 融合遺伝子 120
myofibroblastoma 137

N

Naboth 囊胞 75, 92
negative for intraepithelial lesion or malignancy (NILM) 11
neoadjuvant chemotherapy (NAC) 220
neuroendocrine carcinoma (NEC) 122, 131
neuroendocrine tumor (NET) 122
non-keratinizing (扁平上皮癌) 38

P

p16^{INK4a} 13, 14, 31, 45, 173, 186, 194
p40 45, 173
p53 32
p63 45, 173, 196
Paget 様異角化症 166
Papanicolaou 分類 11
papillary squamous cell carcinoma 35, 49
parakeratosis 28, 164
PAX8 173
periglandular cuffing 141

perivascular epithelioid cell tumor (PEComa) 136
Peutz-Jeghers 症候群 96
placental site trophoblastic tumor (PSTT) 132
PPV (陽性的中率) 15
progesterone receptor (PgR) 186
pseudokoilocytosis 33, 57, 165
pseudosarcomatous squamous cell carcinoma 42

R

radiation effect/atypia 57
RB 遺伝子 30
Rb 蛋白 31
reactive change 57
repair change 57
reserve cell 94, 151
rhabdomyosarcoma 135

S

sarcoma botryoides 135
sarcomatous overgrowth 141
sentinel lymph node biopsy (SLNB) 219
serous carcinoma 86
small cell neuroendocrine carcinoma (SCNEC) 46, 50, 122, 168
smudgy nucleus 30
spindle cell squamous cell carcinoma 42
squamo-columnar junction (SCJ) 150
squamotransitional carcinoma 53
squamous intraepithelial lesion (SIL) 4, 9, 26, 185, 203
squamous metaplasia 33, 47, 56, 151
squamous papilloma 35
stratified mucin-producing intraepithelial lesion (SMILE) 35, 69, 110, 157
stromal endometriosis 138
superficial invasive squamous cell carcinoma (SISCCA) 6
synaptophysin 198

T

The Bethesda System (TBS) 9
TNM 分類 217
total laparoscopic hysterectomy (TLH) 218

TP53　30
transformation zone　33，150
transitional cell metaplasia　156
tuboendometrioid metaplasia　104
tunnel cluster　75，93

U, V

undifferentiated carcinoma　46，130

verrucous carcinoma　52
villoglandular adenocarcinoma（VGA）　22

W

WHO 分類　2
WHO 分類 1994　27
WHO 分類 2003　28

日本語索引

あ

悪性黒色腫　132，147，198
悪性中胚葉性混合腫瘍　143
悪性 Müller 管混合腫瘍　143
悪性リンパ腫　128，130，131
アリアス-ステラ（Arias-Stella）反応　88，103

い

胃型上皮内腺癌　67
胃型粘液性癌（GAS）　2，7，77，198
異形成　26
異型腺細胞（AGC）　14
異型分葉状頸管腺過形成（LEGH）　98
異型未熟化生　153
異型未熟扁平上皮化生　35
移行上皮化生　156，165
移行帯　33，150
移行（尿路）上皮化生　58
萎縮　165，192
萎縮（成熟型）　57
萎縮（未熟型）　59
異常角化　164
異所性　141
疣（いぼ）状癌　52
依頼書に必要な事項　230
印環細胞型粘液性癌　84
陰性的中率の補数（cNPV）　15

う，え，お

疑い診断　226
疫学　202
液状化検体（LBC）　11

炎

炎症細胞浸潤　224
円錐切除　18，20，205，218，230
横紋筋肉腫　135

か

過角化　28
化学療法　222
角化型扁平上皮癌　38
角化真珠　40
核周囲明庭　30，162
化生癌　143
カルチノイド腫瘍　8，122
間質性子宮内膜症　138
癌真珠　40
癌肉腫　143
間葉系腫瘍　134

き，く

奇怪化　223
偽コイロサイトーシス　33，57，165
偽重層化　104
基底細胞様扁平上皮癌　120
基底膜物質　88
9 価ワクチン　207
峡部癌　187
峡部腺癌　188
筋線維芽細胞腫　137
空胞変性　223，224

け

頸癌規約 第 2 版（1997 年）　27
頸癌規約 第 3 版（2012 年）　28
頸癌規約 病理編 第 4 版（2017 年）　2，226
頸がん検診　206

頸

頸管腺過形成　75
頸管ポリープ　92，138
軽度扁平上皮内病変（LSIL）　2，9，13，28
頸部間質浸潤　219
頸部上皮内腫瘍（CIN）　9，26，30，46，203，216
頸部腺癌　183
原始神経外胚葉性腫瘍　128

こ

コイロサイトーシス　30，161
コイロサイトーシスに伴う異型　28，161
高異型度頸部腺上皮内腫瘍（CGIN）　63
高異型度神経内分泌癌　122
高度扁平上皮内病変（HSIL）　2，9，13，30
広汎子宮頸部摘出術　219
肛門上皮内病変（ASIL）　15
個細胞角化　28，164
固定　18
個別化治療　216
コンジローマ　28，161
コンジローマ様癌　36，51

さ

最小偏倚腺癌（MDA）　77，80
錯角化　28，164
砂粒体　86

し

色素性病変　147
子宮（頸）がん検診　206
子宮頸癌取扱い規約 第 2 版（1997

年）　27
子宮頸癌取扱い規約 第3版（2012
　　年）　28
子宮頸癌取扱い規約 病理編 第4版
　　（2017年）　2, 226
子宮摘出検体　19, 20
子宮内膜症　138
子宮傍組織　21
死亡率　203
若年患者（頸癌）　216
重層性粘液産生上皮内病変
　　（SMILE）　35, 69, 110, 157
修復性変化　57
絨毛腺管癌（VGA）　22
従来法　11
腫瘍様病変　92
漿液型上皮内腺癌　69
漿液性癌　86
小細胞神経内分泌癌（SCNEC）　46,
　　50, 122, 168
上皮・間葉性混合腫瘍　140
上皮内癌（CIS）　26
上皮内腺癌（AIS）　14, 36, 63,
　　73, 175, 185
神経内分泌癌（NEC）　122, 131
神経内分泌腫瘍（NET）　122

す

すりガラス細胞癌　8, 54, 111,
　　172
すりガラス様　30

せ

生検検体　18
成熟扁平上皮化生　154
青色母斑　147
切除断端　23
腺異形成　6, 63, 76, 175
腺癌　19, 21, 183
腺筋腫　140
尖圭コンジローマ　6, 27, 51,
　　61, 155
先進医療　221
センチネルリンパ節　2

センチネルリンパ節生検（SLNB）
　　219
腺肉腫　140
腺扁平上皮癌　106, 172
線毛型上皮内癌　68
腺様基底細胞過形成（ABH）　116
腺様基底細胞癌（ABC）　114, 120,
　　172
腺様基底細胞腫瘍　114
腺様基底細胞上皮腫　114
腺様嚢胞癌（ACC）　114, 116, 118

た

大細胞神経内分泌癌（LCNEC）
　　122, 168
体部腺癌　183
脱落膜変化　47
樽状　19
断端　20

ち

着床部トロホブラスト腫瘍（PSTT）
　　132
中腎遺残　101
中腎過形成　101
中腎癌　86, 89
腸型上皮内腺癌　65
腸型粘液性癌　83
治療効果判定　222

つ

通常型上皮内腺癌　64
通常型内頸部腺癌　7, 71, 76, 82
通常型扁平上皮癌　38

て

低異型度神経内分泌腫瘍　122
低分化型腺癌　170
低分化型扁平上皮癌　131, 168

と

同時化学放射線療法（CCRT）　220
同所性　141
特殊型腺癌　86
特殊型扁平上皮癌　46, 49
特定不能な粘液性癌　7, 77, 84
トラケレクトミー（トラケ）　219,
　　220
トリコモナス感染　162
トンネル・クラスター　75, 93

な

内頸部型粘液性腺癌　2, 7, 71
内視鏡手術　221
内膜増殖症　185
斜子織り模様　33, 150, 166
ナボット（Naboth）嚢胞　75, 92

に

2価ワクチン　207
肉腫様扁平上皮癌　42
2段階分類　199
日母分類　11
乳頭状扁平上皮癌　35, 49
乳頭状未熟化生　61
乳頭状未熟扁平上皮化生　192
妊娠中の治療　221
妊孕性温存　219, 220

ね

粘液性癌　77
粘液性癌，NOS　7, 77, 84
粘表皮癌　8, 106

は

ハイリスクHPV　207, 209
パンチ生検検体　18
反応性変化　57

ひ

非角化型扁平上皮癌　38
微小浸潤　38，74
微小浸潤を示す癌　43
微小浸潤を示す扁平上皮癌　35
微小腺管過形成（MGH）　75，93，178
ヒトパピローマウイルス→ human papillomavirus（HPV）をみよ
表層浸潤扁平上皮癌（SISCCA）　6
病理診断依頼書・報告書　226
病理診断支援システム　229
病理診断報告書　21
ピル長期内服　209

ふ

フィブリノイド変性　224
腹腔鏡下単純子宮全摘出術（TLH）218
複合/混合性扁平上皮内 - 腺上皮内病変　36
ブドウ状肉腫　135
フロント形成　64
分葉状頸管腺過形成（LEGH）　68，82，94

へ

平滑筋肉腫　134
米国食品医薬品局（FDA）　15
米国病理学会（CAP）　9，26，226
米コルポスコピー・子宮頸部病理学会（ASCCP）　9，12，16，26
平坦型コンジローマ　27，28，161
ベセスダ分類　9
扁平移行上皮癌　53
扁平円柱上皮境界（SCJ）　150

扁平上皮化生　33，47，56，151
扁平上皮癌　127
扁平上皮内病変（SIL）　4，9，26，185，203
扁平上皮乳頭腫　35，60

ほ

報告書に必要な事項　229
放射線効果/異型　57
放射線療法　221，222
紡錘形細胞扁平上皮癌　42
胞巣状軟部肉腫　136
ホブネイル細胞　88

み

未熟型コンジローマ　61
未熟扁平上皮化生　33，58，151，176
未分化癌　46，130
脈管侵襲　217，219

む

無構造核　30
無色素性悪性黒色腫　147

め

明細胞型上皮内癌　68
明細胞癌　46，86，88
メラノサイトーシス　147
免疫応答　210
免疫回避　212
免疫寛容　213

ゆ

ユーイング（Ewing）肉腫　128，132

遊離腫瘍細胞　2

よ

陽性的中率（PPV）　15
予備細胞　94，151
予備細胞過形成　59
Ⅳ型 collagen　88
4価ワクチン　207

ら

卵管型（線毛型）上皮内癌　68
卵管上皮化生　194
卵管類内膜化生　104，176

り

罹患数　204
良性腺系病変・腫瘍様病変　92
臨床進行期分類　216
リンパ腫様病変　198
リンパ上皮腫様癌　53，169
リンパ節転移　218

る

類基底細胞過形成　156
類基底細胞癌　49，117
類上皮血管周囲細胞腫（PEComa）136
類上皮トロホブラスト腫瘍（ETT）132，168，196
類内膜型上皮内癌　68

れ，ろ

レーザー蒸散法　218
ローリスク HPV　209

```
検印省略
```

腫瘍病理鑑別診断アトラス

子宮頸癌

定価（本体 15,000円＋税）

2009年4月22日　第1版　第1刷発行
2018年5月16日　第2版　第1刷発行

編集者	安田 政実・三上 芳喜
発行者	浅井 麻紀
発行所	株式会社 文光堂
	〒113-0033　東京都文京区本郷7-2-7
	TEL （03）3813-5478（営業）
	（03）3813-5411（編集）

ⓒ安田政実・三上芳喜, 2018　　　　　　　印刷・製本：広研印刷

乱丁, 落丁の際はお取り替えいたします.

ISBN978-4-8306-2253-3　　　　　　Printed in Japan

・本書の複製権, 翻訳権・翻案権, 上映権, 譲渡権, 公衆送信権（送信可能化権
　を含む）, 二次的著作物の利用に関する原著作者の権利は, 株式会社文光堂が
　保有します.
・本書を無断で複製する行為（コピー, スキャン, デジタルデータ化など）は,
　私的使用のための複製など著作権法上の限られた例外を除き禁じられています.
　大学, 病院, 企業などにおいて, 業務上使用する目的で上記の行為を行うことは,
　使用範囲が内部に限られるものであっても私的使用には該当せず, 違法です.
　また私的使用に該当する場合であっても, 代行業者等の第三者に依頼して上記
　の行為を行うことは違法となります.
・ JCOPY 〈出版者著作権管理機構 委託出版物〉
　本書を複製される場合は, そのつど事前に出版者著作権管理機構（電話 03-
　3513-6969, FAX 03-3513-6979, e-mail：info@jcopy.or.jp）の許諾を得てください.